# P. KOUINDJY

## PRÉCIS

### DE

# KINÉSITHÉRAPIE

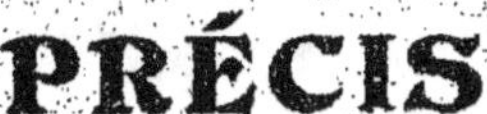

La Mobilisation Méthodique

La Massothérapie -- La Mécanothérapie

La Rééducation -- L'Éducation Physique

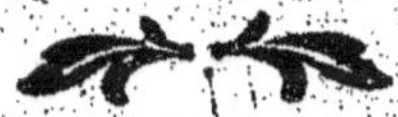

**2ᵉ ÉDITION REVUE & AUGMENTÉE**

190 Figures

A. MALOINE ET FILS, ÉDITEURS
27, RUE DE L'ÉCOLE-DE-MÉDECINE, 27
PARIS 1922

# PRÉCIS

DE

# KINÉSITHÉRAPIE

LA MOBILISATION MÉTHODIQUE
LA MASSOTHÉRAPIE — LA MÉCANOTHÉRAPIE
LA RÉÉDUCATION
L'ÉDUCATION PHYSIQUE

# PRÉCIS

DE

# KINÉSITHÉRAPIE

LA MOBILISATION MÉTHODIQUE
LA MASSOTHÉRAPIE. — LA MÉCANOTHÉRAPIE
LA RÉÉDUCATION
L'ÉDUCATION PHYSIQUE

PAR

## P. KOUINDJY

Ancien chef des Services de Rééducation à la Salpêtrière
et de Physiothérapie au Val-de-Grâce.
Membre correspondant de l'Académie royale
de médecine de Madrid.

DEUXIÈME ÉDITION
AVEC 190 FIGURES

A. MALOINE ET FILS, ÉDITEURS
27, RUE DE L'ÉCOLE-DE-MÉDECINE, 27
PARIS, 1922

# INTRODUCTION

## A LA PREMIÈRE ÉDITION

---

Le présent travail est un résumé succinct de nombreux travaux disparates publiés au cours de notre carrière médicale de vingt-deux ans. Il comprend l'ensemble des conférences que nous avons faites, soit à la Clinique Charcot, soit à l'Hôpital Militaire de Toulouse, soit comme instructeur au Centre de la Rééducation Physique, soit au Val-de-Grâce, dont le but fut de former les médecins-physiothérapeutes pour l'armée et la marine de la guerre. Les résultats obtenus, grâce à cet enseignement, nous ont prouvé que nos conférences ont rendu un réel service, et que tous ceux qui ont eu le moyen de suivre nos leçons en ont largement profité pour le bien de leurs blessés. Ces résultats nous ont encouragé à présenter au public médical un modeste recueil sur l'application méthodique des agents physiques, comprenant les principaux éléments de la kinésithérapie.

Nous avons cherché à changer le mot « Kinésithérapie »[1], dont la provenance étrangère choque quelque peu notre oreille,

---

1. Ce mot, introduit au commencement du XIX<sup>e</sup> siècle par Georgi, fut soumis par Stapfer au jugement des hellénistes. Littré et Perrot, secrétaire perpétuel de l'Académie des Inscriptions et Belles-Lettres, se sont prononcés pour le terme « Kinésithérapie ». C'est « une forme plus correcte, dit M. Perrot, et aussi sonne mieux à l'oreille que cinésithérapie », utilisée pour satisfaire les caprices de la mode. (Société de Kinésithérapie, séance du 13 janvier 1911.)

surtout à l'heure actuelle. Malheureusement, il nous est impossible de remplacer ce terme scientifique, qui est déjà entré dans l'usage. Les termes « Cinésithérapie » ou « Cinésie », employés par quelques-uns de nos collègues, présentent le même inconvénient. Ils ont le défaut d'être moins utilisés que celui de « Kinésithérapie ». Mais, comme c'est un titre général, nous le faisons suivre par des sous-titres, qui rendent plus accessible le but de ce travail.

Ainsi, notre livre comprendra l'étude pratique de la Mobilisation méthodique, de la Massothérapie, de la Mécanothérapie et de la Rééducation motrice et physique, destinées à obtenir un effet salutaire dans le traitement des blessures de guerre et des affections diverses.

De tous ces agents physiques la mobilisation méthodique mérite une attention spéciale. Elle peut être employée avantageusement dans une période où aucun agent physiothérapique ne peut encore être utilisé. C'est ainsi que, pour éviter les conséquences fâcheuses d'une immobilité trop abusive, le chirurgien peut tirer des avantages considérables de la mobilisation méthodique, surtout s'il l'applique avec précaution et au moment opportun. Nous commencerons, par conséquent, l'exposé de notre travail par la description de la Mobilisation méthodique.

Ensuite nous décrirons la Massothérapie ou le Massage méthodique, sa technique, son action physiologique et thérapeutique et son application au traitement de différentes affections.

Puis, nous étudierons la Mécanothérapie, son rôle thérapeutique et ses indications dans le traitement des traumatismes et des affections internes.

Enfin, nous traiterons la Rééducation motrice, son application dans la thérapeutique des maladies nerveuses et des blessures de guerre, et l'Éducation physique.

Nous espérons donner dans la description de ces quatre parties une étude pratique du traitement kinésique des blessés et des malades, permettant ainsi de guider nos lecteurs dans la façon d'obtenir des résultats encourageants. Si nous réussissons à nous faire bien comprendre par tous ceux qui nous feront l'honneur de nous lire, nous serons heureux d'avoir rempli notre devoir dans la mesure du possible ; car nous sommes persuadé que beaucoup de bonnes volontés se sont égarées au cours de cette campagne non seulement de parti pris, mais surtout par manque de compétence. Si le début de la guerre nous a permis de constater un nombre considérable d'estropiés, par suite de la négligence d'un traitement kinésique bien approprié, c'est parce que beaucoup de nos confrères ignoraient les ressources que peut leur donner la science kinésithérapique. Par notre modeste ouvrage nous espérons combler cette lacune et donner à tous ceux qui le désirent, une arme active pour lutter contre les conséquences nuisibles de l'immobilisation trop prolongée. Par ce moyen nous espérons pouvoir sauver un grand nombre de nos combattants et les rendre utiles à l'armée et à la société. Si nous atteignons ce but, même partiellement, nous nous considérerons largement récompensés.

Paris, 1915.

# INTRODUCTION

## A LA DEUXIÈME ÉDITION

La première édition de notre livre « La Kinésithérapie de guerre » est épuisée depuis bien longtemps et seule la crise du papier nous a empêché jusqu'à présent d'en faire paraître une seconde édition.

Paru pendant la guerre notre livre était destiné surtout au traitement des blessés de guerre. Avec la fin de la guerre il nous a semblé nécessaire de donner à notre travail une destination plus large, plus générale, en l'adaptant à la thérapeutique actuelle des différents traumatismes et des diverses affections pathologiques. Le titre « Précis de Kinésithérapie » est celui qui convient le mieux à la deuxième édition, édition civile, de notre travail, puisque, dans son ensemble, il donne surtout des précisions pratiques pour utiliser d'une façon rationnelle « la thérapeutique par le mouvement ». C'est donc un précis de l'art de guérir, qu'on réalise grâce à l'application méthodique et raisonnée des mouvements. En donnant une forme concise à notre texte, nous sommes convaincu, que nous l'avons rendu essentiellement pratique et d'un réel service dans l'exercice journalier de nos confrères praticiens. L'absence de tout enseignement officiel de la Kinésithérapie dans nos Facultés de Médecine fait que la grande majorité de nos confrères n'est pas au courant des

bienfaits des agents kinésiques dans le traitement d'une foule
d'affections des plus diverses. Dans beaucoup de cas le rôle des
médecins traitants devient insuffisant, parce qu'ils manquent
souvent de moyens sûrs et pratiques pour soulager leurs
malades, qui leur échappent ainsi pour échouer dans les mains
des empiriques et des charlatans. Ceux-ci à leur tour se servent
intempestivement de quelques agents physiques pour accomplir
leurs fameux miracles. L'absence de l'enseignement de la Kinésithérapie dans nos études médicales est une lacune considérable.
Elle nous porte un double préjudice : d'abord, celui de priver
un grand nombre de nos malades des moyens thérapeutiques
puissants qui se trouvent si facilement à notre disposition ;
ensuite, celui de ne pas connaître les mérites et l'action bien-
faisante d'une thérapeutique, qui, depuis l'antiquité, a fait la
fortune d'une foule de guérisseurs, de rebouteux et de tant
d'autres empiriques au détriment de notre profession.

Nous espérons que le « Précis de Kinésithérapie » arrivera à
combler cette lacune et de cette façon nous permettra de réaliser ce double but : guérir nos malades et ne pas dédaigner la
puissance thérapeutique des agents kinésiques.

Nous avons donc l'espoir que nos lecteurs feront à notre
seconde édition, revue et complétée, le même accueil favorable,
qu'ils ont accordé à l'édition parue en pleine guerre. En supprimant tout ce qui visait à l'application spéciale de la kinésithérapie au traitement des blessés de guerre, nous nous
sommes efforcé de rendre notre « Précis de Kinésithérapie »
aussi pratique que possible et de le mettre à la portée de tous
les médecins-praticiens, ceux de la ville et ceux de la campagne.
Il suffit d'avoir un peu de patience pour saisir les manipulations de
chacun des agents kinésiques, ici décrits, et pour en tirer le plus
grand profit thérapeutique. Nous avons la conviction que notre

modeste travail remplira largement cette tâche, et, de cette façon, deviendra un véritable guide dans la besogne journalière de chaque praticien. Il prouvera une fois de plus, que si la kinési-thérapie a rendu d'inappréciables services pendant la guerre, elle est aussi en mesure de rendre des services inestimables. pendant la paix.

Paris, 1922.

# PRÉCIS DE KINÉSITHÉRAPIE

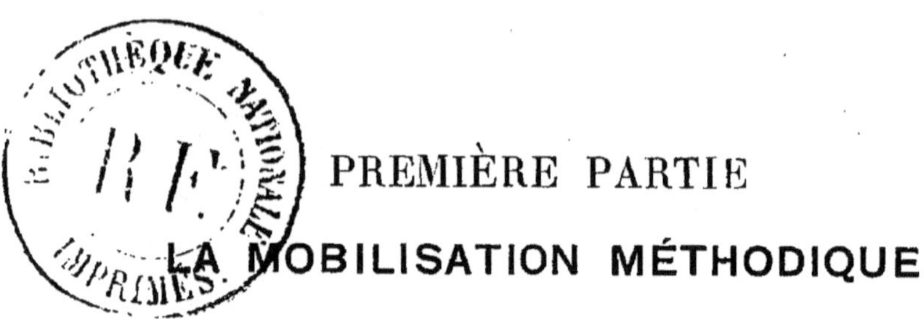


## PREMIÈRE PARTIE
## LA MOBILISATION MÉTHODIQUE

Par mobilisation méthodique nous entendons la mobilisation manuelle composée exclusivement d'une série de mouvements passifs exécutés par le médecin seul ou avec l'aide de quelqu'un. Ces mouvements ont pour but d'obtenir la mobilité d'une articulation atteinte de raideur articulaire ou d'ankylose, ou bien de prévenir cette raideur ou cette ankylose. Elle n'exclut nullement les mouvements passifs et actifs de la massothérapie. Mais, comme elle doit être appliquée avant même qu'aucune manœuvre massothérapique soit essayée, elle précède, pour ainsi dire, tout traitement physique. Les mouvements passifs, qui composent la mobilisation, n'ont en vue que certains mouvements de l'articulation, les mouvements cardinaux, et non tous les mouvements à la fois. Pour mieux comprendre ce que nous venons d'avancer, prenons un exemple. Supposons un malade atteint d'une fracture de l'omoplate et dont la blessure est en voie de cicatrisation, et supposons que « le temps strictement nécessaire », suivant l'expression de Malgaigne, pour l'immobilisation est terminé. Les mouvements que nous imprimons à l'articulation au début et lorsque le pansement n'est pas encore enlevé, se composent de légers mouvements en avant, en arrière ou latéralement. Ces mouvements, dont l'amplitude augmente progressivement, ont pour but d'empêcher le processus ankylosant de se développer. Ce n'est que plus tard que nous ajoutons la rotation et la circumduction. Ainsi, la mobilisation méthodique débute par

P. KOUINDJY.                 1

des mouvements passifs cardinaux ; et, au fur et à mesure que la cicatrisation finit, on ajoute les mouvements fondamentaux de l'articulation. *Le but de la mobilisation méthodique précoce est donc de s'opposer à la formation des raideurs ou des ankyloses des articulations soumises à une immobilisation trop prolongée.*

Nous n'allons pas entrer dans une discussion sur la nocivité de l'immobilisation prolongée, qui occupe beaucoup le corps médical depuis fort longtemps et qui actuellement trouve trop peu de partisans. La lutte fut menée pourtant avec ardeur par des hommes comme Amédée Bonnet et Teissier, de Lyon. Ce dernier publia en 1841 un remarquable travail sur les recherches des troubles trophiques, occasionnés par l'immobilité abusive des articulations. L'auteur arrive aux conclusions suivantes : l'immobilisation prolongée produit dans les articulations : 1º « Une exhalation séro-sanguinolente qui peut aller jusqu'à l'extravasation purement sanguinolente et qui remplace la sécrétion synoviale des articulations ». Cette extravasation ne se fait pas seulement dans la cavité synoviale, « elle se produit également dans les parties molles extra-capsulaires, dans le tissu cellulaire sous-synovial, dans les fibres musculaires et jusque sous la peau ». 2º Cette extravasation séro-sanguinolente subit à la longue une transformation fibreuse et forme les fausses membranes intra-articulaires. 3º Bientôt l'articulation elle-même subit l'effet désastreux de cette extravasation, les cartilages des articulations deviennent secs, rugueux et raboteux. Enfin, 4º les cartilages s'amincissent, s'usent et finissent par se souder, d'où ankylose complète de l'articulation... « A part les inflammations aiguës, écrivait Amédée Bonnet en 1844, accompagnées de vives douleurs et de maladies chroniques, où l'on ne peut obtenir la guérison que par l'ankylose, *l'on doit proscrire l'immobilité.* »

Lucas-Championnière, qui reprit la discussion dans son magistral livre sur le traitement des fractures par le massage et la mobilisation (1895), insiste sur l'effet nuisible de l'immobilisation dans les termes suivants : « Toute articulation qui ne fonctionne plus est le siège d'un enraidissement, souvent invincible. La séreuse articulaire perd son poli, les cartilages se dépouillent et l'articulation immobilisée marche vers sa destruction fonctionnelle ; les tissus s'infiltrent et perdent leur souplesse, » L'immobilité prolongée est donc un danger pour tous les cas de traumatismes de membres. Elle agit d'une façon désastreuse non seulement sur l'articulation intéressée directement par le traumatisme, mais aussi sur les articulations éloignées. Il nous est arrivé de rencontrer maints exemples de fractures de l'extrémité inférieure du radius présentant une raideur et même une ankylose avancée de l'épaule ; ou bien une fracture du fémur se terminer soit par l'ankylose de la hanche et du genou, soit par une ankylose du cou-de-pied. Dans tous ces cas, que chacun de nous n'a pas manqué de rencontrer par centaines au cours de la guerre 1914-1918, le rôle nuisible de l'imobilisation n'est plus à démontrer. C'est uniquement au manque de la mobilisation appropriée, qu'il faut attribuer l'immense quantité des infirmes occasionnés par les traumatismes. « Le mouvement est nécessaire à la réparation des foyers de fracture, écrit Lucas-Championnière. Lorsqu'une fracture s'est produite dans un membre, il en résulte des désordres assez complexes, qui comprennent les os, les muscles, les tissus fibreux ou tendineux, les articulations. Pour tous les systèmes atteints, la réparation est nécessaire au même titre... le mouvement est la condition la plus favorable de la réparation de ces divers systèmes pour lesquels l'immobilisation est la plus mauvaise de toutes les conditions. » Ainsi, la mobilisation est la seule condition indispensable pour lutter contre l'effet nuisible de l'immobilisation trop prolongée.

Mais, pour que la mobilisation puisse donner tous les avantages que nous désirons, il faut qu'elle soit appliquée au moment opportun et d'une façon méthodique. Elle doit être progressive, graduelle et rythmique. On commencera toujours par des mouvements d'une très petite amplitude et, selon chaque cas, on augmentera l'étendue des mouvements proportionnellement au résultat obtenu. Cette progression des mouvements se fera d'une façon graduelle et sans brusquerie, ainsi qu'avec une régularité successive, sans bonds ni secousses, afin de ne pas provoquer de douleurs inutiles. La mobilisation doit éviter d'occasionner des douleurs insupportables ; elle doit être exécutée *dans les limites des douleurs supportables*. Ceci ne veut pas dire que le rééducateur doit avoir peur d'insister sur tel ou tel mouvement sous prétexte que ce mouvement provoque une sensation désagréable chez le sujet. Car il faut toujours avoir en vue que la sensibilité articulaire est un phénomène subjectif et se présente avec des manifestations différentes chez les différentes personnes. Par conséquent, dans la mobilisation d'une articulation, ce n'est pas la sensibilité personnelle du blessé qui doit servir de guide, mais c'est la véritable douleur, due aux phénomènes congestifs des tissus articulaires, qui doit guider le rééducateur. Si la sensation douloureuse subjective peut se supporter assez facilement, la sensation douloureuse occasionnée par les phénomènes congestifs est difficilement supportée, puisqu'elle est à la limite des troubles congestifs de l'articulation manipulée. En dépassant cette limite, on risque d'augmenter la congestion et de créer des troubles arthritiques subaigus, et même franchement aigus. Une mobilisation forcée risque donc d'entraîner des arthrites subaiguës et même aiguës, ce qui retarde considérablement la guérison. *La mobilisation méthodique doit, par conséquent, se produire dans les limites des douleurs supportables.*

La mobilisation méthodique comprend deux parties distinctes : la mobilisation manuelle et la mobilisation mécanique. La première forme la mobilisation méthodique proprement dite ; la seconde comprend la mécanothérapie. Dans le chapitre actuel nous traitons la mobilisation manuelle ; la mécanothérapie formera un chapitre à part. La mobilisation manuelle forme la partie essentielle de la mobilisation méthodique, car seule la main permet d'accomplir la mobilisation dans les limites des douleurs supportés par les malades. De plus, la mobilisation manuelle peut être exécutée à n'importe quelle période de la maladie. Exécutée avec précaution au début, elle prend une certaine envergure à la fin du traitement.

Pour exécuter une mobilisation méthodique avec profit, il faut s'entourer de quelques commodités indispensables. D'abord, le kinésithérapeute doit être à son aise, avoir les mouvements des bras complètement libres, les mains souples, et ne sentir aucune gêne dans ses mouvements. Il doit s'assurer que le blessé n'a pas de fièvre ou d'autres indispositions, qui peuvent défavorablement influencer l'action même de la mobilisation. Il doit chercher à mettre le blessé dans la position la plus favorable pour obtenir le maximum d'effet avec le minimum d'effort. C'est à lui qu'il importe de choisir la meilleure position pour faire la mobilisation. Si le malade garde encore un pansement et si nous voulons mobiliser ses articulations éloignées, nous le laissons au lit, s'il est au lit, assis, s'il peut s'asseoir, et sans déranger son pansement, ni l'articulation directement intéressée ; nous dégageons *sur place* l'articulation éloignée que nous désirons traiter et nous la mobilisons, en ayant soin de ne pas occasionner de perturbations dans l'articulation malade. Si, au contraire, le malade n'a plus de pansement, si sa plaie est cicatrisée, son cal formé, nous le plaçons, suivant le cas, soit dans la position couchée, soit assis sur le bord du lit ou sur une chaise. Nous utilisons donc la position du décubitus et la position assise. Mais, comme dans la mobilisation méthodique nous devons nous servir d'un appui, nous nous servons ou d'un coussin rond, ou d'une couverture pliée en huit, ou tout simplement du genou. D'ou il résulte, que nous avons la position de décubitus avec appui et sans appui, la position assise avec appui sur une table ou sur le genou ; cette dernière position est appelée la « position du genou ». L'appui sert à fixer le segment supérieur de chaque articulation.

D'une façon générale, chaque articulation doit être considérée comme une réunion de deux leviers, unis entre eux par une charnière que représente l'articulation elle-même. Pour faire mouvoir cette articulation on peut déplacer le levier supérieur ou le levier inférieur, pourvu qu'un de ces leviers soit fixé. Pour réaliser cette fixation dans la mobilisation méthodique on se sert d'un appui, sous forme de coussin ou d'un objet quelconque. Ainsi, dans la mobilisation de l'épaule le bras formera le levier inférieur et l'épaule le levier supérieur ; la chaise sur laquelle est assis le blessé, et surtout son dossier, formera l'appui. Dans la mobilisation du genou, on se servira de la jambe comme d'un levier infé-

rieur et de la cuisse comme d'un levier supérieur; le coussin placé
sous la cuisse, ou le genou de l'opérateur, servira de moyen d'appui.
Dans le cas de mobilisation du coude, le bras sera placé sur une
table et formera le levier supérieur, et l'avant-bras, le levier inférieur, et le coussin ou la couverture pliée en huit, et placée sous
le bras, constitueront l'appui pour exécuter la mobilisation. Ces
préliminaires étant établis, nous passons à la description de la
mobilisation méthodique elle-même, en commençant par les articulations des racines des membres pour finir par les articulations
terminales, celles des doigts pour les bras et des orteils pour
les jambes.

### LA MOBILISATION MÉTHODIQUE DE L'ÉPAULE

Dans la classification de Cruveilhier l'articulation scapulo-
humérale est une énarthrose caractérisée par un emboîtement
d'une portion de sphère dans une cavité, qui est représentée ici
par la cavité glénoïde. La mobilité de cette articulation se produit
par les mouvements de flexion, d'extension, d'abduction, d'adduction, de circumduction et de rotation. D'où il suit, que l'articulation de l'épaule présente à elle seule l'ensemble de tous les
mouvements cardinaux de la mobilisation. Notre ami Dagron
donne dans son remarquable travail sur le massage des membres
une classification plus didactique des mouvements exécutés par
l'articulation scapulo-humérale; il suppose trois axes passant par
le segment sphérique de la tête de l'humérus: 1° l'axe horizontal,
qui passe par le milieu de la cavité glénoïde de l'omoplate; le
bras exécute autour de cet axe la propulsion et la rétropulsion;
2° l'axe antéro-postérieur, autour duquel le bras exécute l'adduction et l'abduction; et enfin 3° l'axe vertical, autour duquel
l'extrémité supérieure de l'humérus exécute la rotation interne et
externe.

Par conséquent, les six mouvements de l'articulation de
l'épaule s'exécutent autour des trois axes, dont deux sont disposés horizontalement et le troisième verticalement. Ces notions
physiologiques nous permettent de décrire les différents mouvements qui forment la mobilisation méthodique de l'épaule.

Le blessé est assis sur une chaise solide, de telle sorte que son côté bien portant se trouve contre le dossier de la chaise. Il s'ap-

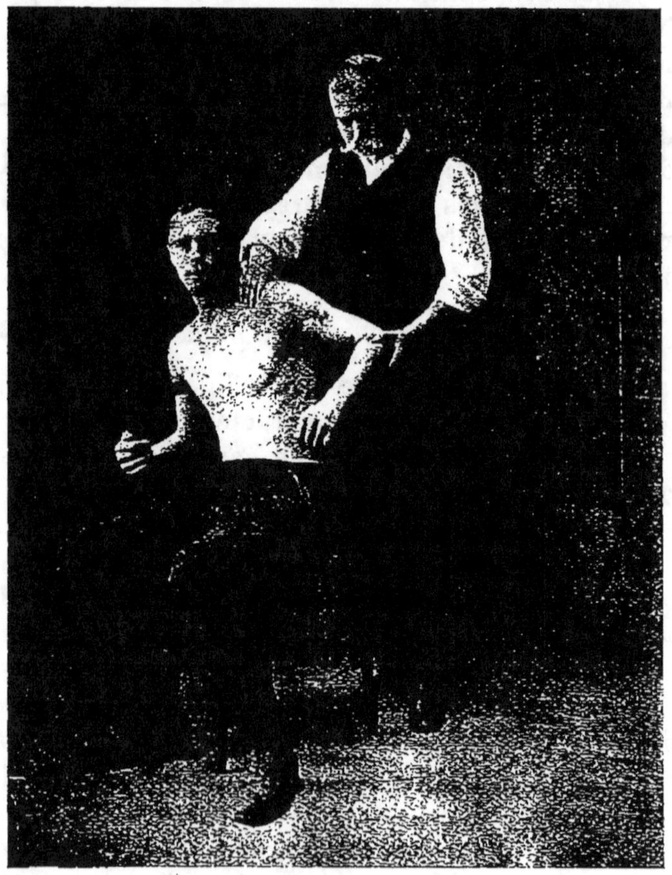

Fig. 1. — La mobilisation de l'épaule :
Mouvement du bras en arrière. (La tangente postérieure.)

puie fortement sur le dossier, en le saisissant avec la main. L'opérateur se place derrière son dos et pose sa main sur l'épaule malade, le pouce sur l'omoplate et les autres doigts sur la clavi- cule. Cette position de la main permet d'immobiliser, autant que

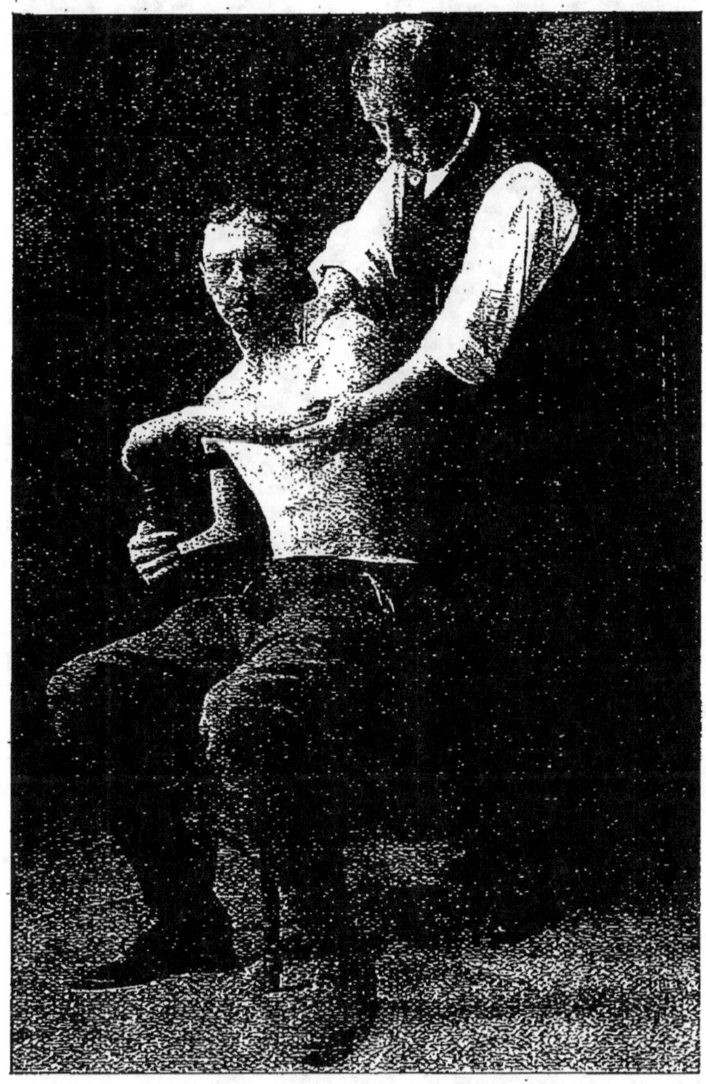

Fig. 2. — La mobilisation de l'épaule :
Mouvement du bras en avant. (La tangente antérieure.)

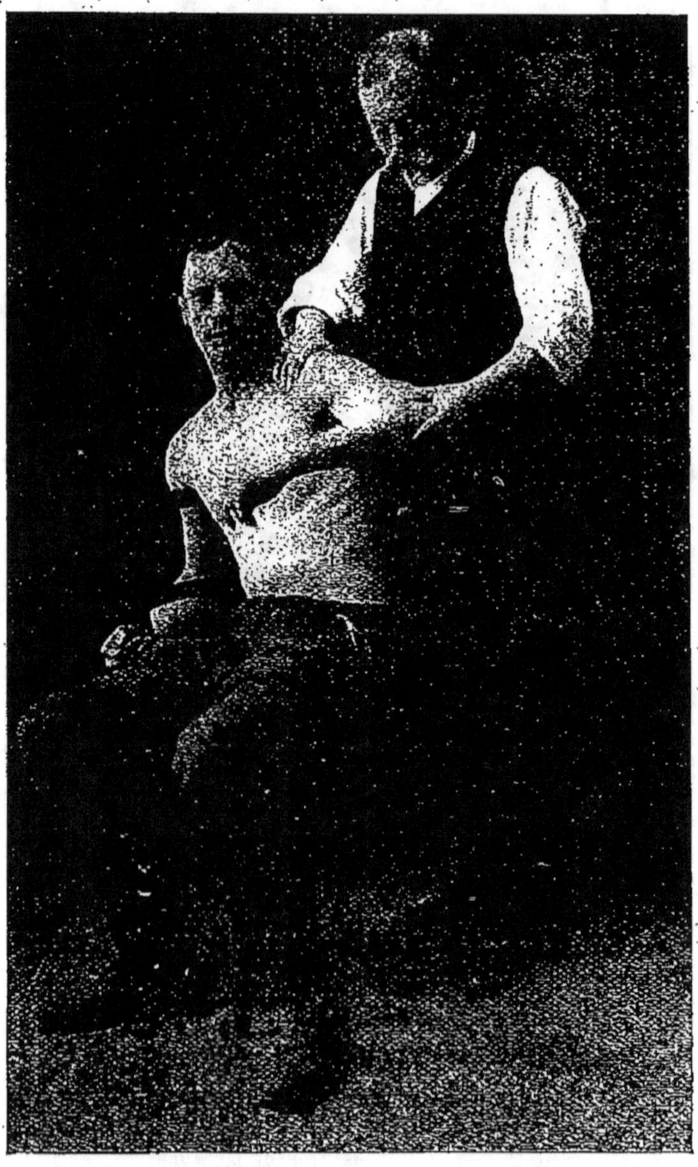

FIG. 3. — LA MOBILISATION DE L'ÉPAULE :
L'abduction du bras. (La tangente latérale.)

possible, l'omoplate du côté malade. Il est entendu que l'opérateur placera sa main droite sur l'épaule du malade, s'il s'agit de mobiliser une épaule gauche, et sa main gauche, s'il s'agit de mobiliser une épaule droite. Ceci fait, il saisit avec l'autre main le coude du bras malade et lui imprime lentement, graduellement et d'une façon progressive plusieurs mouvements en arrière, en avant et latéralement. On commence ces mouvements à la hauteur où le bras s'arrête, lorsque le patient exécute spontanément l'abduction du bras. A ce niveau on imprime, d'abord, un mouvement en arrière, et un mouvement en avant, puis on recommence cette manipulation trois ou cinq fois de suite, en essayant d'augmenter l'amplitude de chaque mouvement. Ces deux mouvements forment les deux tangentes, antérieure et postérieure, entre lesquelles nous inscrirons plus tard nos cercles de circumduction.

Lorsque nous avons déterminé les deux tangentes précédentes, nous cherchons à établir la tangente latérale. Pour ce faire, nous abaissons complètement le bras, en l'approchant vers le tronc du malade, puis, nous l'amenons latéralement en haut, en ayant soin d'exécuter ce mouvement sans brusquerie et graduellement, et en ayant soin aussi de ne pas dépasser la limite de la douleur tolérable. C'est la tangente latérale.

Entre les trois tangentes déterminées plus haut nous décrivons trois ou quatre cercles de circumduction d'avant en arrière et d'arrière en avant. Au fur et à mesure qu'on exécute cette mobilisation, on augmente le nombre des mouvements et leurs amplitudes, et toujours dans les limites de douleurs tolérables.

Ceci fait, on fixe par un aide l'épaule saine du malade contre le dossier afin qu'il reste tranquille pendant l'exécution de l'exercice suivant, dit la rotation passive de la tête humérale. L'opérateur se place du côté malade du patient, saisit avec une main son coude et avec l'autre main son poignet. Lorsqu'il s'agit de mobiliser l'épaule gauche, il saisit avec sa main droite le coude du blessé et avec la main gauche son poignet. Dans le cas de la mobilisation de l'épaule droite, la main gauche de l'opérateur saisit le coude, et la main droite le poignet. Dans les deux cas, l'avant-bras droit forme avec le bras un angle droit.

Ainsi placé on exécute une série de demi-cercles, de quarts de cercle par le poignet du bras blessé autour du coude, qui présente

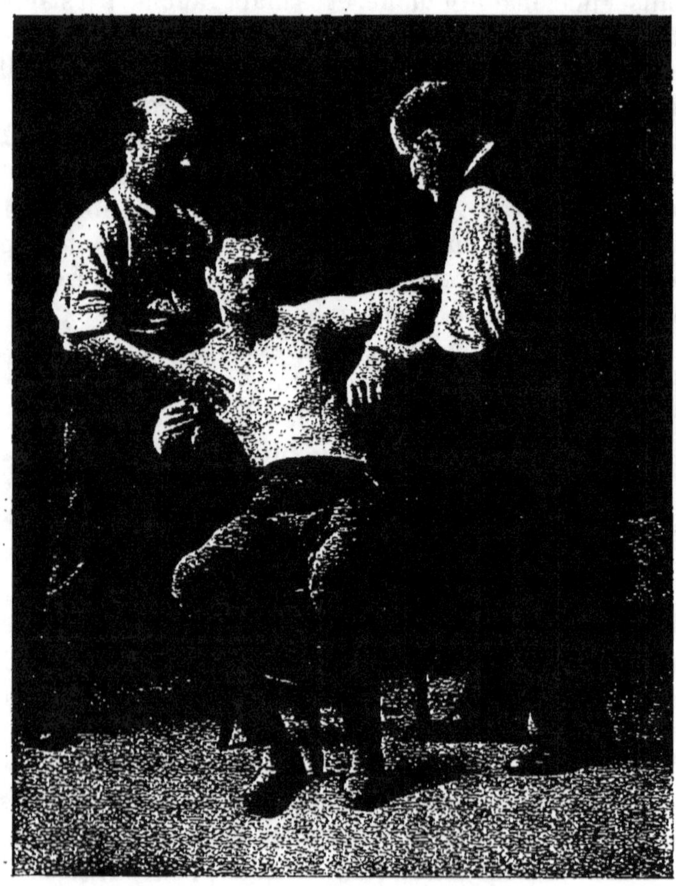

Fig. 4. — La mobilisation de l'épaule :
Mouvement de rotation de la tête humérale. (Rotation de la tête en dedans.)

ici le centre de ces différents cercles ; l'avant-bras forme les rayons. La main, qui déplace le poignet, doit exécuter le mouvement avec lenteur et graduation et autant que possible toujours dans le même plan de section. Le bras, rendu immobile, d'une part par la main, qui tient le coude et, d'autre part, par la fixation de l'épaule bien portante, transmet les mouvements rotatifs du coude à la tête humérale ; de telle sorte que chaque tour, exécuté par le coude et, par conséquent, par le poignet, produit un mouvement de rotation de la tête de l'humérus dans la cavité glénoïde. Si la tête humérale est retenue par des adhérences, celles-ci se rompent forcément.

Cette manipulation peut être exécutée d'une autre façon. Au lieu de saisir le coude du blessé, l'opérateur l'appuie contre sa poitrine, pose une main sur l'épaule malade et saisit avec l'autre main le poignet du blessé. En imprimant des mouvements de va-et-vient au poignet, l'opérateur peut sentir avec sa main placée sur l'épaule les mouvements rotatifs de la tête elle-même. Ce moyen permet aussi de vérifier le degré de mobilité de la tête humérale et peut servir comme moyen d'exploration de l'articulation gléno-humérale.

Les deux procédés décrits plus haut s'appliquent à n'importe quelle période de raideur ou d'ankylose de l'épaule. Seules, la force et l'amplitude des mouvements imprimés varient. Au début de la mobilisation il faut tenir compte de l'état des surfaces articulaires : plus elles présentent d'adhérences et de craquements, plus la mobilisation doit être exécutée modérément. Il ne faut pas, sous prétexte de rompre coûte que coûte des fausses membranes ou des adhérences, vouloir obtenir dans une seule séance la suppression de ces adhérences. Car, souvent une manipulation répétée longtemps et forcée finit par créer une nouvelle phase de congestion et au lieu de rompre les fausses membranes nous en créons de nouvelles. Par conséquent, nous recommandons la plus grande prudence à ceux qui exécutent la mobilisation de l'articulation de l'épaule, et nous les engageons vivement à ne pas dépasser la limite des douleurs tolérables, quitte à abandonner cette mobilisation pour deux ou trois jours si elle est mal supportée au début du traitement.

Plus tard, lorsque la mobilisation nous a permis d'obtenir à peu près convenablement tous les mouvements précédents, nous ajoutons la grande circumduction avec le bras tendu, en formant des cercles d'avant en arrière et *vice versa*. Ces mouvements peuvent se produire soit en se plaçant devant le blessé, soit derrière son

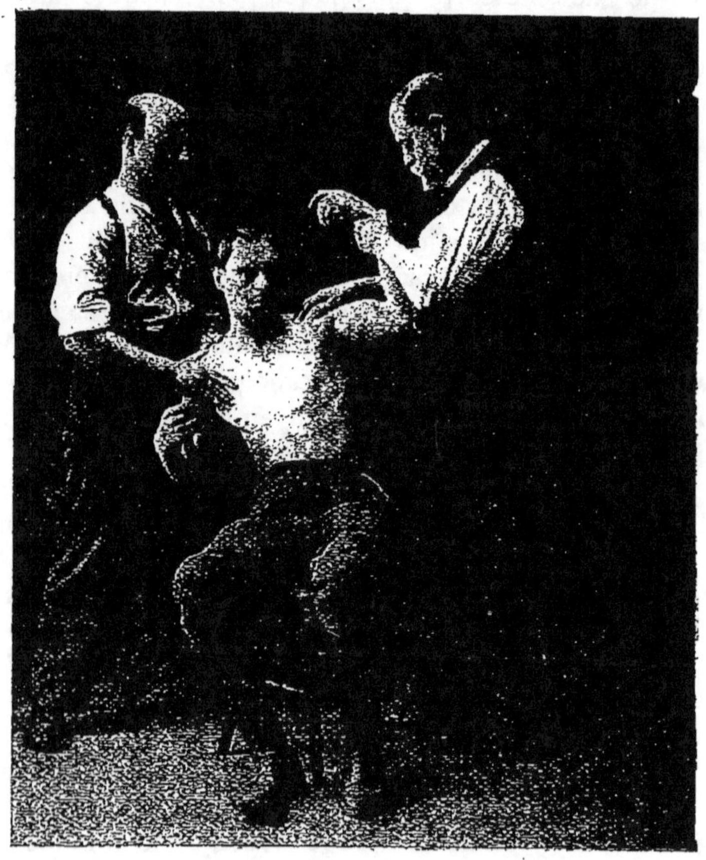

FIG. 5. — LA MOBILISATION DE L'ÉPAULE :
Mouvement de rotation de la tête humérale. (Rotation de la tête en dehors.)

dos. La position du mobilisateur n'a pas ici une très grande importance, pourvu que le mouvement s'exécute avec le développement complet du grand cercle. Pour ce faire, on place une main sur l'épaule blessée et avec l'autre main on saisit le poigent du malade, ce qui permet d'exécuter des cercles, dont l'épaule présente le centre et le bras le rayon.

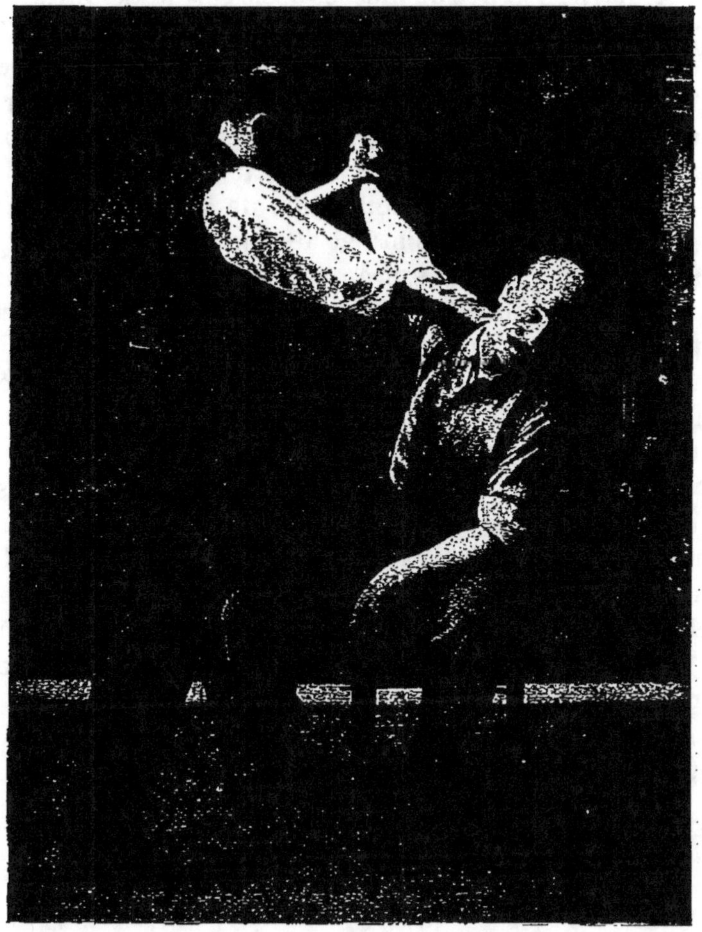

FIG. 6. — LA MOBILISATION DE L'ÉPAULE :
Mouvement de la circumduction complète avec le bras en extension.

Ceci fait, on se place derrière le blessé, et sans lâcher les points d'appui pour les mains, on ramène le bras du blessé tantôt derrière le dos, tantôt derrière la nuque. On exécute également l'élévation du bras latéralement, antérieurement, etc.

Le docteur Joyeux recommande, pour mobiliser une épaule, de se placer derrière le dos du blessé, assis sur un tabouret, et d'appuyer avec l'abdomen sur l'omoplate de l'épaule malade. Ce procédé, qui n'est qu'une légère modification du procédé que nous venons de décrire, a l'inconvénient de priver l'opérateur de la liberté de ses propres mouvements. Et ceci est d'une importance capitale. Nous recommandons à nos lecteurs de rendre tous leurs mouvements, pendant la mobilisation de l'épaule, aussi souples que possible ; car, de la facilité et de l'aisance, avec lesquelles ils exécutent eux-mêmes leurs propres mouvements, dépendent les manipulations mobilisatrices imprimées au membre de l'articulation malade. Plus vos propres mouvements sont rigides et gênés par la position vicieuse, dans laquelle vous vous êtes placé vis-à-vis du malade, plus les mouvements imprimés à son bras deviennent durs et douloureux.

Par contre, lorsque vos propres mouvements sont légers, facilement exécutés, et nullement gênés par votre propre position, les mouvements que vous faites exécuter au bras malade sont produits sans aucune difficulté et, par conséquent, sans aucune douleur. La meilleure position pour mobiliser une épaule malade serait donc celle que nous avons indiquée plus haut : le mobilisateur se place derrière le blessé, en posant une main sur l'épaule et en saisissant avec l'autre main le coude du bras malade ; de cette façon il est placé derrière l'épaule, sur laquelle il n'appuie qu'avec une seule main.

## LA MOBILISATION MÉTHODIQUE DU COUDE

Le coude, étant une articulation trochléenne, ne présente que deux mouvements en sens opposés : l'extension et la flexion. Cette articulation réalise la figuration chématique, présentée par les deux leviers réunis par une charnière. Les mouvements exécutés par cette articulation se produisent autour d'un seul axe, l'axe transversal ou plus exactement transversal et légèrement oblique de dehors en dedans. Pour mobiliser l'articulation du coude nous employons deux procédés : le procédé de la table et celui du genou. Dans le premier procédé, le malade est assis près d'une table; son bras est placé sur un coussin ou sur une couverture pliée en huit et de telle sorte que le bras malade se trouve sur un des bords de la table et le coude sur le coin. La gravure qui figure cette position donne une idée exacte de la disposition décrite. Le patient pose sa tête sur l'épaule du bras traité ce qui permet d'obtenir l'immobilité de l'épaule. L'opérateur se place devant le bras, appuie avec une main sur le bras au-dessus du pli du coude avec l'autre main il saisit le poignet du blessé. Ceci fait, il imprime à l'avant-bras, solidement tenu par la main, des mouvements de flexion, d'abord, et d'extension, ensuite. Ces mouvements sont, surtout au début du traitement, exécutés sans brusquerie et avec une graduation progressive.

Comme la flexion de l'avant-bras sur le bras se fait de deux manières différentes, nous exécutons la flexion et l'extension également de deux façons : 1° D'abord, nous imprimons à l'avant-bras les mouvements de flexion et d'extension, par sa face antérieure contre la face antérieure du bras, mouvement exécuté par le biceps brachial; 2° ensuite, nous imprimons à l'avant-bras des mouvements de flexion et d'extension, lorsqu'il est placé en demi-pronation. Cette flexion est produite principalement par le long supinateur. Il en résulte que, pour mobiliser l'articulation du coude, il faut imprimer à l'avant-bras d'abord des mouvements de flexion et d'extension en pleine supination et ensuite, en demi-pronation.

Le deuxième procédé est celui du genou. Le bras du malade est appuyé sur le genou de l'opérateur, assis du côté du bras traité. On approche la chaise tout près de celle sur laquelle se trouve le malade, pour que le genou puisse se trouver au niveau du bras du ateint. En posant le pied sur la barre de la chaise du malade, on a la possibilité de soulever le genou à la hauteur voulue. Le bras du patient est placé sur le genou. L'opérateur fixe avec une main le bras du malade sur le genou; avec l'autre il saisit l'avant-bras au niveau du poignet un peu au-dessus, et il lui imprime des mouvements de flexion et d'extension, d'abord, sa face antérieure contre la face antérieure du bras, et, ensuite, en demi-pronation.

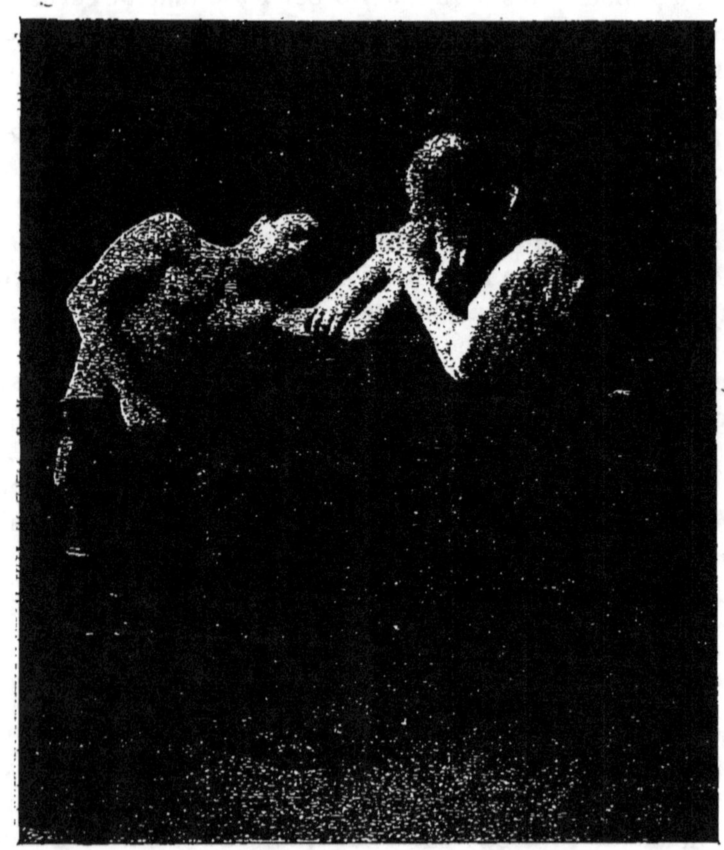

Fig. 7. — La mobilisation du coude :
La flexion et l'extension de l'avant-bras sur le bras en position assise et sur la table. (Premier procédé.)

Dans ces deux procédés les mouvements imprimés à l'avant-bras doivent être exécutés dans les limites des douleurs tolérables. On ferait bien d'insister de temps en temps, tantôt sur l'extension, tantôt sur la flexion, en prolongeant la durée de la pause. On

pourra même exécuter cette mobilisation par des mouvements
fractionnés; ainsi, lorsqu'on produit l'extension de l'avant-bras,
on peut l'amener au maximum de sa course, s'arrêter un peu et

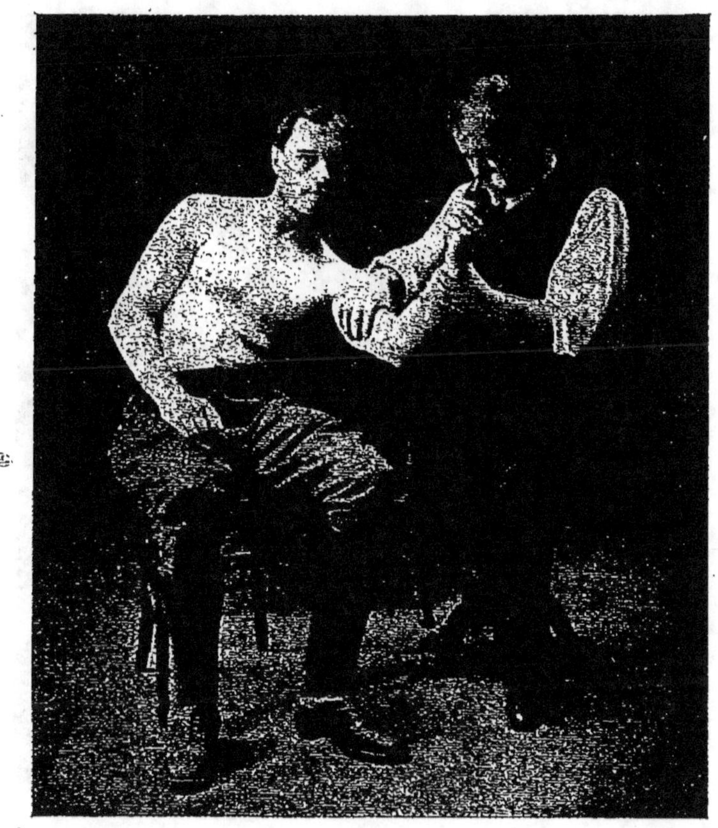

FIG. 8. — LA MOBILISATION DU COUDE :
La flexion et l'extension de l'avant-bras sur le bras par le procédé du genou.
(Deuxième procédé.)

puis continuer l'extension; s'arrêter de nouveau et continuer avec
plusieurs arrêts le mouvement; car si l'ankylose du coude est
accompagnée de contracture musculaire, celle-ci doit céder à
une traction plus ou moins prolongée sur le muscle. Ainsi, ces
pauses, qui s'accusent, dans quelques cas, par des douleurs vives,

finissent par atténuer celles-ci et par vaincre la contraction musculaire des muscles en défense et permettent de progresser graduellement. Il est, par conséquent, nécessaire d'insister sur ces

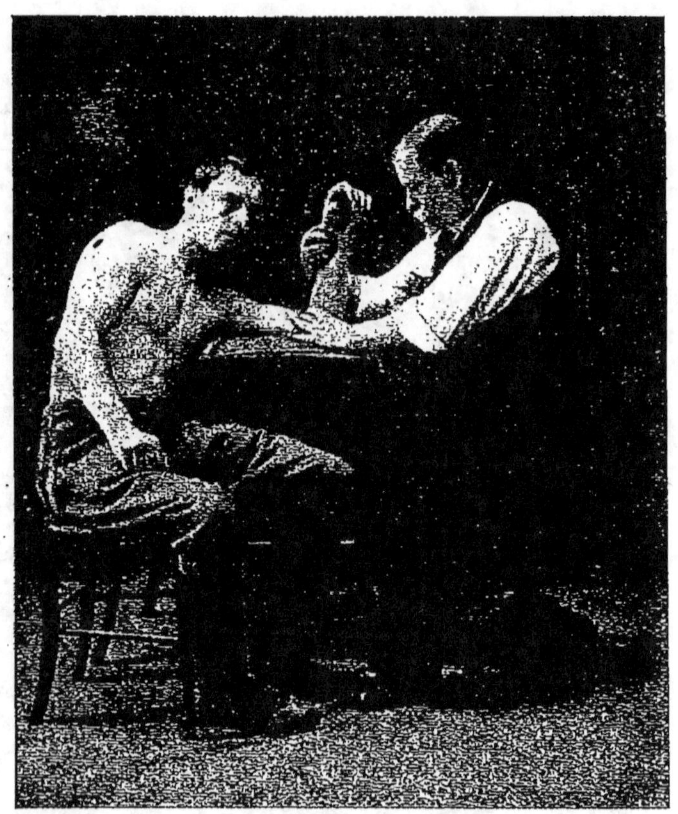

FIG. 9. — LA MOBILISATION DU COUDE :
La supination et la pronation de l'avant-bras dans la position verticale.

arrêts dans la mobilisation; mais, il faut savoir ne pas exagérer
et n'y avoir recours qu'en cas de tolérance absolue du patient.

L'articulation du coude, quoique étant une articulation trochléenne, présente en outre une autre articulation du radius avec
le cubitus. Cette articulation trachoïde se caractérise par des

mouvements de rotation autour d'un axe vertical, passant par la tête radiale. Pour mobiliser cette articulation nous employons deux procédés:

Dans le premier procédé l'avant-bras du malade est couché sur un coussin, placé, soit sur une table, soit sur le lit même, si le malade ne peut se lever. Dans le deuxième procédé l'avant-bras est placé verticalement, en s'appuyant avec le coude sur un coussin ou sur le genou.

Quand l'avant-bras est placé sur un coussin, on maintient le coude avec une main et avec l'autre main on saisit le poignet de telle sorte que le pouce soit placé en avant de l'extrémité inférieure de l'un des deux os qui forment l'avant-bras. et les quatre autres doigts en arrière sur l'extrémité inférieure de l'autre os. Cette disposition du pouce et des quatre autres doigts permet d'obtenir les mouvements d'opposition et produit la supination et la pronation de l'avant-bras sur le bras. Quand l'avant-bras est placé verticalement sur un coussin ou une couverture pliée en huit, nous fixons solidement le coude avec une main, en appuyant sur le bras, et nous saisissons de l'autre main l'avant-bras au niveau de son poignet. Ici nous plaçons les quatre doigts de notre main sur l'extrémité du radius et le pouce sur celle du cubitus. En exécutant des mouvements d'opposition, nous obtenons la rotation de l'avant-bras dans les deux sens différents.

En appliquant un doigt de la main, qui fixe le coude, sur l'articulation radio-cubitale, on peut suivre le mouvement de rotation de la tête radiale, et se rendre compte du progrès accompli.


## LA MOBILISATION MÉTHODIQUE DU POIGNET


Cruveilhier classe l'articulation du poignet parmi les articulations condyliennes ou condylarthroses, caractérisées par un condyle et une cavité elliptique. Les os du carpe présentent ici le condyle. L'articulation peut exécuter les cinq mouvements suivants : la flexion, l'extension, l'abduction, l'adduction et la circumduction; presque tous les mouvements de l'épaule sauf la rotation. Les os du carpe donnent à cette articulation une grande souplesse et permettent de lutter efficacement contre l'ankylose

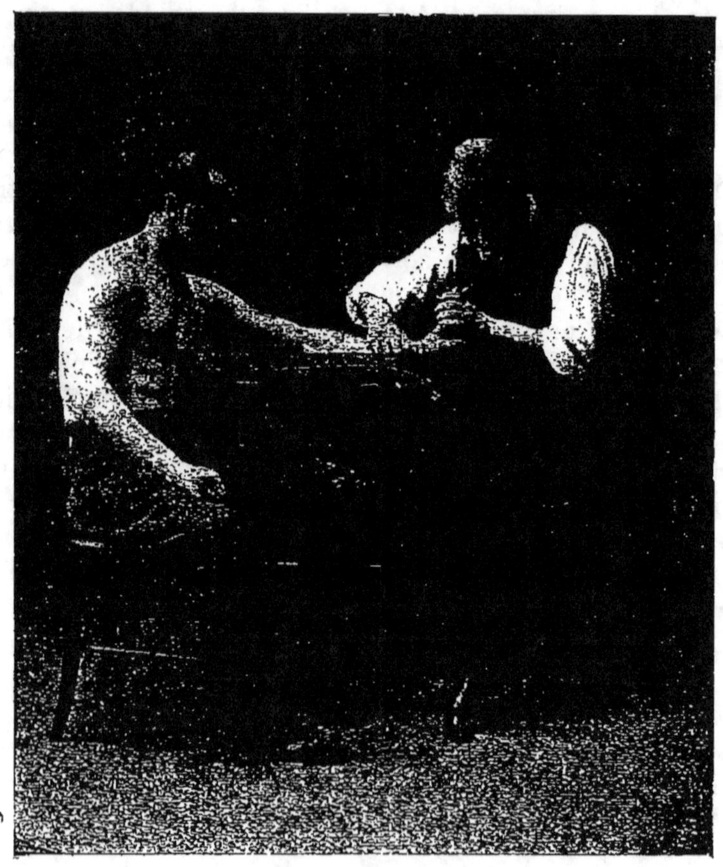

Fig. 10. — La mobilisation du poignet :
L'extension de la main sur l'avant-bras en position horizontale.
(Premier procédé.)

du poignet. Les nombreuses surfaces articulaires formées par l'articulation radio-carpienne, les articulations propres des os du carpe et de l'articulation carpo-métacarpienne, permettent d'affirmer que, si la mobilisation est faite au moment opportun, l'ankylose du poignet ne devrait plus exister. Et s'il en existe un bon nombre, ceux-ci doivent être attribués uniquement à l'immobilisation abusive de cette articulation.

Pour mobiliser l'articulation du poignet nous utilisons deux procédés : le premier procédé se subdivise en procédé position horizontale et procédé position verticale.

Dans le procédé position horizontale, nous plaçons l'avant-bras du malade sur un coussin ou sur une couverture, pliée en huit et mise, soit sur le lit, s'il ne peut encore descendre de son lit, soit sur une table, s'il peut s'asseoir sur une chaise ou sur le bord de son lit. Lorsque le malade est assis sur une chaise, nous plaçons son avant-bras juste au bord de la table afin que son poignet dépasse la table. Nous nous plaçons contre la table et du côté interne de la main. Avec une main nous appuyons l'avant-bras sur le coussin un peu au-dessus du poignet ; avec l'autre main nous saisissons la main du malade par sa face palmaire. Ceci fait, nous imprimons à la main du malade, qui nous sert ici comme le levier inférieur de notre articulation schématique, des mouvements en haut (l'extension), en bas (la flexion), en dedans (l'adduction) et en dehors (l'abduction). Tous ces mouvements, exécutés dans les limites des douleurs tolérables, servent de tangentes, entre lesquelles nous inscrivons des cercles de circumduction de dedans en dehors et de dehors en dedans.

Dans le procédé position verticale, l'avant-bras appuie sur le coussin ou la couverture par son coude. Une main de l'opérateur maintient l'avant-bras un peu au-dessus de l'articulation radio-carpienne et l'autre main saisit la main du malade par sa face palmaire. On exécute quatre mouvements : la flexion de la main en arrière (l'extension), la flexion de la main en avant (la flexion), la flexion en dedans et en dehors (l'adduction et l'abduction), et, enfin, les cercles de circumduction dans les deux sens opposés.

Le procédé du genou — deuxième procédé — s'exécute de la façon suivante : L'opérateur, assis sur une chaise placée du côté interne de la main malade, pose son pied sur le barreau de la chaise, afin de mettre son genou au niveau de la main du patient. Il pose une main sur l'avant-bras du malade pour immobiliser le membre ;

avec l'autre, il saisit sa main par sa face palmaire et lui imprime les quatre mouvements précédents : l'extension, la flexion, l'ad-

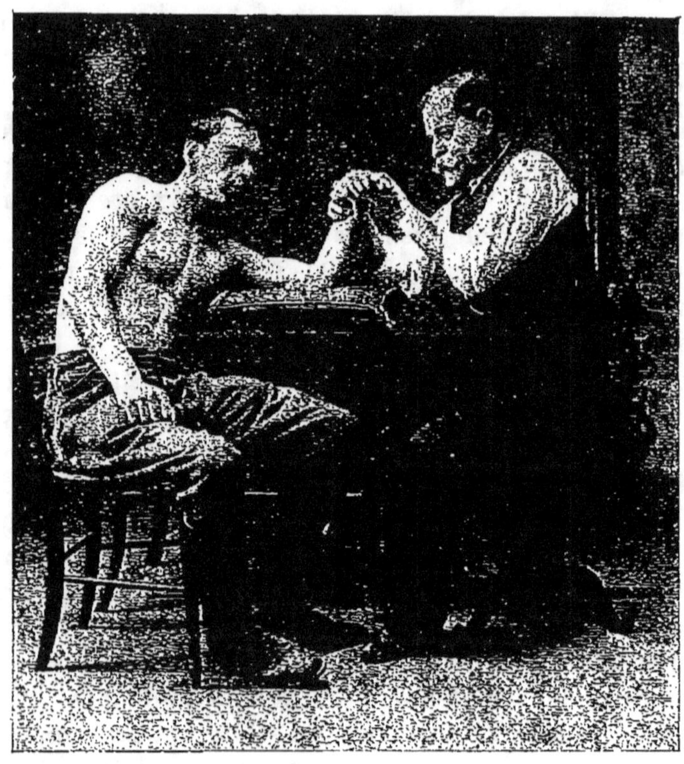

FIG. 11. — LA MOBILISATION DU POIGNET :
La flexion de la main sur l'avant-bras en position verticale.
(Deuxième procédé.)

duction et l'abduction et, enfin, la circumduction de dedans en dehors et de dehors en dedans.

Dans tous ces procédés on exécute, d'abord, quatre ou cinq mouvements dans tous les sens. Puis, si la sensibilité de l'articulation le permet, on augmente le nombre de mouvements, ainsi que l'amplitude de chacun d'eux. Il est souvent utile de préparer préalablement les articulations du carpe avant d'exécuter les mouvements principaux de cette articulation. Pour se faire, on peut imprimer aux différentes articulations séparées des mouvements de latéralité et de va-et-vient antéro-postérieur, ou bien en mobi-

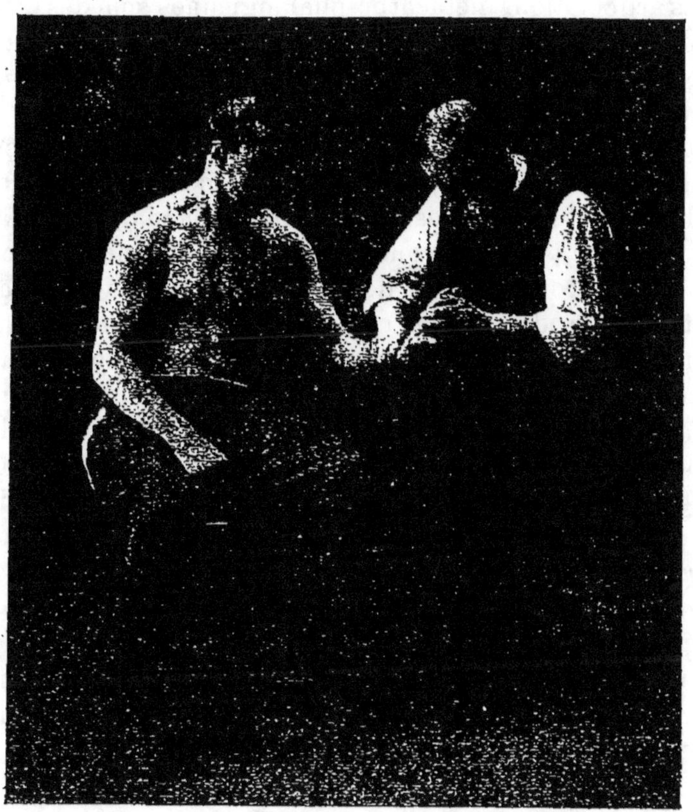

FIG. 12. — LA MOBILISATION DU POIGNET :
L'extension du poignet par le procédé du genou. (Troisième procédé.)

lisant séparément chaque petite articulation à part. Il est également utile d'immobiliser momentanément une des articulations, l'articulation radio-carpienne ou l'articulation carpo-métacarpienne, pour localiser le mouvement obtenu dans l'une ou dans l'autre de ces articulations.

## LA MOBILISATION DES ARTICULATIONS DE LA MAIN

Les articulations métacarpo-phalangiennes sont des diarthroses condyliennes, caractérisées par les quatre mouvements principaux : la flexion, l'extension, l'adduction et l'abduction, ainsi que par l'existence du mouvement partiel de la rotation.

Pour mobiliser la main nous nous servons soit de la position de la table, soit de la position du genou. Quand l'avant-bras est placé sur la table et sur un coussin, nous fixons la main du malade avec une main, de telle sorte que les articulations métacarpo-phalangiennes se trouvent hors de la table ; avec l'autre main nous saisissons un des doigts entre le pouce et l'index et nous lui imprimons des mouvements d'extension, de flexion, d'adduction, d'abduction et de circumduction. Chacun des doigts est ainsi mobilisé à part. Puis nous saisisons les quatre doigts ensemble, sauf le pouce, et nous leur imprimons les mouvements précédents sauf la circumduction. En répétant les mouvements, plusieurs fois de suite, nous exécutons, en relevant la main du blessé, plusieurs autres mouvements de flexion ou d'extension, en ayant soin d'agir par de légères tractions sur les tendons de chaque doigt.

La mobilisation de la main par le procédé du genou s'exécute de la même façon, et la position de l'opérateur est semblable à celle qu'il a occupée pendant la mobilisation du poignet.

## LA MOBILISATION DES ARTICULATIONS DES DOIGTS

Les articulations phalangiennes ou interphalangiennes sont des trochéartroses, caractérisées par les deux mouvements opposés : la flexion et l'extension. Pour les mobiliser nous employons soit le procédé de la table, soit le procédé du genou, ou mieux encore sans aucun appui. La main, qui saisit la phalange située au-dessous de l'articulation mobilisée, sert en même temps d'appui à la mobilisation. Avec le pouce et l'index de l'autre main nous imprimons à la phalange suivante la flexion et l'extension, tantôt en redressant la main, tantôt en la fléchissant. Ces deux dernières

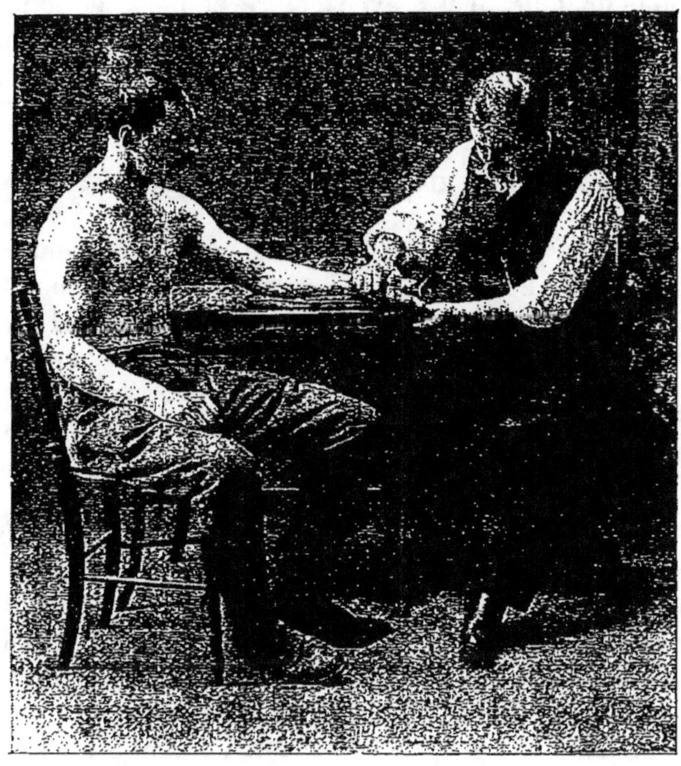

FIG. 13. — LA MOBILISATION DES DOIGTS :
L'avant-bras étant couché sur la table, les doigts sont mobilisés ensemble ou séparément.

positions permettent de relâcher les tendons des fléchisseurs et des extenseurs des doigts d'une façon réciproque et d'obtenir le maximum du mouvement. Chaque articulation est mobilisée séparément. On peut aussi mobiliser deux ou trois articulations ensemble. Il est parfois utile, avant d'exécuter la flexion ou l'ex-

tension de l'articulation phalangienne, de séparer les deux surfaces articulaires par des tractions en sens inverse, ce qui permet
de rompre sans grande difficulté les adhérences intra-articulaires
des doigts. La distension articulaire doit se faire, comme le remarque bien le docteur Joyeux, avec énergie et une prise solide. Cette
prise pour permettre l'action efficace de la manipulation doit
s'opérer dans les limites, où les douleurs deviennent intolérables.

## LA MOBILISATION MÉTHODIQUE DE LA HANCHE

L'articulation coxo-fémorale est une énarthrose comme l'articulation scapulo-humérale. Elle est caractérisée par une mobilité
dans tous les sens et comprend la flexion, l'extension, l'adduction,
l'abduction, la circumduction et la rotation. Entourée de gros
muscles et par sa situation profonde elle est très peu accessible à
la main, sauf dans sa partie antérieure. La mobilisation de cette
articulation ne peut se faire d'une façon efficace que dans le
décubitus. La mobilité extrême du bassin nous oblige à utiliser
un aide, qui, en appuyant fortement sur les deux os iliaques l'immobilise le plus possible et permet ainsi de localiser les mouvements dans l'articulation elle-même. Pour ne pas gêner la liberté
d'action de l'opérateur, l'aide se place à côté du malade, face
à l'opération. La mobilisation s'opère de deux façons : avec la
jambe tendue sur la cuisse et avec la jambe fléchie.

La mobilisation de la hanche avec la jambe en extension :
l'opérateur se place du côté externe du membre malade, saisit
avec une main le talon de la jambe et avec l'autre main la cuisse
au-dessus du genou. Ceci fait, il porte le membre, d'abord, en
dehors, puis, en dedans, en haut et en bas ; ces quatre mouvements, exécutés avec lenteur et d'une façon progressive, déli-
mitent les quatre tangentes des cercles qu'il inscrit, en exécutant
la circumduction du membre de dedans en dehors et inversement. Pour la rotation de la tête fémorale on procède de la
façon suivante : on saisit à pleines mains la plante du pied tout
près du talon et on lui imprime des oscillations à droite et à

gauche. Ces oscillations se transmettent par le membre en extension à la tête fémorale, qui subit de ce fait les mouvements de
rotation dans les deux sens opposés. Comme l'articulation est
située profondément les mouvements rotatoires sont très limités ;
c'est ce qui explique la difficulté qu'on a de rompre les adhérences dans cette articulation.

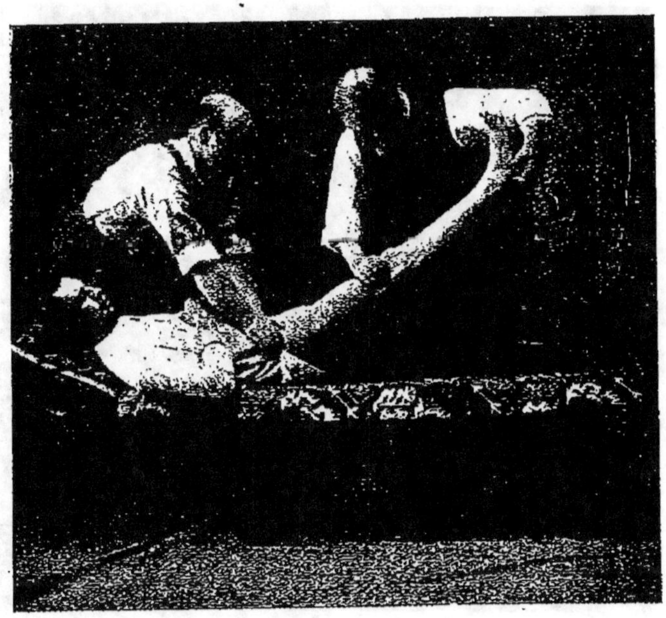

FIG. 14. — LA MOBILISATION DE LA HANCHE :
Les mouvements sont exécutés avec le membre inférieur en extension.

La mobilisation de la hanche avec la jambe en flexion nous
permet d'obtenir des mouvements plus étendus. L'aide fixe le
bassin comme dans la manipulation précédente. L'opérateur saisit
avec une main la plante du pied du membre malade et pose
l'autre main sur le genou. Il exécute ainsi la flexion de la cuisse
sur le bassin, l'abduction de la cuisse, en portant le genou en
dehors, l'adduction, en le portant en dedans, et l'extension, en
allongeant la jambe. Ces quatre mouvements opérés, il exécute

avec le membre en flexion des cercles de circumduction dans les deux sens opposés. Pour la rotation il se sert de la jambe comme d'un levier pour décrire une série d'arcs, dont le genou sera le centre et la jambe le rayon. En décrivant les différents arcs avec le pied du malade, on exécute une série de mouvements rotatifs avec la tête du fémur. Il est bien entendu, que les mouvements

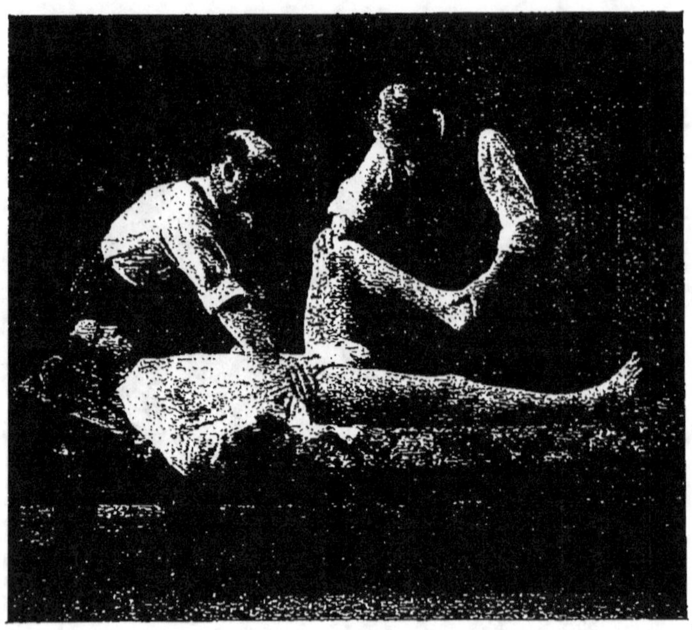

FIG. 15. — LA MOBILISATION DE LA HANCHE :
Les mouvements sont exécutés avec le membre inférieur fléchi.

exécutés tout en étant énergiques, ne doivent d'aucune façon dépasser la tolérance du malade. S'il s'agit d'une articulation dont la nature de l'ankylose est douteuse, mieux vaut ne pas s'acharner de trop pour obtenir coûte que coûte la mobilité de cette articulation. Comme le docteur Dagron, nous divisons les ankyloses de la hanche en deux catégories : les ankyloses complètes, qu'il faut respecter, et les ankyloses incomplètes, qu'il faut mobiliser. D'ailleurs, les ankyloses complètes de l'articulation coxo-fémorale présentent un inconvénient fonctionnel relatif, car les malades qui en sont atteints, arrivent facilement à compenser ce défaut par des déplacements successifs du bassin.

## LA MOBILISATION DU GENOU

Comme le coude, l'articulation du genou est une trochlée, caractérisée par les deux mouvements en sens opposé : la flexion et l'extension. Elle présente aussi des mouvements de latéralité, quand la jambe est en demi-flexion, car dans cette position on peut même déterminer quelques mouvements de rotation, produits surtout par des légers mouvements tournants des condyles et principalement par la rotation du condyle interne. En pleine extension les mouvements de latéralité ou de rotation disparaissent en état normal. S'ils existent, ils prouvent l'existence d'un relâchement plus ou moins exagéré des ligaments latéraux.

La mobilisation méthodique de l'articulation du genou peut s'opérer par deux procédés : 1° En décubitus avec un coussin comme appui ; et, 2° en position assise avec le genou de l'opérateur comme appui.

Dans le premier procédé le blessé a sa cuisse appuyée sur un coussin assez dur pour ne pas s'effacer sous la pression de la main du mobilisateur. Le coussin est placé plus près du genou, afin que celui-ci se trouve en dehors du coussin. L'opérateur, placé du côté externe du malade, pose une main sur la cuisse de ce dernier juste, au-dessus du coussin et de l'autre main il saisit la jambe au-dessus du cou-de-pied. Il abaisse d'abord la jambe en bas par la flexion, et la relève immédiatement en haut autant que possible jusqu'à l'extension complète de la jambe sur la cuisse. En appuyant fortement sur la cuisse, on est sûr que le mouvement exécuté se localise dans l'articulation même du genou. On commence, d'abord, par de petits mouvements de flexion et d'extension. Pour ce faire, on n'a qu'à modifier l'épaisseur du coussin ; plus celui-ci sera épais, plus les mouvements exécutés auront une grande étendue. On exécute de cette façon cinq, huit, dix,etc., mouvements de flexion et d'extension, suivant que la tolérance est plus ou moins grande. Si le genou ne présente aucune trace d'arthrite et aucune douleur pendant la manipulation, les mouvements peuvent être faits avec une plus grande étendue et avec une progression plus rapide. Mais, règle générale, on ferait bien de ne pas se presser avec la mobilisation du genou et

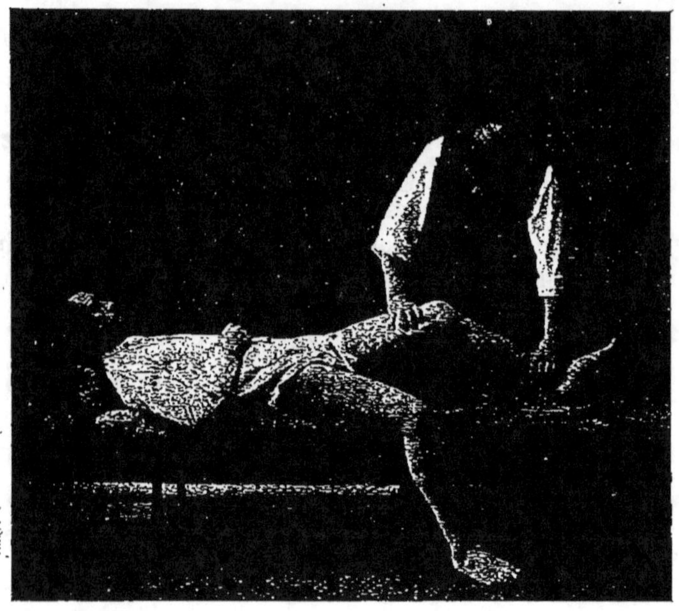

Fig. 16. — La mobilisation du genou :
En décubitus avec un coussin comme appui sous la cuisse. (Premier procédé.)

de s'entourer de toutes les précautions, afin d'éviter des complications dues à une mobilisation intempestive. De toutes ces précautions nous indiquerons, séance tenante, quelques-unes des plus importantes. Avant toute mobilisation l'opérateur doit s'assurer de la parfaite mobilité de la rotule. Pour ce faire, on saisit la rotule entre les deux pouces et les index des mains, quand le membre malade est allongé, et on recommande au malade de relâcher son muscle quadriceps. En imprimant à la rotule des mouvements de gauche à droite, on se rend nettement compte, si elle est mobile ou non, et à quel point sa mobilité est plus ou moins grande. En procédant de la même façon de haut en bas, on

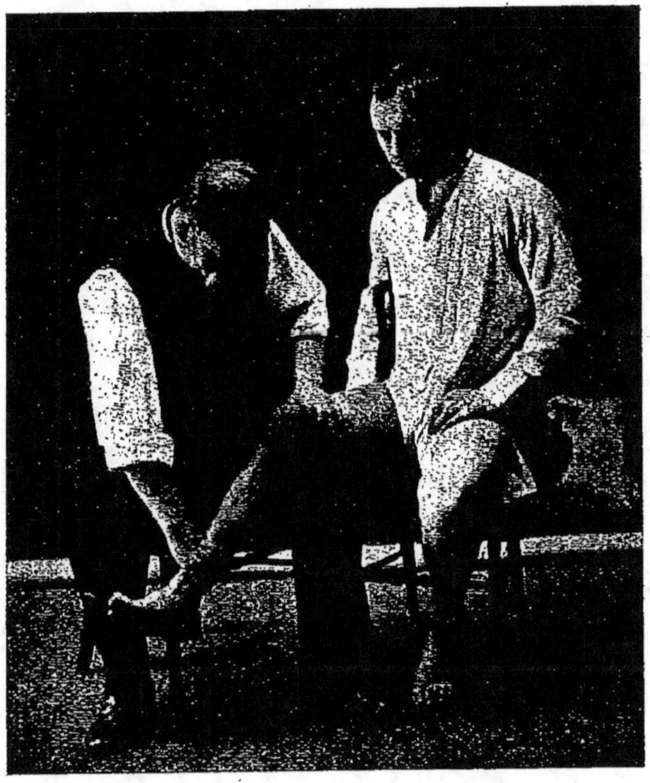

Fig. 17. — LA MOBILISATION DU GENOU :
Procédé du genou. (Deuxième procédé.)

obtient la valeur de sa mobilité verticale. Ceci fait, on recommande au malade de raidir le genou : tous ces mouvements de la rotule doivent disparaître.

Une autre précaution consiste à chercher avant toute mobilisation, si l'articulation ne présente pas des craquements insolites, une hyperémie ou un trouble circulatoire quelconque.

Dans le deuxième procédé, le blessé est assis sur une chaise ou sur le bord de son lit. L'opérateur se met, aussi assis, du côté externe du genou, de telle sorte que son genou arrive en face du bord externe de la cuisse du membre malade. On place la cuisse de ce dernier sur le genou de l'opérateur tout près de l'articulation. Celui-ci pose une main sur la cuisse du membre malade pour l'immobiliser contre son genou et avec l'autre main il saisit la jambe au-dessus du cou-de-pied ; il imprime, ensuite, à la jambe malade des mouvements de flexion et d'extension, en débutant toujours par de plus petits mouvements et en finissant par des mouvements de plus grande étendue, et toujours dans les limites de douleurs supportables. Au fur et à mesure que les mouvements s'exécutent avec plus d'ampleur, l'opérateur soulève son genou de plus en plus haut, afin d'augmenter l'angle de flexion et, par conséquent, l'arc de l'extension de la jambe sur la cuisse.

Nous recommandons d'utiliser de préférence le procédé du genou, aussitôt que le patient peut s'asseoir, car ce procédé permet d'obtenir assez rapidement des mouvements de plus en plus grands. Puis, la position même du malade et du médecin rend également les mouvements de ce dernier plus amples et plus faciles.

### LA MOBILISATION DU COU-DE-PIED

Pour ne pas compliquer la description de la mobilisation des différentes articulations qui composent ce que nous appelons le cou-de-pied, nous comprendrons ici sous cette nomination l'articulation tibio-tarsienne, l'articulation astragalo-calcanéenne et les articulations des os du tarse. Ceci nous dispensera d'entrer dans les différents détails et, comme pour le poignet, nous permettra d'analyser les principaux mouvements de cette partie du corps humain. Ainsi, le cou-de-pied comprenant plusieurs articulations doit être caractérisé par la présence de plusieurs mouvements cardinaux. Et, en effet, nous trouvons ici la flexion, l'extension, l'adduction, l'abduction et la circumduction. Nous trouvons aussi la rotation en dedans, quand le bord interne du pied est plus élevé que le bord externe et quand la face plantaire est dirigée en dedans ; la rotation en dehors est caractérisée par l'élévation du bord externe du pied et par la direction de la face plantaire en

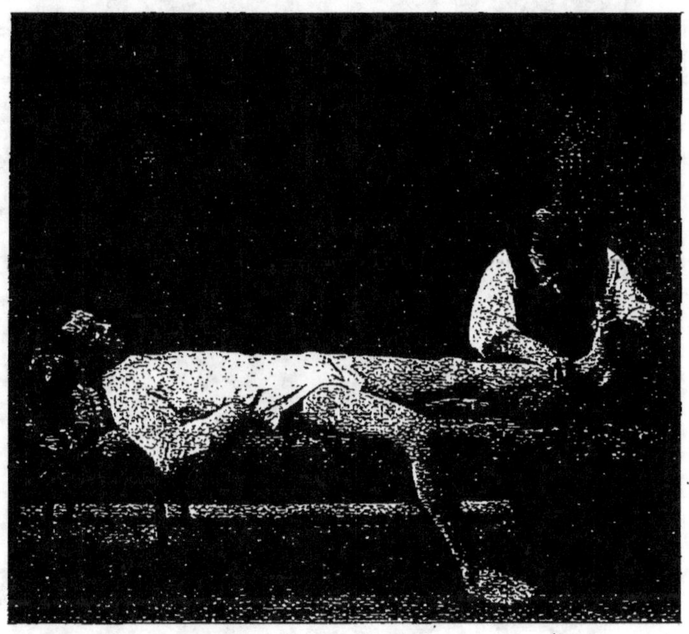

Fig. 18. — LA MOBILISATION DU COU-DE-PIED :
En décubitus avec un appui sous le tendon d'Achille. (Premier procédé.)

dehors. De cette description il résulte que la mobilisation du cou-de-pied doit s'exécuter aussi complètement que possible. Pour ce faire nous avons recours à deux procédés.

Dans le premier procédé le malade est en décubitus sa jambe repose sur un appui, un coussin dur de préférence, placé au-dessous du tendon d'Achille, un peu au-dessus de l'articulation ; de cette façon le pied du malade se trouve complètement en dehors. L'opérateur se place du côté externe de l'articulation ;

avec une main il appuie sur la jambe, afin de la fixer solidement
contre l'appui et, avec l'autre main, il saisit le pied par sa face
plantaire au niveau des articulations métatarso-phalangiennes. Il
imprime au pied les quatre mouvements suivants : la flexion, l'ex-

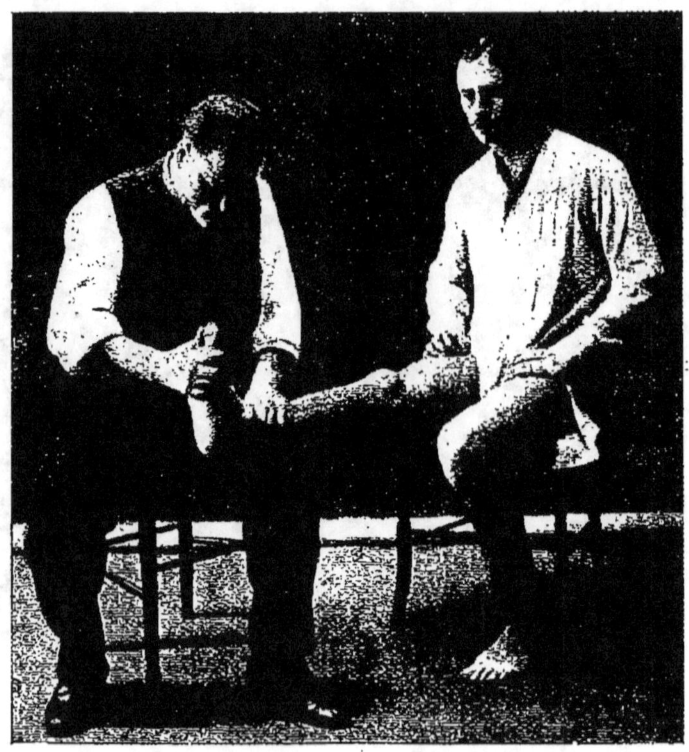

FIG. 19. — LA MOBILISATION DU COU-DE-PIED :
Procédé du genou. (Deuxième procédé.)

tension, l'adduction et l'abduction. Ces quatre mouvements
exécutés dans les limites de douleurs supportables servent de
quatre tangentes, entre lesquelles on produit la circumduction
de dedans en dehors et inversement. Ces mouvements, dont le
nombre dépend de la tolérance du malade et de l'état de souplesse
de ses articulations, sont terminés par des mouvements de rota-

tion en dehors, dans le cas du pied équin-varum et de rotation en dedans dans le cas du pied équin-valgum.

Dans le deuxième procédé les mouvements exécutés sont les mêmes ; la disposition seule diffère. Le malade est assis ; l'opérateur également, du côté externe de l'articulation malade. La jambe atteinte repose sur le genou de l'opérateur, qui immobilise avec une main la jambe du malade et avec l'autre main saisit le pied malade, toujours par sa face plantaire. Les mouvements exécutés dans cette position ont l'avantage d'être plus faciles et occasionnent une sensibilité de beaucoup moindre. D'ailleurs, c'est ce procédé que nous recommandons d'une façon générale, lorsque le malade est en mesure de prendre la position assise. Il est plus commode pour l'opérateur et donne des résultats plus rapides que le procédé en décubitus.

## LA MOBILISATION DES ARTICULATIONS DES ORTEILS

La mobilité des articulations du pied et des orteils étant très limitée, la mobilisation de ces articulations devient également très restreinte. Nous décrirons seulement la mobilisation des orteils et surtout la mobilisation du gros orteil. On fera exécuter à chaque orteil séparément les mouvements suivants : la flexion, l'extension, l'abduction, l'adduction et on terminera par la circumduction de l'orteil dans les deux sens différents. Cette mobilisation peut être exécutée soit en décubitus, soit en position assise. Dans le premier cas, le pied du malade s'appuie sur un coussin par son talon ; dans le second cas, il est placé sur le genou de l'opérateur. Celui-ci, placé toujours en dehors du pied, saisit avec une main le pied par son bord interne. De cette façon il arrive à le fixer solidement. L'autre main saisit l'orteil au-dessus de l'articulation métatarso-phalangienne et lui fait exécuter les différents mouvements indiqués plus haut. Pendant l'exécution des différents mouvements des orteils l'opérateur fera de temps à autre de légères tractions sur les tendons des fléchisseurs profonds des orteils, qui ont très souvent tendance à se rétracter.

Toutes les autres articulations du malade n'étant pas facilement accessibles à nos mains, il ne peut être question de l'application directe de la mobilisation méthodique pour lutter contre leurs

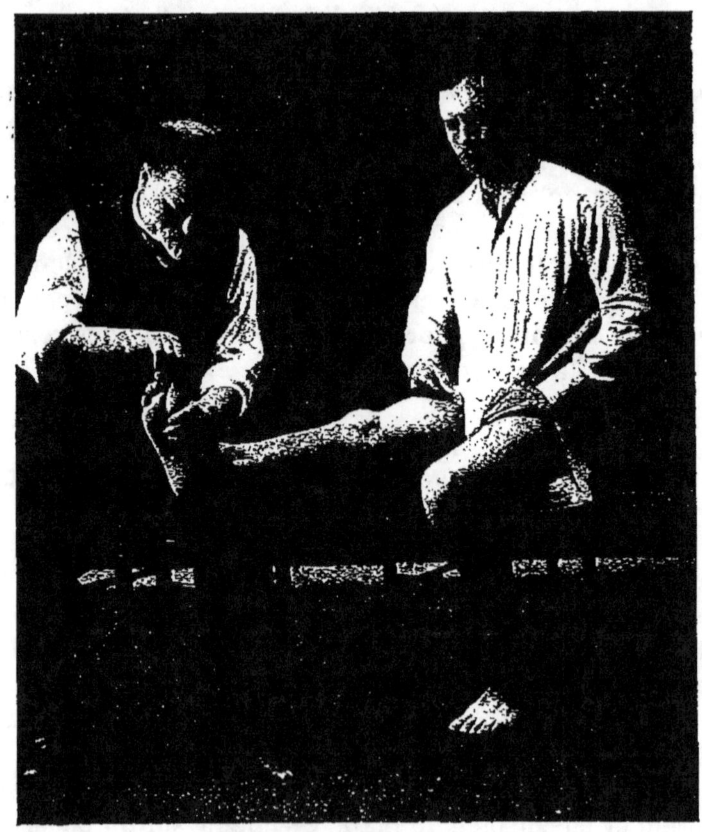

FIG. 20. — LA MOBILISATION DES ORTEILS :
Extension et flexion du gros orteil avec le genou comme appui.
(Procédé du genou.)

raideurs ou leurs ankyloses. Exception doit être faite pour l'articulation de la mâchoire inférieure, l'articulation temporo-maxillaire, surtout dans les arthrites chroniques ou dans les trismus d'origine musculaire. Les mouvements que nous exécutons ici sont : l'abaissement du maxillaire, son retour à son point de départ et les deux déplacements latéraux, quand la bouche est ouverte. Ces mouvements peuvent être obtenus, soit avec les mains, soit avec un instrument quelconque, ou tout simplement à l'aide d'une règle ou d'une planchette solide, qu'on introduit entre les deux arcades dentaires et sur les bords desquelles on appuie avec une force progressivement croissante. Ces mouvements produits de haut en bas contribuent à déplacer les condyles du maxillaire d'arrière en avant; ce qui permet l'ouverture de la bouche. On exécute ensuite quelques mouvements de latéralité, avec ou sans résistance, et on termine par des mouvements actifs du maxillaire dans tous les sens.

### LES INDICATIONS ET LES CONTRE-INDICATIONS
### DE LA MOBILISATION MÉTHODIQUE

Il serait superflu dans un modeste travail comme le nôtre, d'entrer dans les discussions qui ont eu lieu au siècle dernier entre les ankylophobes et les ankylophiles, pour démontrer que la mobilisation méthodique trouve largement ses indications dans le traitement de nombreuses affections traumatiques et juxta-articulaires. Les ankylophiles motivèrent leur répugnance pour la mobilisation, en se basant sur son intervention dans le traitement des arthrites suppurées ou inflammatoires. Par l'organe autorisé de Verneuil ils condamnèrent la mobilisation même dans les cas chroniques et retardataires, en prétendant qu'aucune force n'est capable de s'opposer au processus ankylosant, si celui-ci a commencé son œuvre. Si cette affirmation nous paraît actuellement absurde et si cette opinion trouve à présent peu de défenseurs, c'est grâce aux efforts de nos maîtres, comme Lucas-Championnière, Reclus et tant d'autres, qui opposèrent à tous les arguments scolastiques des partisans de l'immobilité à outrance, des faits indiscutables de l'action heureuse de la mobilisation précoce.

Il est bien entendu, que lorsqu'une articulation présente une arthrite suppurée, de n'importe quelle origine, la mobilisation ne peut être autorisée tant que cette suppuration persiste. La mobilisation trouve également une contre-indication dans les ankyloses osseuses ; car, il est absolument nuisible de vouloir, coûte que coûte, rompre cette ankylose. En un mot, la mobilisation est contre-indiquée dans les ankyloses osseuses, dans les arthrites suppurées, dans les ostéïtes tuberculeuses des articulations et dans les articulations juxta-fracturales avant la consolidation de la fracture elle-même.

Nous démontrerons plus loin avec preuves à l'appui, que dans quelques cas post-chirurgicaux et tardifs la mobilisation peut être aussi contre-indiquée, chaque fois que la consolidation vicieuse de la fracture a produit une disposition irrégulière des fragments et que ceux-ci ne se trouvent plus dans l'axe de la diaphyse, ou bien quand un des fragments forme un obstacle mécanique à la mobilisation. Le même inconvénient se produit également, lorsque l'articulation contient un corps étranger ou lorsque la fracture présente une pseudarthrose.

Par contre, la mobilisation méthodique trouve ses indications toutes les fois qu'un traumatisme quelconque a lésé les tissus, composant l'ensemble de nos membres. Elle constitue l'arme la plus puissante pour lutter contre l'action dégénérative de l'immobilisation prolongée et contribue d'une façon indiscutable à rétablir la vie fonctionnelle de tous les organes du système moteur de nos membres : muscles, os, articulation, circulation et, même, l'innervation. Seul, le moment de son intervention peut être discutable à l'heure qu'il est. De nombreux chirurgiens craignent que la mobilisation, commencée trop tôt, n'empêche la consolidation osseuse ou la cicatrisation des plaies. Personne ne peut prétendre, et, autant que nous sachions, aucun kinésithérapeute n'a jamais prétendu, qu'il faut commencer la mobilisation d'une articulation avant de consolider une fracture. De même, si une plaie est en pleine suppuration, si elle reste béante, munie des drains et ne présente encore aucune réunion des tissus, la mobilisation des articulations voisines ne peut avoir lieu. Mais, alors, rien n'empêche de mobiliser les articulations éloignées, surtout si l'état général du malade ne présente aucun inconvénient. Cette mobilisation des articulations éloignées s'impose de très bonne heure. Son efficacité n'est plus à démontrer et le nombre des hommes, ayant des ankyloses des articulations n'avoisinant pas le segment du membre traumatisé, se comptait au début de la guerre par milliers. Il n'était pas rare de rencontrer une ankylose de l'épaule chez un homme qui a eu une fracture de l'extrémité inférieure du radius et une ankylose du poignet chez un malade qui a eu une blessure à l'épaule.

Donc, chez chaque malade il faut commencer la mobilisation des articulations éloignées dans les premiers jours de son traitement, à conditipn que son état général ne s'oppose pas à cette intervention.

Ainsi, lorsque la fracture est consolidée et la plaie cicatrisée, le malade atteint d'un traumatisme doit être livré à la mobilisation. La pusillanimité de certains chirurgiens, qui pousse à prolonger outre mesure l'immobilité du membre par crainte de faire retarder la cicatrisation de la plaie, est vraiment trop exagérée. Pour nous, mieux vaut retarder cette cicatrisation que contribuer à la formation des adhérences et de l'ankylose. Nous avons eu l'occasion de mobiliser les articulations intéressées avant la cicatrisation complète de la plaie. Rien ne prouve que notre mobilisation a réellement pu retarder cette cicatrisation. Nous dirons même mieux, nous sommes convaincus que notre mobilisation a aidé la cicatrisation. Supposons cependant, qu'il y avait un retard dans la cicatrisation. Mais, ceci ne nous a pas empêché de sauver les articulations et, lorsque nos malades avaient leurs cicatrices complètement fermées, ils avaient déjà récupéré l'intégrité de leurs mouvements. Il nous est arrivé même au cours de la mobilisation de voir réapparaître de légères suppurations, dues probablement à la déchirure des fausses membranes, renfermant une petite collection purulente à l'état latent, ou au déplacement d'une esquille, qui sous l'influence de la mobilisation cherchait à se frayer une sortie. Or, nous avons souvent constaté, qu'après l'ablation de l'esquille ou après l'issue du pus, notre mobilisation devenait plus efficace et les articulations, débarrassées de ces obstacles, reprenaient leur cours normal. Ainsi, l'apparition d'un peu de pus ou d'une esquille pendant la mobilisation ne doit pas servir de prétexte pour condamner celle-ci. Faites nettoyer le foyer par le chirurgien, faites reposer le malade deux ou trois jours et reprenez la mobilisation. D'ailleurs, puisque la mobilisation est aidée par d'autres agents physiques, comme le massage, l'air chaud, la faradisation, l'hydrothérapie, elle ne manque jamais d'avoir vite raison de ces accidents, plutôt favorables que fâcheux. D'où il résulte, que si la mobilisation contribue, même indirectement, à éliminer des esquilles ou de petites collections purulentes profondes, par ce fait seul il rend de plus appréciables services à la chirurgie moderne et, ne fût-ce qu'à ce titre, elle justifie largement son indication dans le traitement des fractures.

Mais, elle trouve amplement ses indications dans une foule d'autres affections chirurgicales, telles que les entorses, les luxations réduites, les arthrites non inflammatoires, les névrites et toutes autres affections nerveuses, touchant de près et de loin les articulations. Appliquée au moment opportun elle ne manque pas de donner les résultats les plus encourageants. Nous reproduisons ici deux photographies pour démontrer l'efficacité de la mobilisation méthodique, appliquée aux deux blessés de guerre, dont les blessures sont identiques et presque superposables. Chez l'un de ces blessés la mobilisation fut appliquée, suivant les principes établis plus haut : d'abord pour les articulations éloignées, ensuite pour l'articulation de l'épaule (articulation intéressée), aussitôt que la consolidation fut terminée. Tandis que, chez l'autre blessé, la mobilisation ne fut commencée que six mois plus tard, durée pendant laquelle son bras fut laissé immobile. Le premier, qui est à gauche, quitta notre service après deux mois de traitement, complètement guéri, tandis que le second suivait longtemps son traitement : l'ankylose de son épaule céda difficilement à tous nos moyens et il quitta le centre physiothérapique V. G. 18 avec une ankylose permanente. Ainsi, six mois d'immobilisation suffirent pour transformer notre blessé en un infirme.

Nous pourrions citer une foule d'exemples pour prouver la nécessité de mobiliser les malades le plus tôt possible ; mais nous pensons que les figures que nous donnons ci-contre sont suffisamment démonstratives et plaident notre cause.

En résumé, la mobilisation méthodique trouve ses indications dans le traitement de toutes les affections chirurgicales et articulaires. Elle donne les résultats les plus encourageants, lorsqu'elle est appliquée au moment opportun et plus près du début de l'affection. Elle doit toujours débuter par les articulations éloi-

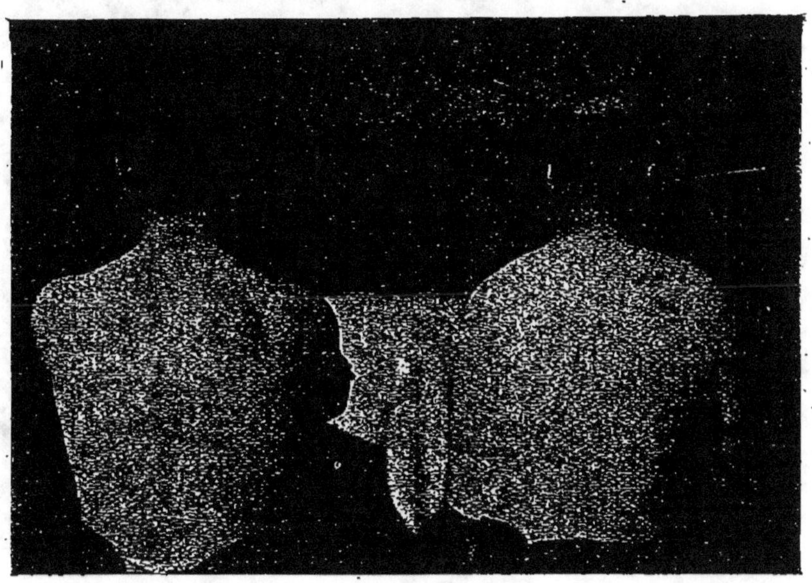

Fig. 21. — *Le blessé de gauche :* a été blessé *le 10 mai 1915*, à Carency, par un éclat d'obus occasionnant une fracture au niveau de la fosse épineuse de l'omoplate droite avec plaie pénétrante. Ankylose de l'épaule avec atrophie partielle des muscles. Mobilisation précoce.

*Le blessé de droite :* a été blessé *le 12 janvier 1915*, près de Soissons, par une balle de fusil, occasionnant également une fracture de la fosse épineuse de l'omoplate droite avec plaie pénétrante. Immobilisé pendant six mois. Ankylose de l'épaule avec atrophie avancée des muscles. Mobilisation tardive.

gnées et finir par les articulations intéressées. Si pendant la mobilisation il se produit des accidents qui obligent de cesser momentanément son application, elle doit être reprise aussitôt que possible.

Dans quelques cas chroniques, surtout lorsque la mobilisation arrive à rompre des adhérences, il faut remettre l'articulation sous la douche d'air chaud, qui par son action hypérémique permet la décongestion de l'articulation travaillée. Les malades s'en trouvent fort bien et nous leur appliquons l'air chaud sous forme de douches pendant deux ou trois minutes, en effleurant leurs arti-

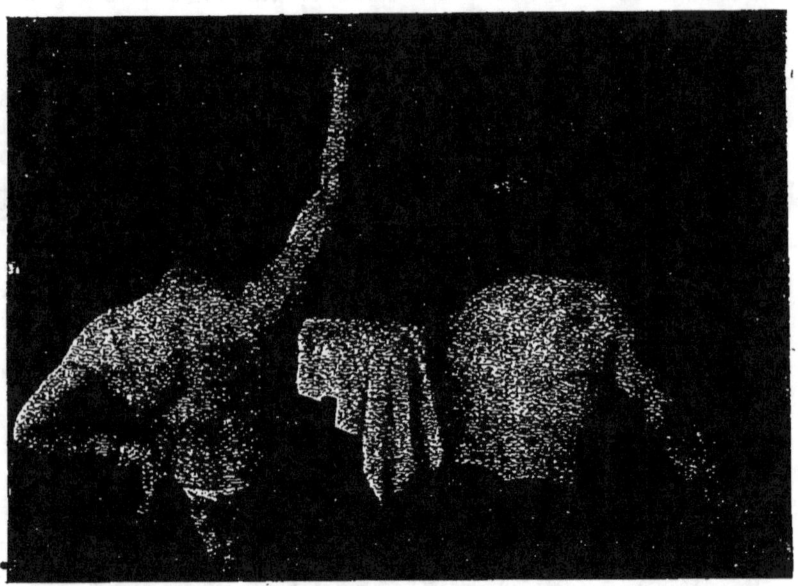

Fig. 22. — Nous avons fait cette photographie le 15 septembre 1915. A ce moment :

*Le blessé du côté gauche* lève son bras verticalement. Il quitte le service physiothérapique de l'hôpital complètement guéri et reprend son service au front.

*Le blessé du côté droit* écarte à peine son bras malade. Il continue encore longtemps le traitement physiothérapique à l'hôpital des Arts et Métiers et le quitte avec un bras infirme.

culations dans tous les sens. Cette application d'air chaud est fort agréable et les malades en ressentent un réel bien-être. D'ailleurs, nous avons l'habitude de faire suivre toute mobilisation, outre d'une douche d'air chaud, d'une séance de massage méthodique.

## L'EXAMEN RADIOSCOPIQUE COMME MOYEN D'INDICATION
## ET DE CONTRE-INDICATION DU TRAITEMENT PAR LA MOBILISATION

Nous avons dit plus haut que la mobilisation méthodique peut être contre-indiquée même dans quelques cas tardifs ou post-

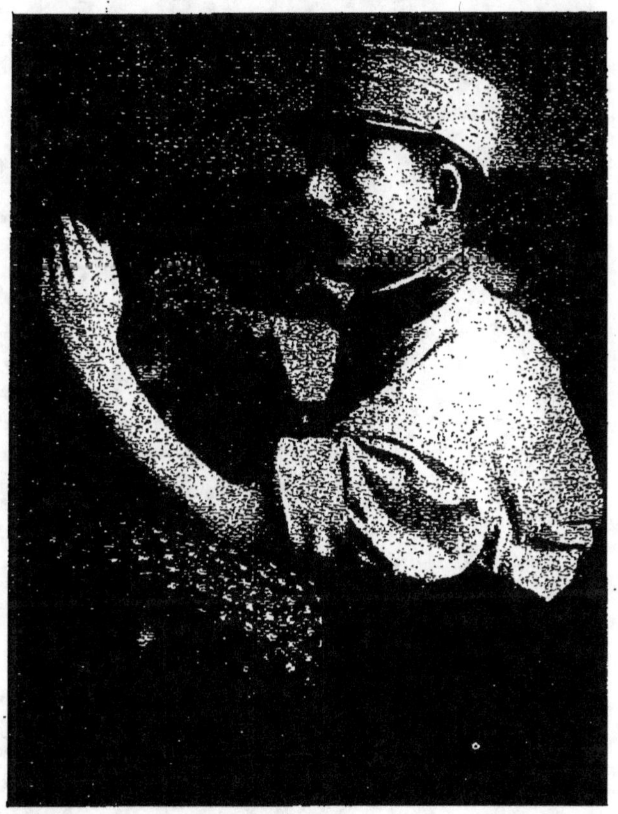

Fig. 23. — Sergent X..., blessé le 9 septembre 1914 : a fait près de 7 mois de mécanothérapie ; porte un appareil orthopédique.

Entre à l'hôpital de l'Ecole des Arts et Métiers le 13 décembre 1915 avec une déviation de la main en dehors et une raideur de l'articulation radio-carpienne consécutive à une blessure par éclat d'obus.

chirurgicaux. L'exploration radioscopique nous a permis d'éta-

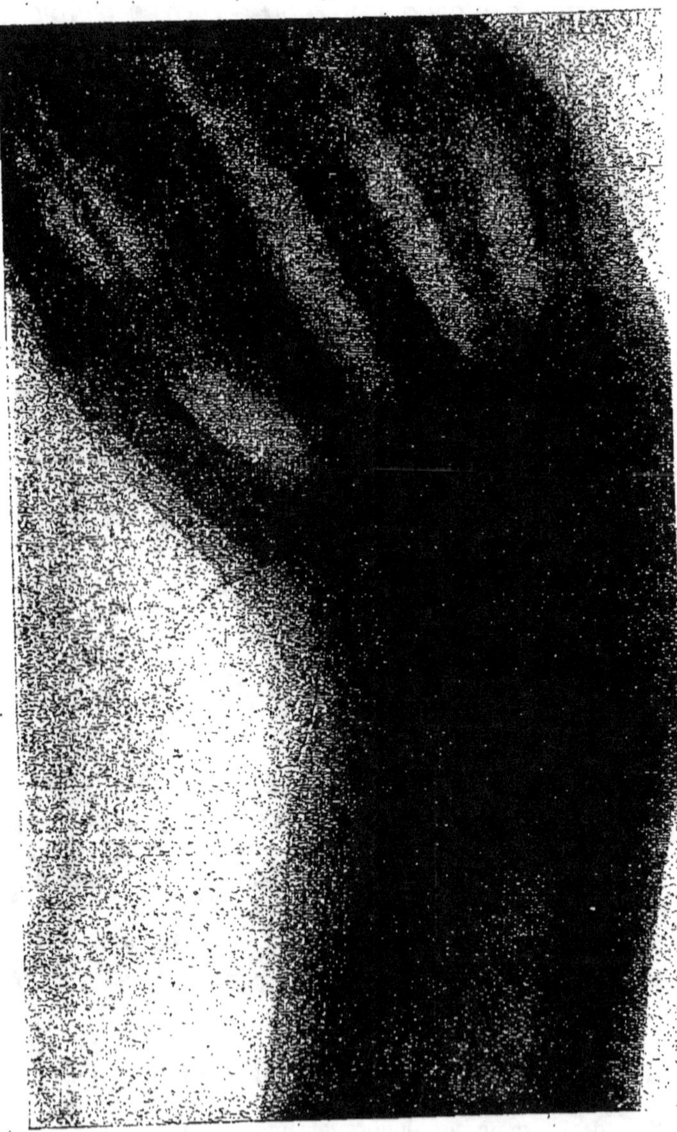

FIG. 24. — L'examen radioscopique montre la présence d'un gros éclat d'obus dans la partie inférieure de l'espace interosseux de l'avant-bras cause certaine de la déviation de la main et de la raideur articulaire.

blir cette contre-indication. Elle nous a montré aussi que la radioscopie joue en kinésithérapie un rôle aussi important qu'en chirurgie. Le service de radioscopie, que nous avions installé à l'hôpital de l'École d'Arts et Métiers, était devenu un accessoire indispensable du traitement physiothérapique de nos blessés. Son importance était surtout justifiée par les indications et les contre-

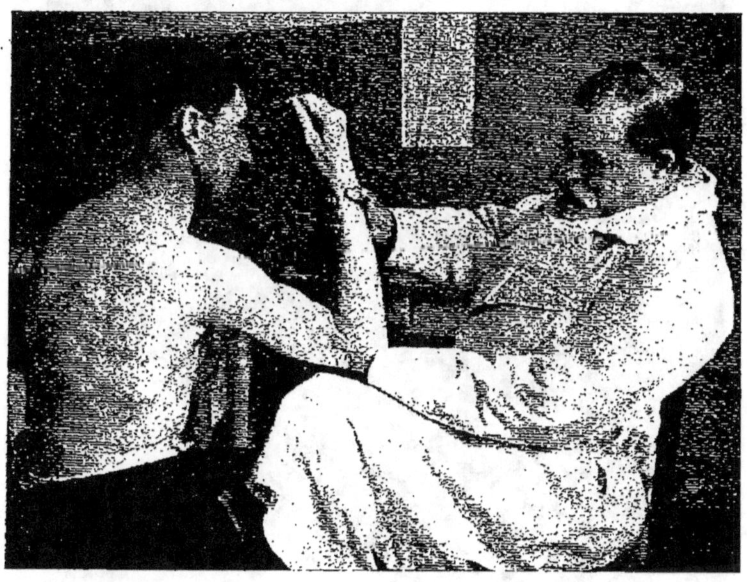

Fig. 25. — Flexion de l'avant-bras sur le bras atteint son maximum : il est impossible d'augmenter cette flexion, on sent un arrêt mécanique, lorsqu'on force la flexion.

indications que la radioscopie nous permettait d'établir avant même de commencer la mobilisation. Nous ne parlons plus des cas où, grâce aux rayons X, nous arrivions à constater que l'obstacle à la mobilisation était parfois produit par la présence d'un corps étranger, un éclat d'obus, comme dans le cas du blessé que nous présentons ci-contre par les figures 23 et 24. Ce blessé traînait dans les hôpitaux militaires depuis le 9 septembre 1914 ; il a été traité plus de six mois par la mécanothérapie ; on l'a muni même d'un appareil orthopédique destiné à redresser la déviation de sa main. Le 13 décembre 1915 il échoua à l'hôpital

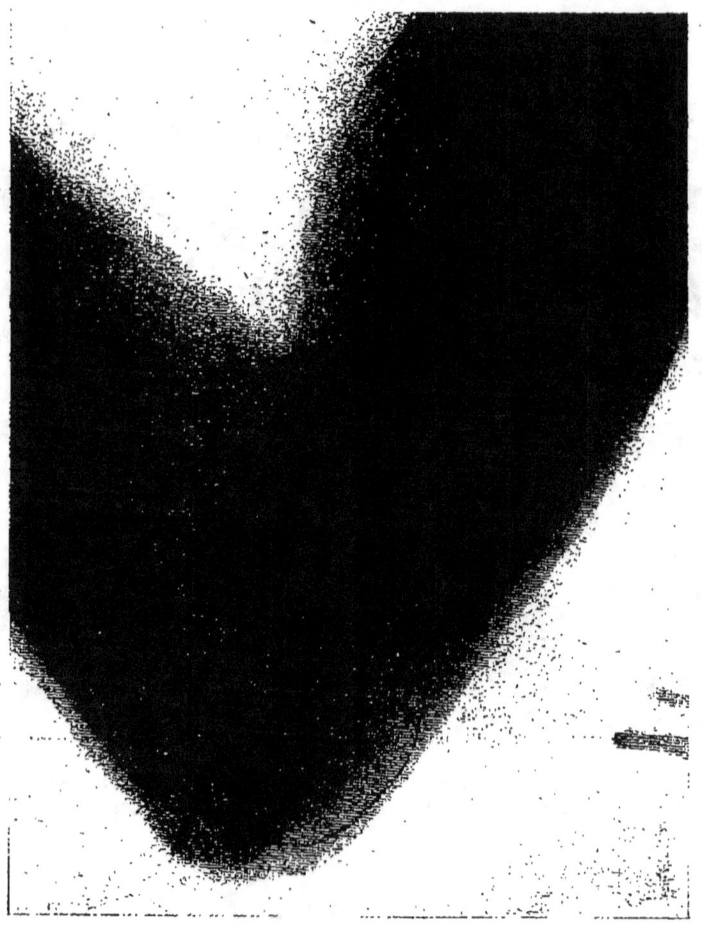

FIG. 26. — L'exploration radioscopique montre que la flexion forcée de l'avant-bras sur le bras est arrêtée par un obstacle, dû à la consolidation vicieuse de la fracture. Cet obstacle se traduit sur l'écran par la rencontre de l'apophyse coronoïde du cubitus avec le fragment inférieur de la fracture de l'humérus. L'apophyse coronoïde vient buter contre ce fragment. Dans ce cas, la mobilisation et la mécanothérapie doivent être contre-indiquées.

des Arts et Métiers, où notre confrère, le docteur Moulinier, de la

Dordogne, nous l'amena pour faire l'exploration radioscopique avant d'établir son traitement par les agents physiques. Aussitôt, nous constatâmes que la déviation de la main et la raideur de l'articulation radio-carpienne furent occasionnées par un gros éclat d'obus placé dans l'angle inférieur de l'espace interosseux de l'avant-bras. La mobilisation et la mécanothérapie étaient donc

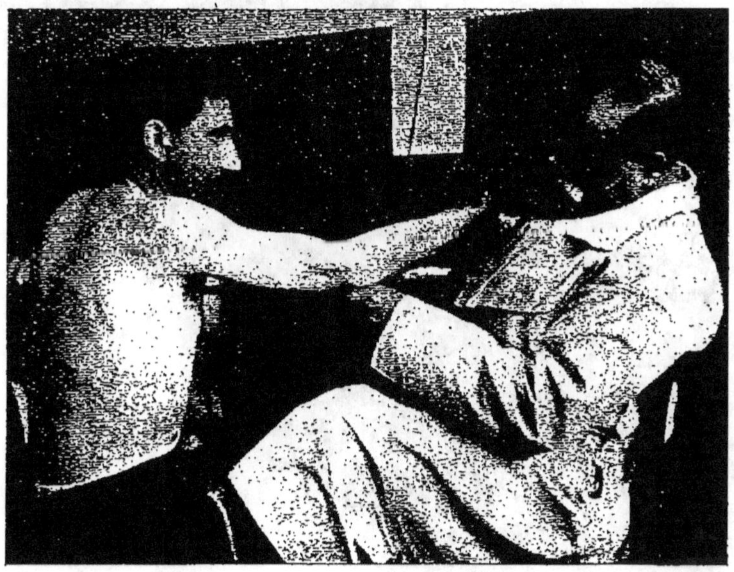

Fig. 27. — Chez le même blessé l'extension complète rencontre un autre obstacle.

dans ce cas contre-indiquées. La physiothérapie ne pouvait être appliquée ici qu'après l'ablation de cet éclat d'obus, dont l'éloignement seul permettait de redresser la déviation de la main.

L'exploration radioscopique donne également des précisions dans les cas où la consolidation vicieuse forme un obstacle ou un arrêt mécanique à toute mobilisation. Dans les figures 25, 26, 27, 28, le blessé présente une consolidation de la fracture de l'extrémité inférieure de l'humérus en « zède » (Z). Extérieurement rien d'appréciable. En faisant les mouvements, on constate un arrêt

dans la flexion et un autre arrêt dans l'extension forcée. La
radioscopie démontre que lorsqu'on fléchit fortement l'avant-
bras sur le bras, l'apophyse coronoïde vient buter contre la paroi
du fragment inférieur de l'humérus ; de même, en insistant sur

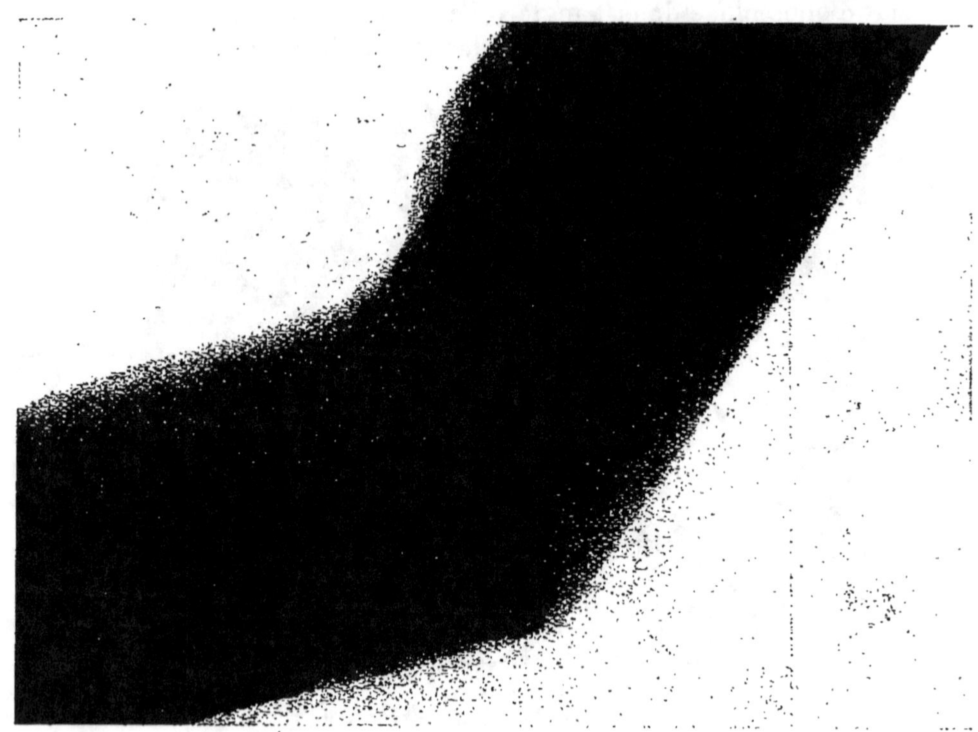

Fig. 28. — Cet obstacle est produit également par la position vicieuse du
fragment inférieur de la fracture, sur lequel vient buter le bec de l'olécrane,
lorsqu'on veut forcer l'extension de l'avant-bras sur le bras.

l'extension forcée de l'avant-bras, on voit le bec de l'olécrane
buter contre l'extrémité inférieure de l'humérus. Dans ce cas une
mobilisation forcée et répétée peut ou entraîner une perturbation
dans la consolidation même de cette fracture, ou bien, si la fracture est ancienne, comme c'est le cas de notre malade, la mobilisation ne donnera plus grand'chose. Donc, la mobilisation et la

P. KOUINDJY.                                             4

mécanothérapie sont ici contre-indiquées. L'exploration radioscopique démontre aussi que la consolidation vicieuse peut présenter un obstacle seulement dans la flexion, comme le prouvent les figures 29, 30 et 31. Elle montre également que certaines consoli-

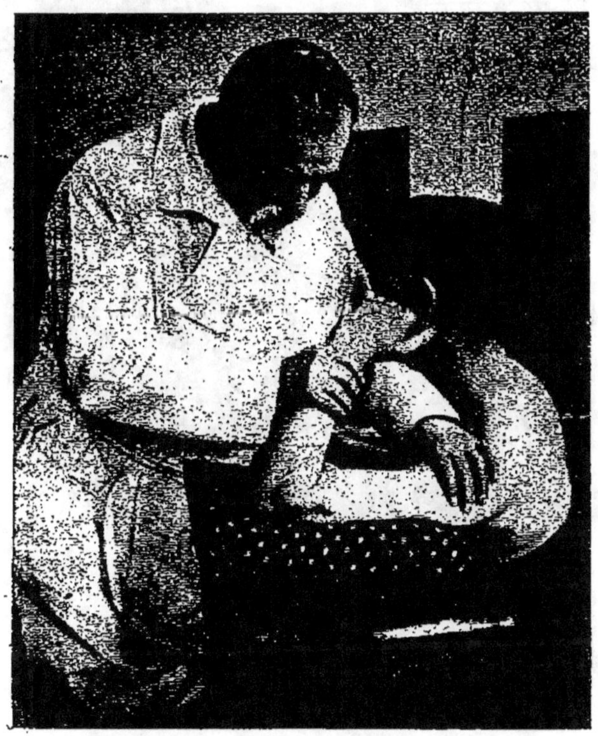

Fig. 29. — Blessé atteint d'ankylose partielle du coude. La flexion est incomplète et rencontre un obstacle mécanique. L'extension se fait assez bien ; elle est arrêtée par la contracture partielle du biceps.

dations, difficiles à préciser cliniquement, peuvent subir des conséquences graves, si on les soumet à une mobilisation forcée par la main ou la machine, sans examen radioscopique préalable, comme c'est le cas du blessé des figures 32, 33, 34.

Dans beaucoup de cas la consolidation de la fracture n'est pas complète. Une mobilisation forcée peut même occasionner une pseudarthrose ou bien peut activer une pseudarthrose peu apparente extérieurement.

Ainsi, l'exploration radioscopique devient un moyen indispen-

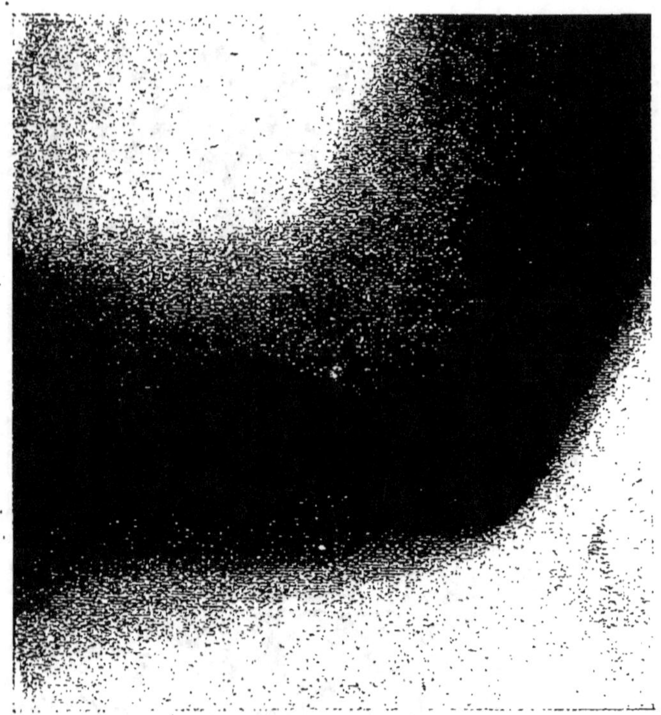

Fig. 30. — L'image radioscopique montre l'articulation libre. La disposition du fragment inférieur permet à l'extension de se faire assez bien. Mais la flexion forcée est arrêtée par l'apophyse coronoïde, qui vient buter contre la face antérieure du fragment inférieur de la fracture.

La mobilisation forcée pour la flexion doit être interdite dans ce cas.

sable pour établir les indications et les contre-indications de la mobilisation dans les cas douteux.

Pour faire l'exploration radioscopique au point de vue de la kinésithérapie, nous nous servons de l'écran libre et d'un support pour ampoule, qui puisse permettre de placer cette dernière à la hauteur voulue instantanément. L'écran est tenu par un ou deux aides ; l'ampoule est mise en face de la région à explorer. Muni de gants de caoutchouc et de lunettes nous exécutons la mobilisation méthodique des différentes articulations sur l'écran, et de cette façon, nous nous rendons compte de la possibilité d'exécuter

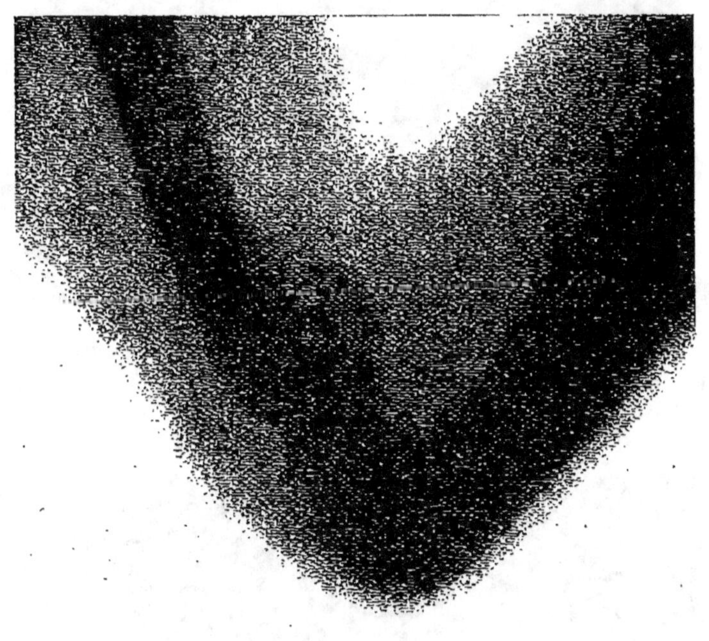

Fig. 31. — Même légende que la figure 30.
La flexion complète est arrêtée par un obstacle.

les mouvements cardinaux de ces articulations. Si l'articulation est libre et si les mouvements imprimés au membre se traduisent sur l'écran par la mobilité des surfaces articulaires, nous concluons à l'indication de la mobilisation. Si, par contre, la mobilisation de l'articulation explorée ne se traduit point sur l'écran par suite d'ossification de cette articulation, ou si la mobilisation est arrêtée par un obstacle quelconque, nous concluons à la contre-indication de la mobilisation (fig. 35, 36 et 37). Dans les cas des

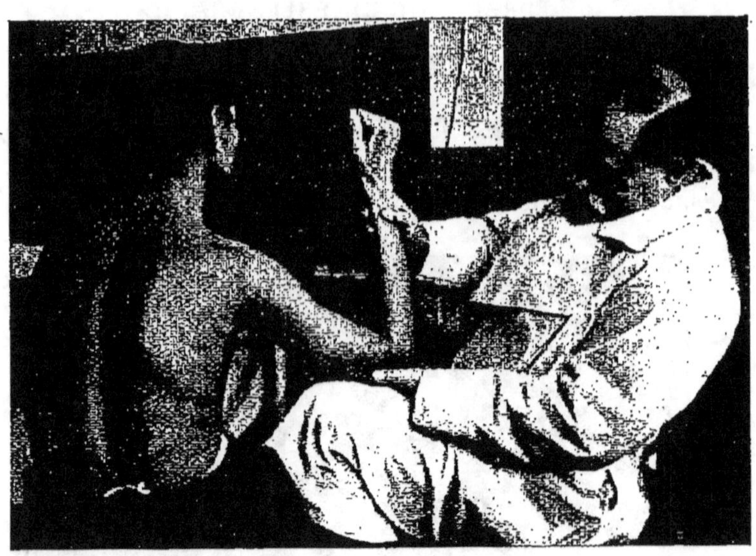

FIG. 32. — Blessé atteint d'ankylose du coude droit.
C'est le maximum de la flexion qu'on obtient, en fléchissant l'avant-bras sur le bras.

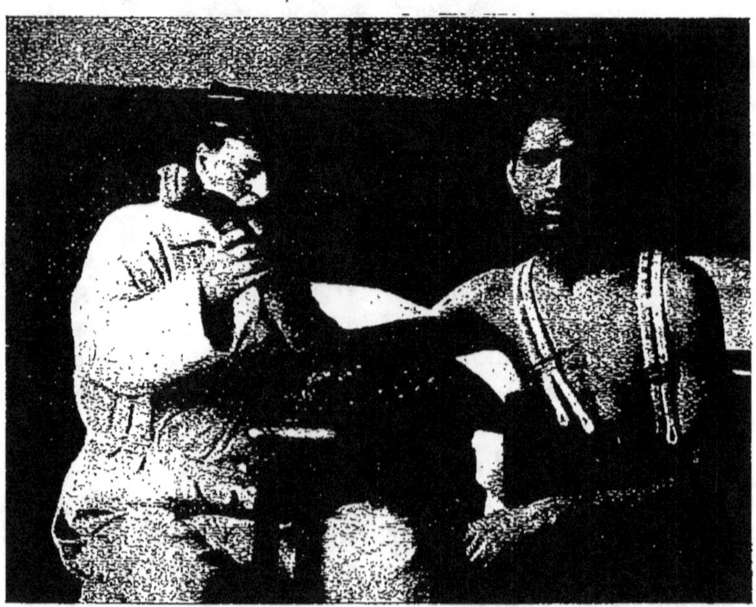

FIG. 33. — Même blessé :
Le maximum d'extension obtenue en allongeant l'avant-bras.

contractures avec rétraction tendineuse, l'exploration radioscopique démontre que l'articulation est libre et que la limitation du mouvement ne dépend pas directement des troubles articulaires.

Fɪɢ. 34. — L'examen radioscopique montre que la flexion et l'extension de l'avant-bras sur le bras sont arrêtées par la consolidation vicieuse de la fracture de l'extrémité inférieure de l'humérus. Une mobilisation forcée pourrait, dans ce cas, avoir de fâcheuses conséquences. Elle est donc ici contre-indiquée.

L'exploration radioscopique permet également d'établir des erreurs de diagnostic et des effets fâcheux d'une intervention chirurgicale mal conduite. Les figures suivantes montrent l'avant-bras d'un blessé, diagnostiqué par la formule de « l'impotence fonctionnelle de la main », et qui, en réalité, présente une désossification du radius avec une énorme pseudarthrose, cause de cette impotence (fig. 38 et 39).

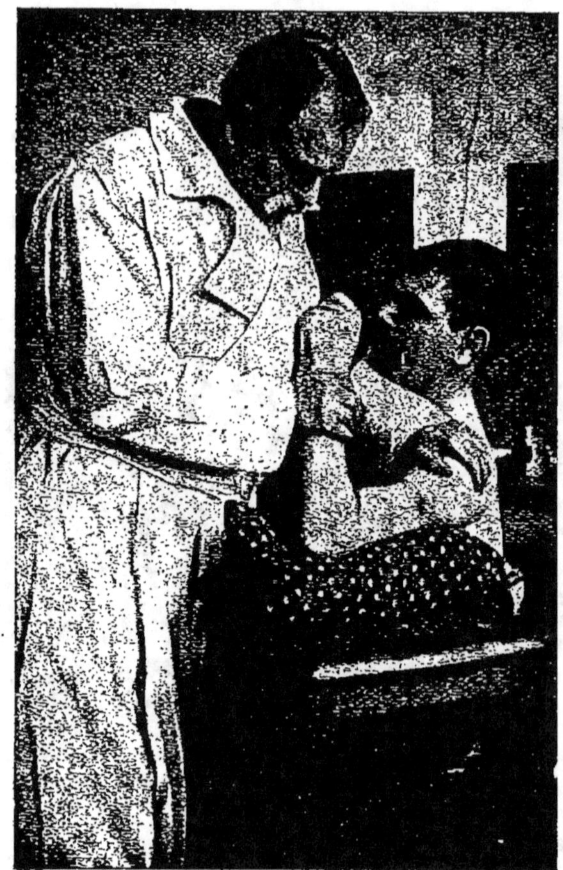

Fig. 35. — Fracture multiple du bras. La consolidation vicieuse a transformé l'humérus en arc, dont le fragment inférieur s'incurve de haut en bas.
Cette incurvation forme un obstacle mécanique dans la flexion complète de l'avant-bras, ainsi que dans l'extension complète de l'avant-bras sur le bras.
Limite extrême de la flexion.

Il nous semble que tout ce qui précède prouve amplement que chaque service de kinésithérapie doit être muni d'une installation même rudimentaire de radioscopie, afin de pouvoir établir les indications et les contre-indications de la mobilisation des cas douteux. L'exploration radioscopique devient ainsi un facteur

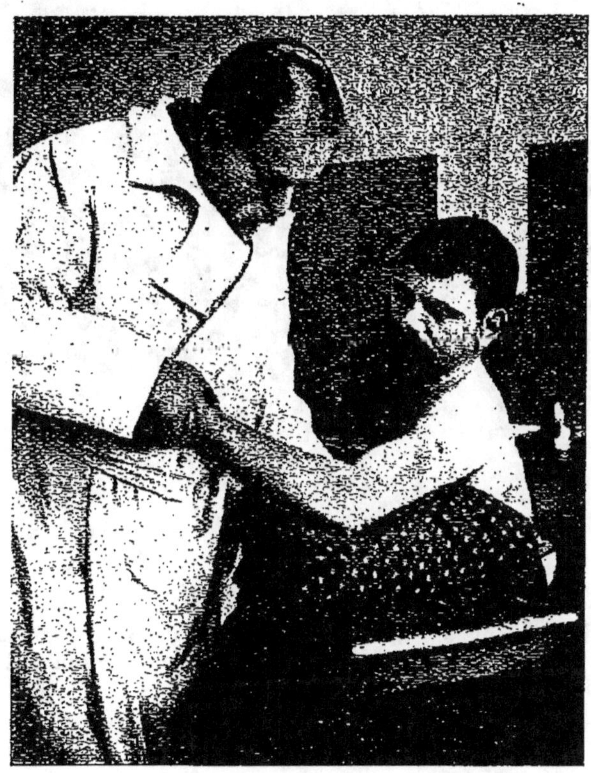

Fig. 36. — Même légende que la figure 35.
Limite extrême de l'extension.

indispensable pour exécuter une bonne mobilisation et pour établir un traitement rationnel par la mécanothérapie et la rééducation. Les figures, que nous reproduisons ici, suffisent amplement pour justifier les indications et les contre-indications de la mobilisation méthodique et prudente dans les traumatismes et toutes les affections articulaires.

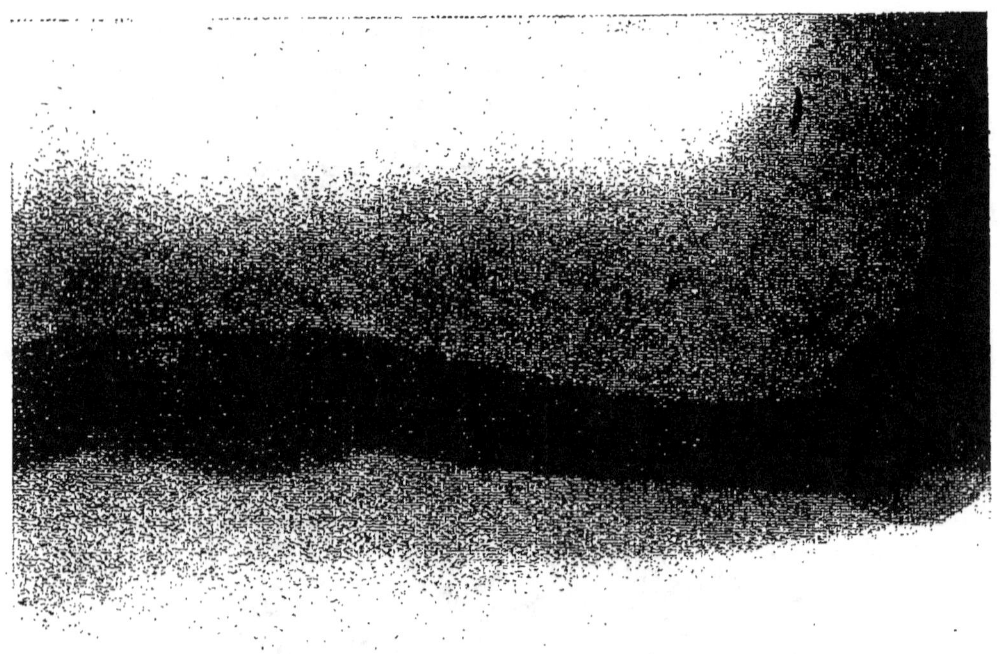

Fɪɢ. 37. — La radioscopie démontre nettement que ces arrêts sont occasionnés par la portion inférieure de l'humérus consolidé en arc. Inutile de continuer la mobilisation.

Lᴇ́ɢᴇɴᴅᴇ ᴅᴇs ғɪɢᴜʀᴇs 38 ᴇᴛ 39.

Fɪɢ. 38 et 39. — Blessé atteint d'une raideur de l'articulation du poignet avec difficulté de lever la main. Il s'est présenté à l'hôpital de l'École des Arts et Métiers avec le diagnostic de « l'impotence fonctionnelle de la main ».

L'exploration radioscopique faite le jour de l'entrée du blessé à l'hôpital a montré immédiatement, qu'il s'agit d'une désossification partielle du radius et d'un déplacement du fragment inférieur du radius pendant la pronation forcée de la main.

L'impotence fonctionnelle de la main n'est donc due qu'à une perte osseuse, qui a résisté opiniâtrement, et pour cause, à tout traitement physiothérapique appliqué au blessé.

Ce blessé a été évacué le lendemain dans un service de chirurgie.

Fig. 38.

Fig. 39.

# DEUXIÈME PARTIE

## LE MASSAGE MÉTHODIQUE

Pour les uns, le « massage » provient du mot grec pétrir ; pour les autres ce mot aurait son origine dans l'étymologie arabe, où « mas » veut dire pétrir. Quelle que soit l'étymologie du mot « massage », ce qui est certain, c'est qu'il remonte à la plus haute antiquité. Il est plus que probable que le massage forma, avec le soleil et les exercices, les seuls moyens de guérir aux temps les plus éloignés de l'histoire humaine.

Donc, il faut remonter à la plus haute antiquité pour trouver l'origine du massage. Les Chinois en ont tiré un grand profit pour soigner leurs malades et le Père Amiot, missionnaire de Pékin, donna au dix-huitième siècle une intéressante description des manipulations utilisées par les bonzes de Tao-Ssé pour guérir une foule de maladies par leur méthode, le Cong-Fou. Deux savants se sont attachés dans le courant du siècle passé à établir l'historique du massage depuis l'antiquité. Ces deux savants sont N. Dally, auteur de *la Cinésiologie*, publiée en 1857, et J. Estradère, dont la remarquable thèse inaugurale présentée à la Faculté de Paris, date de 1863. Dans ces deux ouvrages on trouvera tout ce qui a été fait pour le développement du massage jusqu'à la fin du dix-neuvième siècle. Cet agent physique prit un essor prodigieux grâce aux travaux des spécialistes kinésithérapeutes et surtout grâce aux travaux des sociétés telles que la Société de kinésithérapie, fondée par Marey, Lucas-Championnière et Stapfer, la Société de Physiothérapie belge, la Société de Médecine physique d'Anvers et surtout grâce aux Congrès de Physiothérapie de médecins de langue française et aux Congrès internationaux de physiothérapie de Liége, de Rome et de Paris. Tous ces travaux ont contribué à établir la science massothérapique, et il est rare de trouver à présent un homme de l'art médical, qui ne sache pas que cet agent kinésique est un des moyens les plus puissants de la thérapeutique de nos jours. Malheureusement, relativement peu d'entre eux savent encore s'en servir. C'est justement le succès du massage et sa renommée qui lui ont mal servi ; tout le monde s'est mis à faire le massage et il en est résulté que ce merveilleux agent thérapeutique est devenu une panacée, que tout le monde applique à tort et à travers.

C'est en étudiant les manœuvres massothérapiques que nous pouvons arriver à les combiner, à les doser selon chaque cas particulier, les appliquer suivant chaque malade et les utiliser avec profit pour ceux que nous soignons. Mais, avant d'être en mesure d'utiliser la massothérapie selon les règles scientifiques, il faut la connaître. Pour la connaître, il faut l'apprendre. D'où il suit, que pour appliquer les manœuvres massothérapiques à peu près correctement, il faut les apprendre d'abord et les appliquer ensuite.

Nous décrirons, par conséquent, en premier lieu la technique du massage ; puis nous étudierons son action physiologique et thérapeutique et, en dernier lieu, nous nous occuperons de son application au traitement de différentes affections.


### LA TECHNIQUE DU MASSAGE

*Les préliminaires.* — Ce sont des conseils pratiques indispensables à chaque kinésithérapeute. Ils comprennent la conduite à tenir du massothérapeute, les lubrifiants, la durée des séances, leur fréquence et l'heure du massage.

*La conduite à tenir.* — Chaque massothérapeute doit savoir comment se comporter vis-à-vis du malade et aussi vis-à-vis du blessé. Avant tout il faut avoir en vue la guérison complète du malade. Appelé souvent à procurer nos soins à ceux qui ont essayé sans aucun succès une foule des moyens thérapeutiques les plus divers, nous avons un devoir sacré de les guérir ou, au moins, de les améliorer et de les rendre aptes à reprendre leurs occupations quotidiennes.

La massothérapeute doit gagner la confiance de son malade ou de son blessé. Il faut accorder une certaine attention aux plaintes et aux dires du malade, savoir distinguer le vrai de l'imaginaire et essayer de le soulager de ses douleurs. Le massothérapeute doit savoir que ce n'est que par son dévouement et l'intérêt qu'il porte à son client, qu'il peut arriver à gagner sa pleine confiance. Il faut lui causer pendant la séance, s'intéresser à son passé, à son état de santé et s'il est nécessaire, le rassurer, ne fût-ce que moralement, sur son avenir. De temps en temps, il faut attirer l'attention du malade sur le progrès accompli et savoir l'encourager par tous les moyens pour persévérer et continuer le traitement.

*Les lubrifiants.* — De tous les lubrifiants utilisés jusqu'à présent nous employons la poudre de talc. Elle a l'avantage de ne pas trop salir nos mains et de tenir proprement la partie du corps soumise au massage. On a employé la vaseline, la graisse, l'huile, l'axonge et même l'eau ; mais aucun de ces lubrifiants ne vaut la poudre de talc. On a reproché à la poudre de talc d'obstruer les pores de la peau. Mais, vu le peu de temps qu'on l'emploie et, surtout, la petite quantité qu'on répand sur la surface cutanée, on peut affirmer que cette obturation est insignifiante. Parmi les avantages que présente l'emploi de la poudre de talc, outre ceux indiqués plus haut, nous devons signaler l'absence à peu près générale de troubles cutanés occasionnés par les corps gras, tels que l'irritation de la peau, la furonculose et même les abcès.

Pour employer la poudre de talc nous utilisons de préférence les boîtes munies de couvercles perforés, de simples salières ou tout simplement des boîtes en carton, dont le couvercle est perforé de quelques trous suffisants pour faire passer la poudre.

*La durée des séances.* — Le temps employé pour exécuter un massage varie selon chaque cas. Il est évident, que pour masser le bras et l'épaule, il faut plus de temps que pour masser une main, par exemple. Néanmoins, en général, la durée d'un massage ne doit pas être de moins de dix minutes et dépasser une demi-heure. Il faut dix minutes pour masser un pied, une main, et un quart d'heure pour masser une jambe ou un bras atteints d'une névrite ou d'une ankylose avec atrophie musculaire ; une demi-heure, lorsqu'il s'agit de masser deux jambes et un bras ou deux membres et le tronc, etc. Par conséquent, un quart d'heure à vingt minutes suffisent pour une séance de massage. Cette durée varie aussi avec la fréquence des séances. Quand celles-ci sont quoti-diennes, la durée d'un quart d'heure est largement **suffisante**.

Les longues séances de massage fatiguent le malade, et souvent finissent par donner des résultat déplorables. Les séances trop courtes n'aboutissent à rien. On divise le temps à utiliser pour le massage, en se guidant, d'abord, par l'étendue de la lésion, par les manipulations nécessaires à employer, par la sensibilité du malade et par la fréquence des séances ; ensuite, on tient compte du nombre des autres traitements que le malade doit suivre, et de son état général. C'est au cours du traitement, qu'on se rend compte sur quelle partie du massage il faut insister et comment il faut varier l'application de différentes manœuvres. En un mot, outre ces modifications techniques, la durée de chaque séance de massage varie de dix à trente minutes.

*La fréquence.* — A l'encontre des Hollandais et des Allemands, pour qui le massage doit se faire deux et même trois fois par jour, les massothérapeutes français sont tous d'avis que les séances de massage doivent être quotidiennes. Ceci tient surtout à ce fait, que le massage français est doux, agréable et moins fatigant que les massages suédois et allemand. Ces derniers sont, selon leur nature, partisans du massage brutal. Ils ont recours souvent aux séances biquotidiennes, espérant obtenir ainsi des résultats plus rapides. Ils en obtiennent souvent de contraires, car, comme le dit le docteur Saquet de Nantes, « un massage brutal et gros-sier paralyse la circulation de retour et courbature le muscle ». Tandis que le massage doux active la circulation de retour et calme la douleur. D'ailleurs, il ne faut pas se figurer, qu'en mas-sant plus souvent, on obtiendra plus vite la guérison. Le muscle massé a besoin d'un repos pour réagir plus efficacement aux manœuvres massothérapiques. L'expérience a démontré que la durée de ce repos est de 24 heures, après quoi le muscle répond mieux à l'action des doigts.

Il y a des cas où le massage fait tous les deux jours donne de meilleurs résultats qu'avec des séances quotidiennes, soit que le malade réagisse trop fortement, soit qu'il suive en même temps d'autres traitements plus ou moins fatigants. Ainsi, le massage doit être quotidien et même, s'il y a des indications, fait tous les deux jours. On a voulu introduire, à l'exemple des chirurgiens, des gants de caoutchouc pour le massage. Dans une discussion, qui a eu lieu à la Société de kinésithérapie, nous nous sommes prononcés contre ces gants. Rien ne vaut la main pour faire un bon massage. Mais, si les circonstances obligent le massothérapeute à avoir recours aux gants, soit pour protéger ses mains, soit en cas de troubles cutanés de ses propres mains, l'expérience nous a prouvé que les gants en fil peuvent convenir à cet usage, à la condition que le massothérapeute arrive à rééduquer sa sensibilité tactile au travers de ce tissu.

*L'heure du massage.* — Il est important que la séance de massage ne suive pas immédiatement le repas. La meilleure heure pour le massage est une heure après le petit déjeuner, deux ou trois heures après le grand déjeuner et deux ou trois heures après le dîner, car il serait nuisible d'ajouter à la réaction produite par la digestion celle provenant du massage. Règle générale, il faut finir la séance de massage une demi-heure avant le repas, afin de donner au malade le temps matériel pour préparer son tube digestif à l'acte important de la vie : l'alimentation. Par conséquent, si les malades déjeunent à 11 heures et dînent à 7 heures, il faut finir le massage à 10 heures et demie ou à 6 heures et demie.

## LES MANŒUVRES MASSOTHÉRAPIQUES

Toute une foule de manipulations furent inventées pour rendre plus explicites les manœuvres à exécuter. Les Allemands, les Suédois et nos empiriques poussèrent l'ingéniosité jusqu'au ridicule. Nous avons groupé dans un tableau, que nous présentons plus bas, quelques-unes de ces inventions, que nous allons réduire à leur plus simple expression. Voici à peu près réunies quelques manipulations inventées :

1° Onction,
2° Friction,
3° Effleurage,
4° Frôlement,
5° Attouchement,
6° Agacement,
7° Pression,
8° Chatouillement,
9° Sciage,
10° Foulage,
11° Pétrissage,
12° Rabotage,
13° Roulage,
14° Écrasement,
15° Compression,
16° Pincement,
17° Pressions intermittentes,
18° Grattage,
19° Tapotement,
20° Claquement,

21° Frappement,
22° Flagellation,
23° Hachure,
24° Ébranlement,
25° Tiraillement,
26° Secouement,
27° Tremblement,
28° Ponctuation,
29° Ondulation,
30° Titillation,
31° Vibration,
32° Mouvements passifs,
33° Mouvements actifs,
34° Mouvements doubles concentriques,
35° Mouvements doubles excentriques,
36° Traction,
37° Torsion, etc.

On avait même inventé des passes, destinées à agir par les effluves magnétiques sur le corps humain. Ces passes, indiquées au début de la massothérapie, ont été abandonnées. Méry, qui voulut combiner le massage avec le magnétisme, était peut-être le seul à faire des passes pour traiter l'atrophie musculaire. Une de ces inventions fantaisistes mérite d'attirer l'attention du lecteur : c'est le grattage. Nous laissons l'inventeur lui-même expliquer la merveilleuse action de cette manipulation : « Le grattage se fait avec les ongles par-dessus un linge sur les différentes régions abdominales. » Cette manipulation est employée « pour tonifier les muscles abdominaux dans l'atonie gastro-intestinale, pour exciter l'action glandulaire ; on l'utilise aussi dans la dyspepsie et la digestion trop lente. » (Marfort, ex-professeur de gymnastique médicale, attaché à l'Institut des demoiselles nobles à Odessa.)

Dans le tableau suivant, nous avons réuni les manœuvres principales qui seules ont leur valeur scientifique en massothérapie.

| | |
|---|---|
| 1° Les effleurages, | 6° La vibration, |
| 2° Les pressions, | 7° Les mouvements passifs, |
| 3° Le pétrissage, | 8° Les mouvements actifs, |
| 4° Le tapotement, | 9° Les mouvements contrariés. |
| 5° La percussion, | |

Le tapotement et la percussion forment deux manœuvres de la même famille. Nous les avons séparés pour mieux procéder à leur description. Le tableau précédent peut être réduit et comprendre cinq manœuvres massothérapiques et trois manipulations.

*Les effleurages.* — Cette manipulation consiste à effleurer la peau dans le sens de la circulation veineuse, de la périphérie vers le centre. Elle peut être exécutée :

Par la face palmaire des mains : effleurage palmaire ;

Par la face palmaire des doigts : effleurage digital ;

Par la face dorsale des mains : effleurage dorsal ;

Par la main en forme de bracelet : effleurage en bracelet.

L'effleurage s'exécute de la façon suivante : les deux mains sont placées sur la région à masser et à l'extrémité inférieure. On les amène de bas en haut sans quitter la peau, et, lorsqu'on arrive au bout de la course, on les applique de nouveau à leur point de départ, en les amenant de nouveau jusqu'au bout et ainsi de suite.

Toutes les formes d'effleurage, données plus haut, ont leurs indications. Mais, habituellement on se sert de la forme d'effleurage, qui convient le mieux à chaque massothérapeute. D'après Lucas-Championnière, les effleurages en bracelet conviendraient mieux pour traiter les fractures. Wide utilise l'effleurage avec la paume de la main dans le traitement des migraines et l'effleurage digital pour masser les muscles des membres. Pour nous, l'effleurage digital convient mieux pour le massage des atrophies musculaires des muscles moyens; les effleurages palmaires pour l'atrophie des gros muscles.

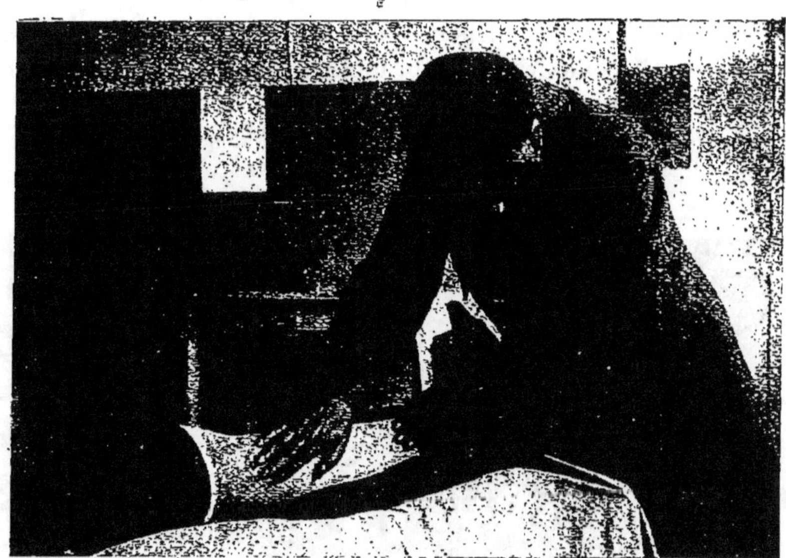

Fig. 40. — Effleurages palmaires superficiels.

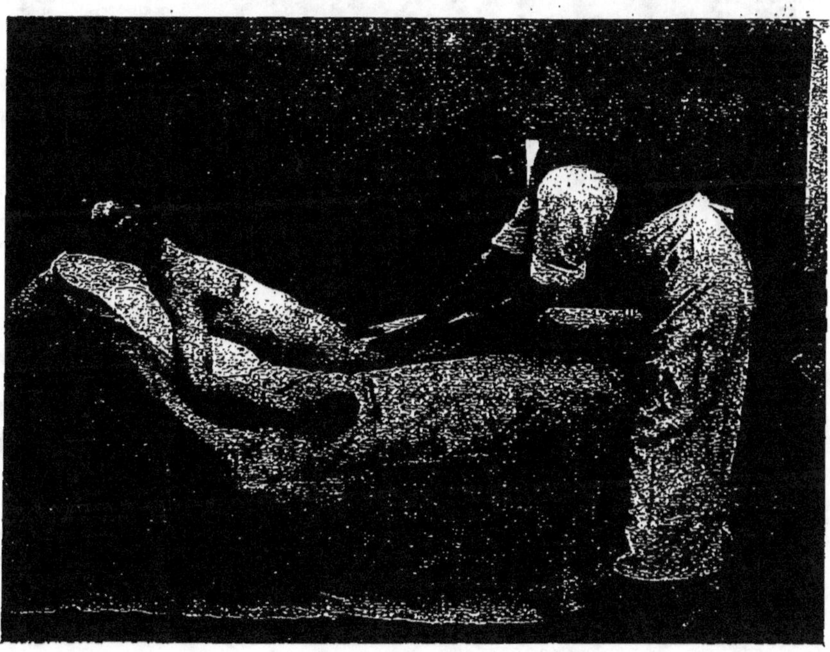

Fig. 41. — Effleurages palmaires profonds.

On peut varier les formes d'effleurage aussi selon la position
du malade : les effleurages en bracelet sont mieux exécutés, quand
le massothérapeute se trouve sur le côté du champ massothérapique, et les effleurages palmaires quand il se trouve en face du
patient.

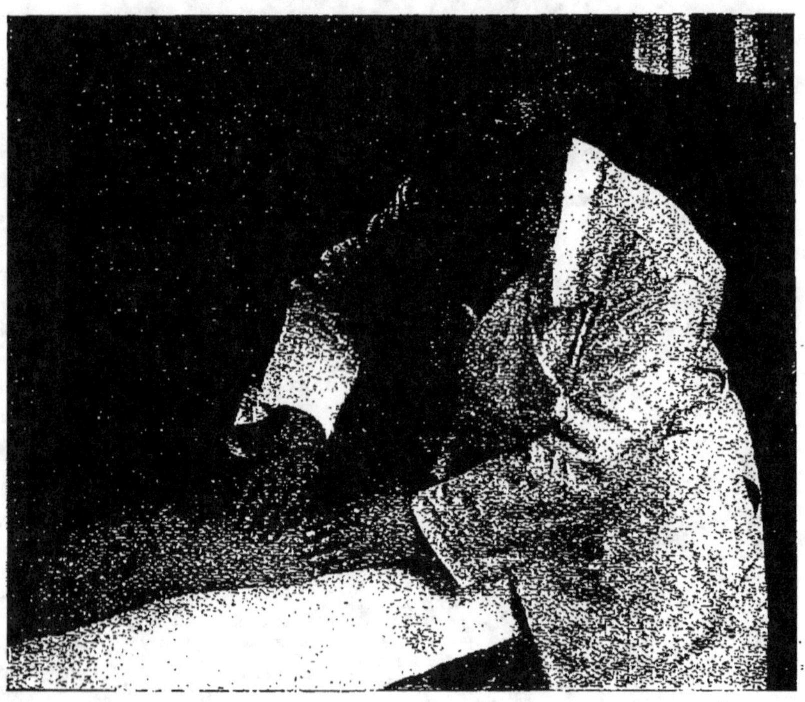

FIG. 42. — Effleurage digital.

Les effleurages peuvent être en outre : légers, superficiels,
profonds, précipités, lents, circulaires, rectilignes, monomanuels,
bimanuels, simultanés, alternatifs et combinés avec d'autres
manœuvres.

Toutes ces modalités ont leurs indications. Un effleurage superficiel s'exécute au niveau de la peau ; un effleurage profond, au
niveau de la surface du muscle. Les effleurages légers et préci-

pités atténuent considérablement la douleur et l'irritation nerveuse superficielle. D'une façon générale, on débute à chaque séance de massothérapie par des effleurages et on termine la séance également par des effleurages. Les effleurages, grâce à leur action sédative, sont intercalés pendant le massage entre

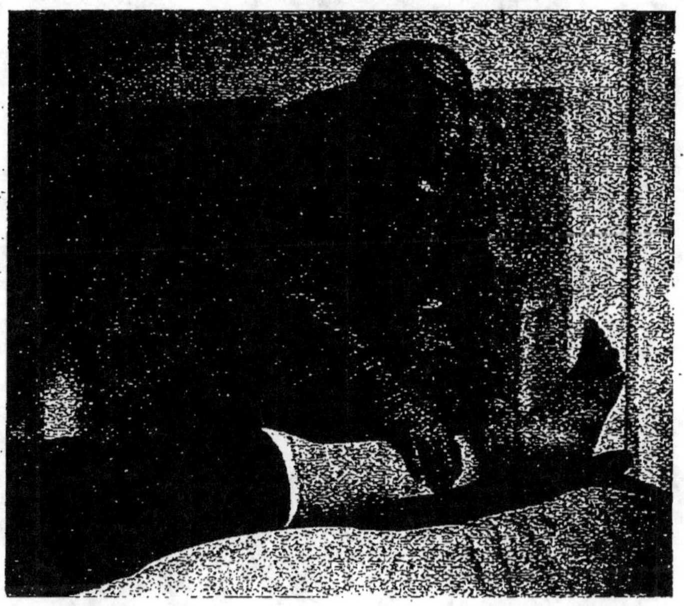

FIG. 43. — Effleurage en bracelet bimanuel.

les autres manœuvres massothérapiques, afin d'enlever l'irritation cutanée occasionnée par celles-ci. C'est pour cette raison, que dans l'immense majorité des affections douloureuses, on ne fait que des effleurages, surtout au début du traitement.

Les différentes formes d'effleurage ont leur importance thérapeutique, lorsqu'on les exécute avec des vitesses correspondantes. Ainsi, les effleurages précipités et superficiels sont destinés à calmer la douleur, tandis que les effleurages profonds et rectilignes sont appelés à accélérer la circulation de retour,

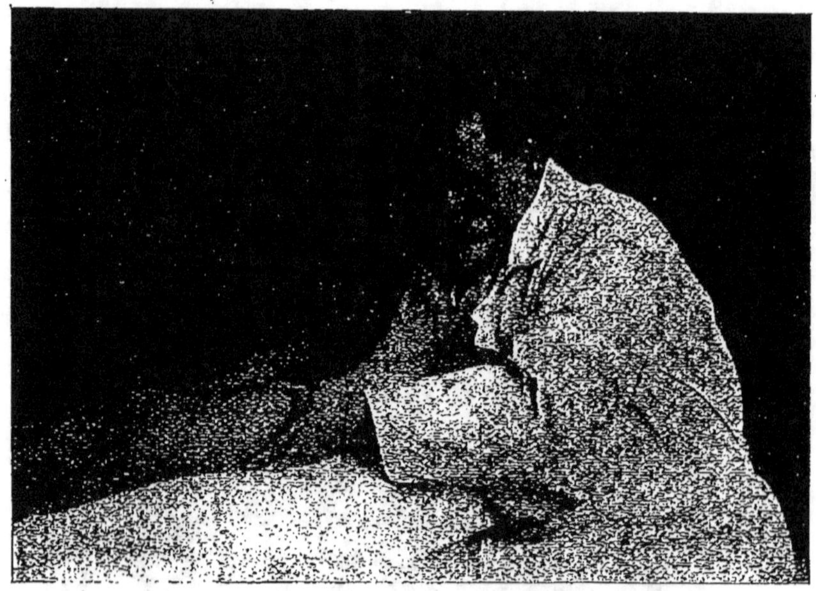

Fig. 44. — Effleurage en bracelet avec une main.

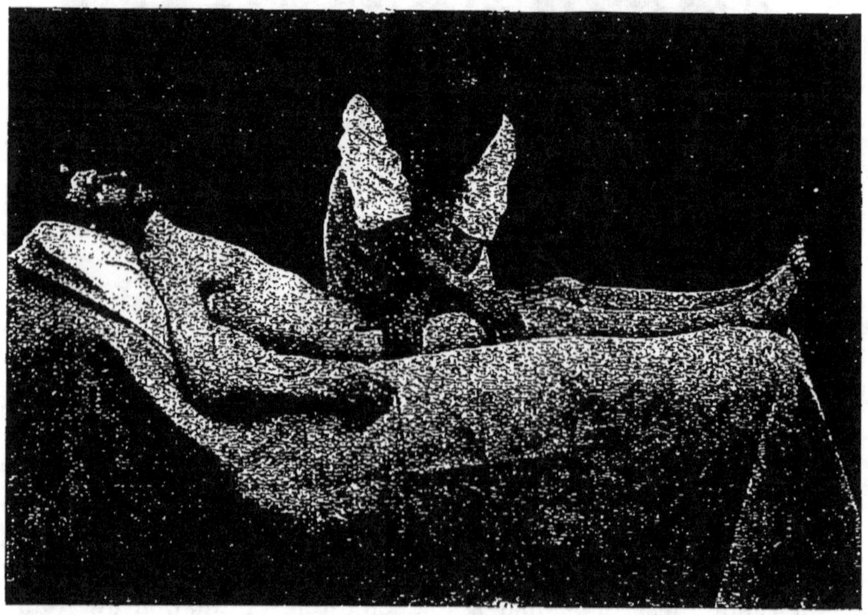

Fig. 45. — Effleurage en bracelet avec bras croisés.

veineuse et lymphatique. Il en résulte, qu'outre la forme d'effleurage, la vitesse de leur application joue aussi un rôle important, et ce n'est qu'avec le temps et l'expérience qu'on finit par acquérir l'habileté nécessaire pour exécuter telle ou telle forme d'effleurage. Nous avons déjà dit plus haut que les effleurages sont utilisés au début et à la fin de chaque séance massothé-

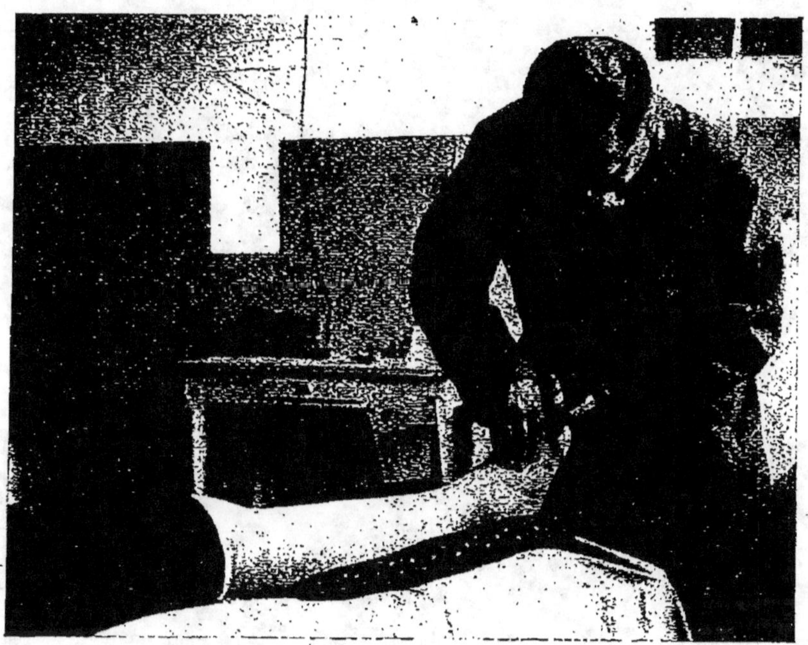

Fig. 46. — Pressions digitales superficielles.

rapique et qu'ils sont également intercalés entre les autres manipulations plus ou moins fortes, afin de dissiper la réaction vive, produite par ces manipulations. C'est ainsi que les pressions profondes, le pétrissage et le tapotement, sont suivis de quelques effleurages superficiels, qui diminuent l'effet désagréable et parfois douloureux produit par ces manœuvres. De cette façon les effleurages, outre leur action directe sur la circulation et leur action sédative, jouent dans la massothérapie le rôle de régulateurs de la réaction kinésique.

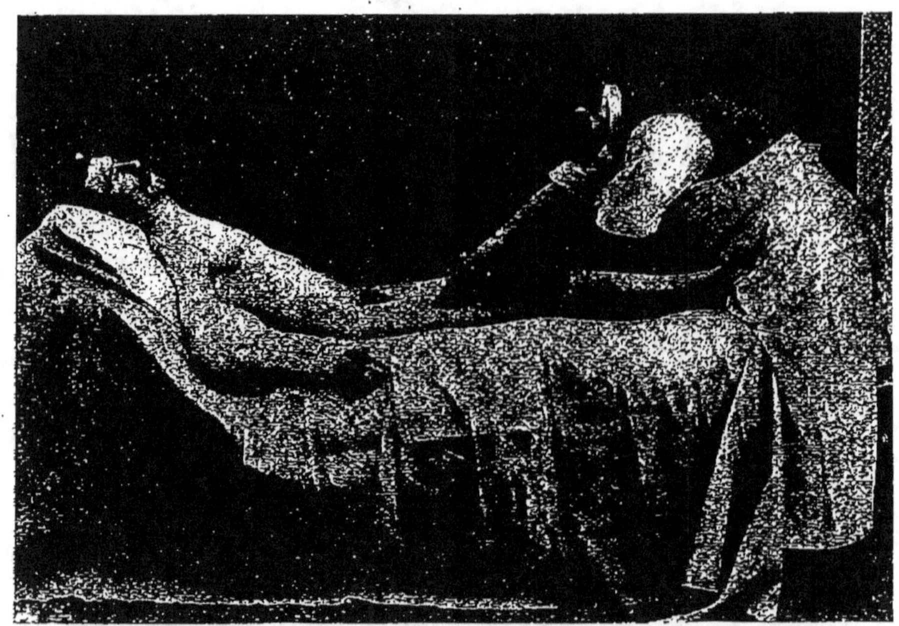

FIG. 47. — Pressions digitales profondes.

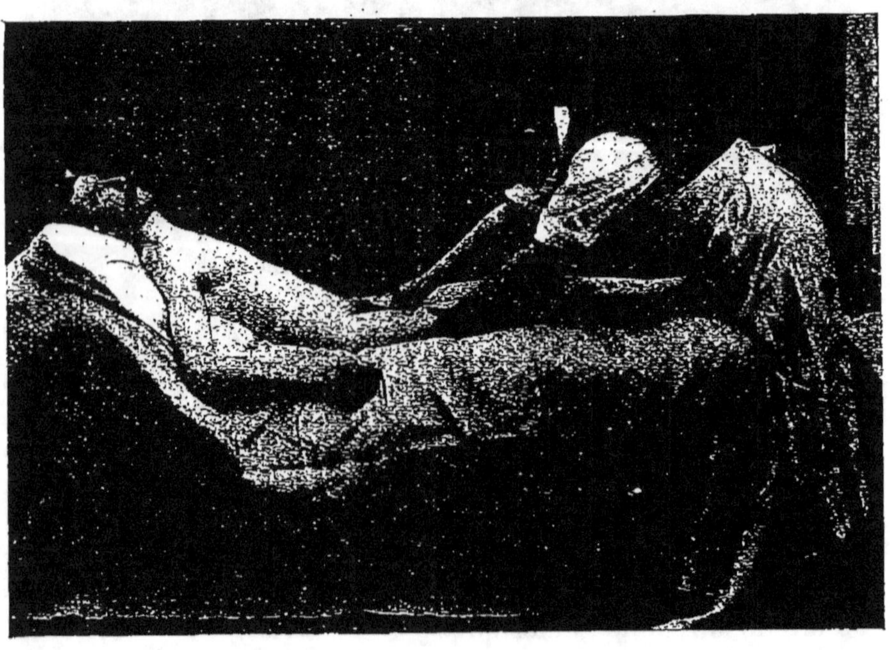

FIG. 48. — Pressions digitales avec les deux pouces.

*Les pressions :* Presser, afin d'activer la circulation intime de la fibre musculaire, telle serait la définition de cette manœuvre

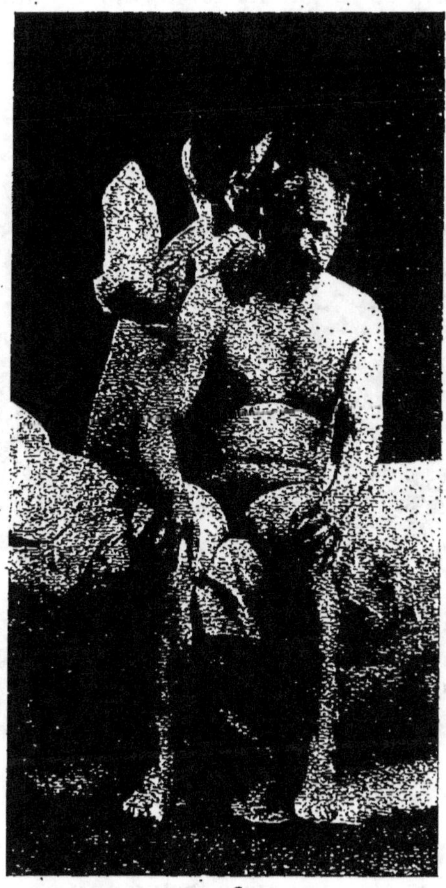

Fig. 49. — Pressions palmaires.

massothérapique, confondue par plusieurs massothérapeutes avec les effleurages.

Les pressions peuvent être exécutées :

Par les doigts : pressions digitales ;

Par la face palmaire de la main : pressions palmaires ;

Par la face dorsale de la main : pressions dorsales.

Elles peuvent être légères et fortes, superficielles et profondes, circulaires et rectilignes, monodigitales, monomanuelles, bimanuelles, successives et alternatives.

Les pressions exécutées avec les doigts sont les meilleures ;

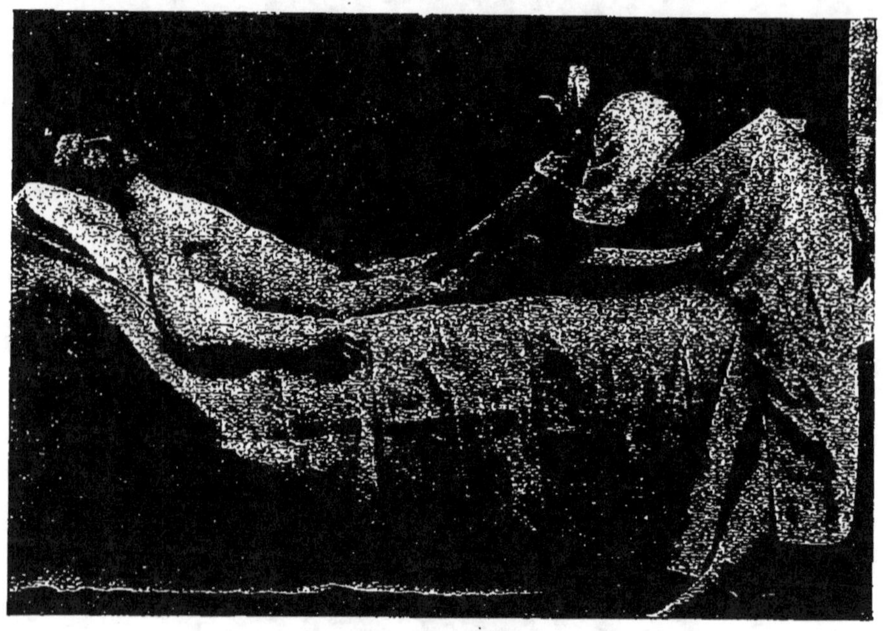

Fig. 50. — Pétrissage bimanuel.

les pressions digitales et circulaires trouvent un emploi plus fréquent en massothérapie. Comme pour les effleurages, chaque massothérapeute choisit la forme des pressions qui lui convient le mieux. Dans le cas d'une collection dure, il faut utiliser les pressions palmaires, faites avec la paume de la main ; cette forme de pressions s'appelle encore l'écrasement ou mouvement de meule, destinée à écraser la masse infiltrée entre l'éminence hypothénar du massothérapeute et l'os du malade dans les cas de cellulites, par exemple.

*Le pétrissage :* Pétrir la masse charnue des muscles, malaxer le muscle.

Le pétrissage peut s'exécuter avec les deux mains : pétrissage bimanuel ; ou avec une main : pétrissage monomanuel.

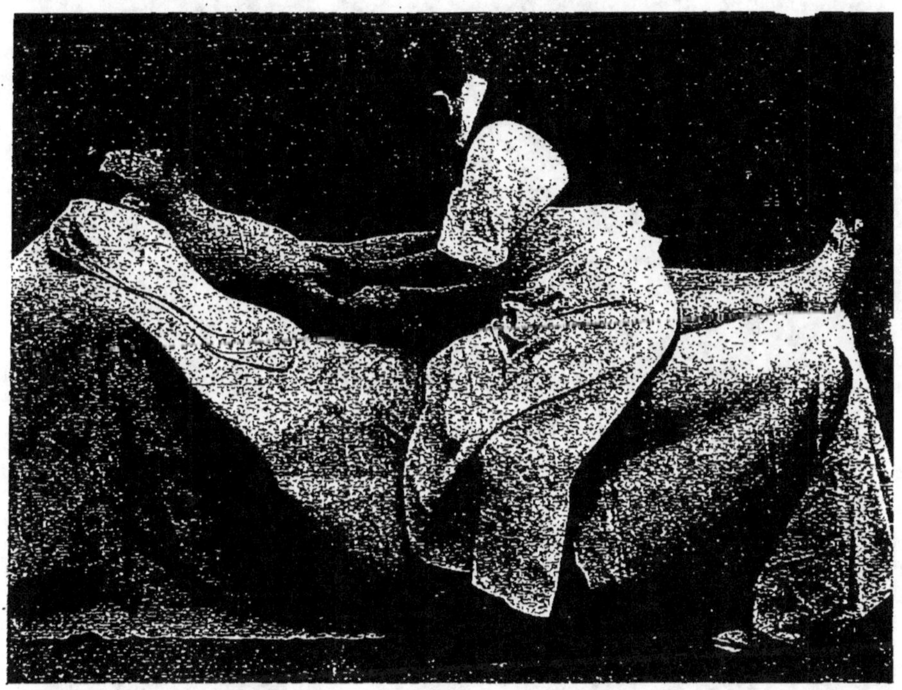

Fig. 51. — Pétrissage monomanuel.

On peut pétrir un muscle de bas en haut : pétrissage rectiligne ; de bas en haut et de haut en bas : pétrissage en va-et-vient.

Il peut être en outre, léger et fort.

Une modalité spéciale du pétrissage, appelé roulement, sert à pétrir les muscles gros et longs, comme le quadriceps. Pour exécuter le roulement, on place les deux mains sur la portion inférieure du muscle ; on saisit la masse charnue et on déplace la main supérieure dans les deux sens opposés, en faisant suivre la main inférieure de près ; celle-ci exprime en même temps le con-

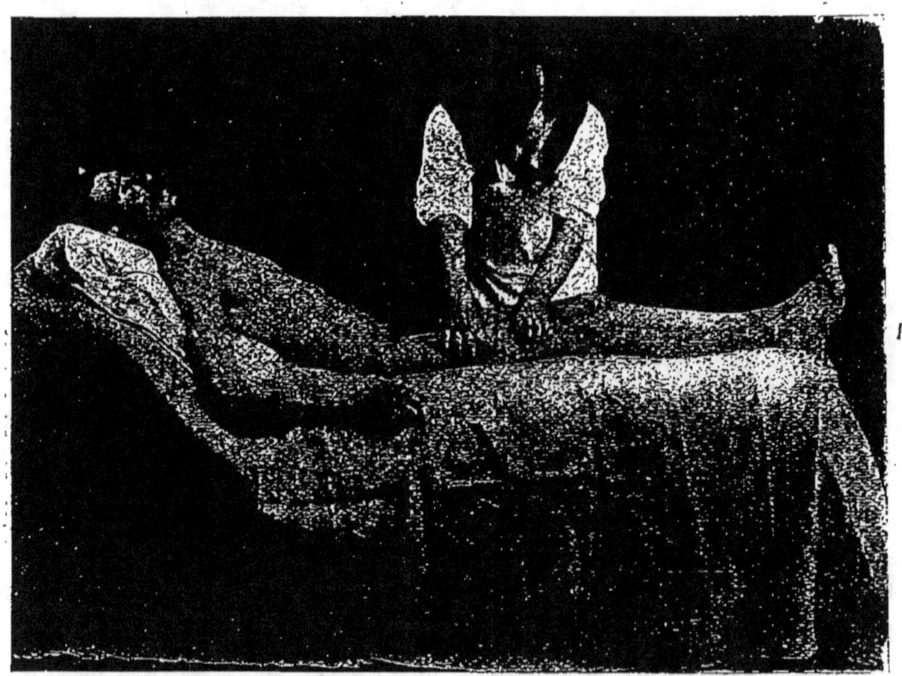

FIG. 52. — Pétrissage bimanuel : Le Roulement.
1er Temps : Le muscle est porté d'abord en dehors.

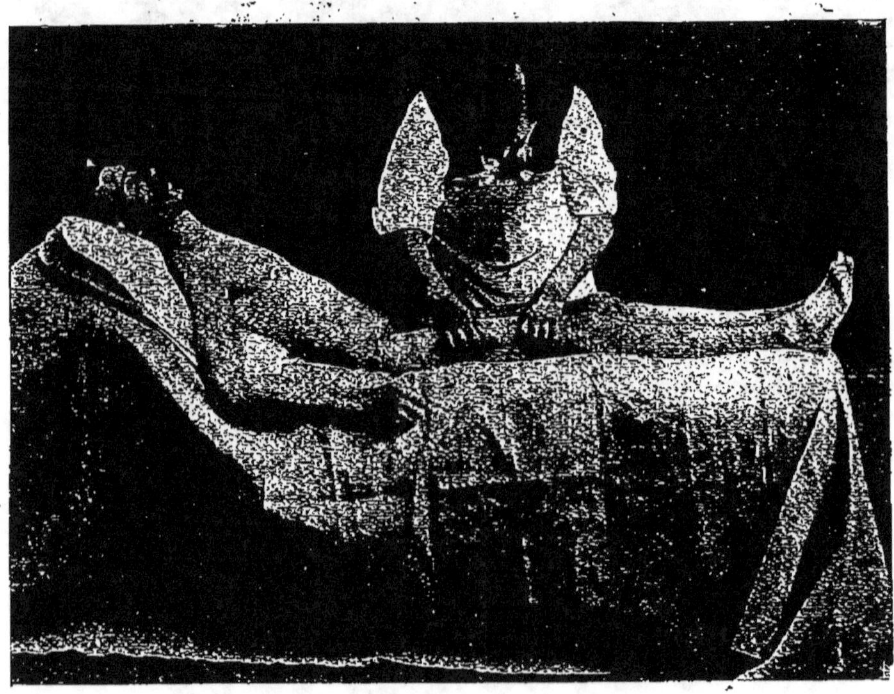

FIG. 53. — Pétrissage bimanuel : Le Roulement.
2e Temps : Le muscle est ramené en dedans.

tenu de la partie de la masse charnue qu'elle tient. De cette façon, nous roulons le muscle avec la main supérieure et nous l'exprimons, comme une éponge, avec la main placée au-dessous.

Un autre mode de pétrissage est le foulage. Il consiste à saisir

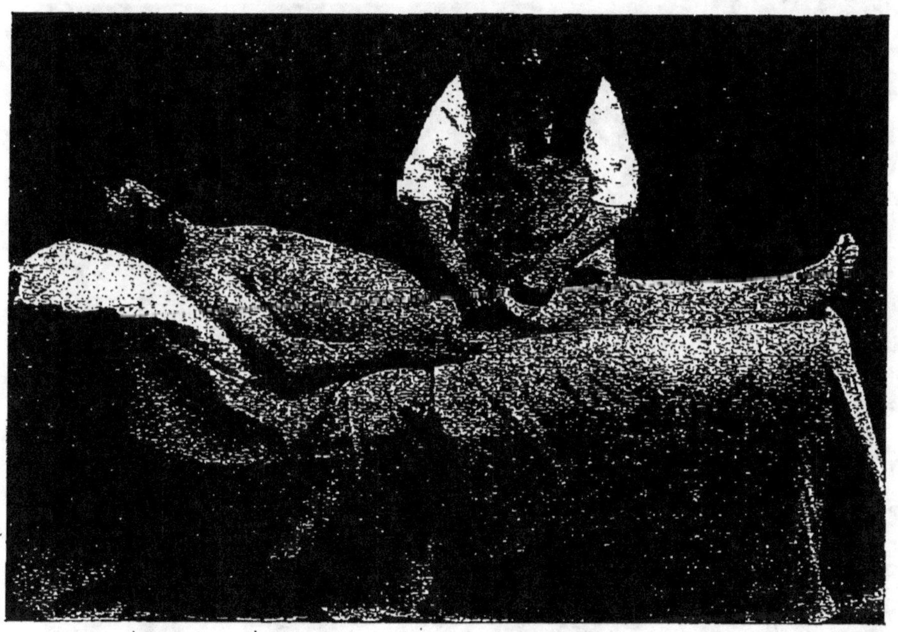

Fig. 54. — Pétrissage :
Le foulage du muscle avec le poing.

avec une main la masse charnue du muscle, qu'on soulève légèrement et à fouler avec l'autre main cette masse aussi loin que possible, sous la voûte formée par la première main. Le foulage peut se faire avec un doigt (le pouce), avec plusieurs doigts et avec la main. Le muscle est foulé de bas en haut.

*Le tapotement :* C'est une manipulation forte, qui doit être toujours suivie par des effleurages. Le tapotement peut être exécuté soit avec la main à plat, soit avec la main creuse, en forme de ventouse. Dans ce dernier cas, on l'appelle aussi le clapotement,

parce que le bruit obtenu rappelle le clapotage des mains sur la
surface de l'eau. Ce bruit est produit par la masse d'air contenu
dans le creux de la main,

Le tapotement peut être léger, fort, précipité, espacé, monomanuel, bimanuel, alternatif ou simultané.

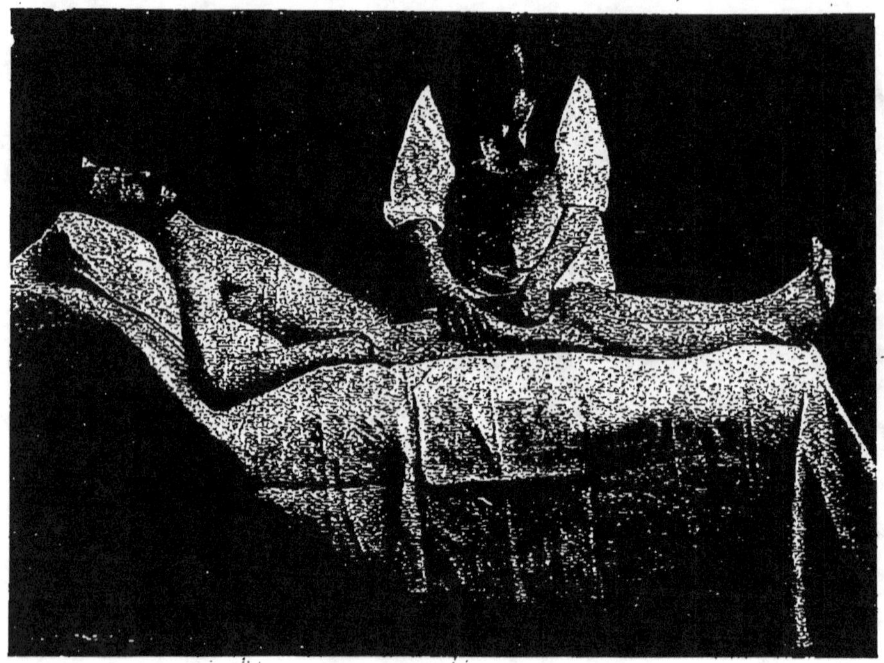

Fig. 55. — Pétrissage :
Le foulage du muscle avec le pouce

Il peut être exécuté aussi par la face dorsale de la main et
avec le bord cubital du poignet. Il a pour rôle d'exciter les terminaisons nerveuses de la peau et du muscle.

Les anciens pour exécuter le tapotement utilisèrent quelques
instruments et surtout la palette, appelée aussi la férule ou le
battoir. La palette avait de 25 à 30 centimètres de long, terminée
à l'une de ses extrémités par un manche, tandis que l'extrémité
opposée était munie d'un disque de 7 à 10 centimètres de

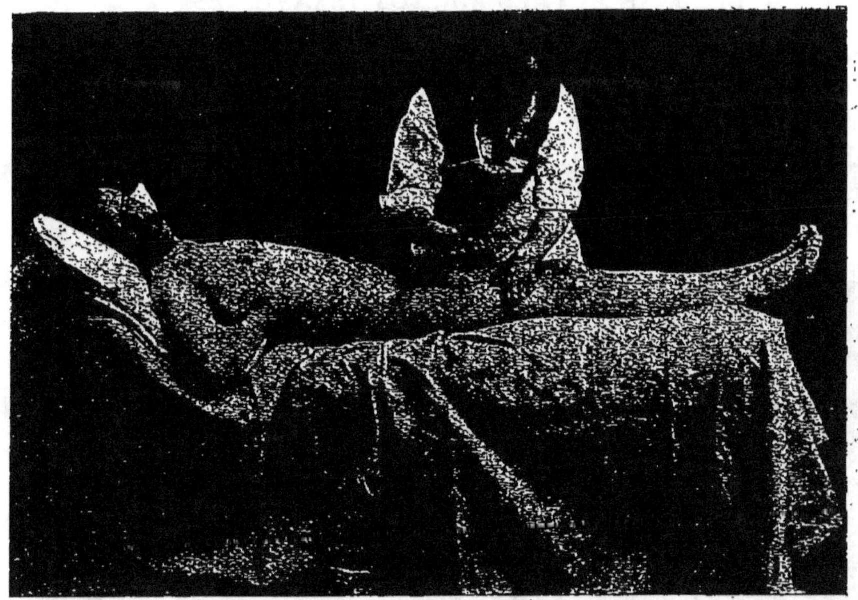

Fig. 56. — Le tapotement avec la main à plat.

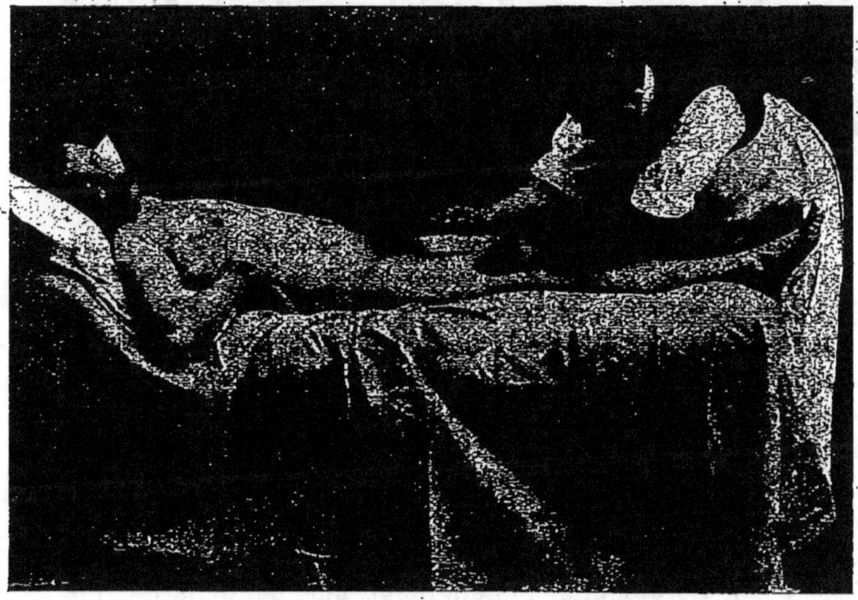

Fig. 57. — Le tapotement avec le creux de la main.

longueur sur 6 à 7 centimètres de large. L'opérateur tient la
palette par le manche et tapote la surface cutanée avec le disque.
Percy et Laurent donnèrent en 1819 la description de l'usage de
cette palette, analysée par Estradère dans sa remarquable thèse
sur le massage. Ces auteurs rapportent que déjà Galien recom-
manda l'usage de la palette « pour faire réussir l'application des

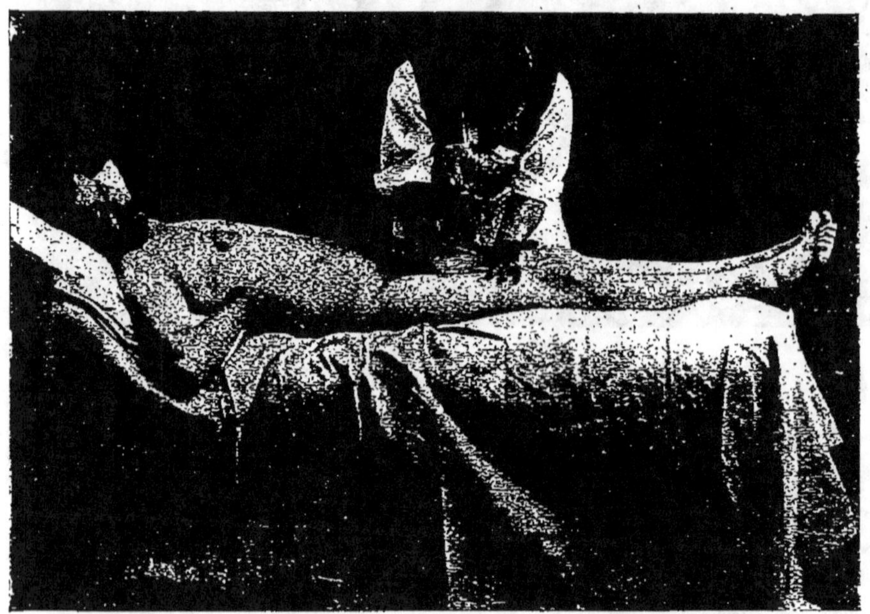

Fig. 58. — Le tapotement avec la face dorsale des mains.

emplâtres contre l'atrophie musculaire ». Il ne se doutait pas que
seule la palette suffisait pour cela.

*La percussion* est une forme de tapotement produit par le bord
cubital des doigts. Nous l'avons séparée de la manœuvre précédente comme étant la plus importante pour produire l'excitation
des terminaisons nerveuses cutanées. Elle s'exécute avec les
quatre doigts de chaque main, disposés en gradins et de telle
sorte que, quand la main arrive à frapper la peau, elle la frappe
d'abord par le bord cubital du petit doigt, puis par le bord cubital

de l'annulaire, par celui du médius et, enfin, par celui de l'index.
Cette action des doigts se fait donc l'une après l'autre et, lorsqu'on
percute avec les deux mains ensemble, ou avec les deux mains
alternativement, on perçoit un bruit de tambour ininterrompu :
la surface cutanée est, par conséquent, percutée d'une façon

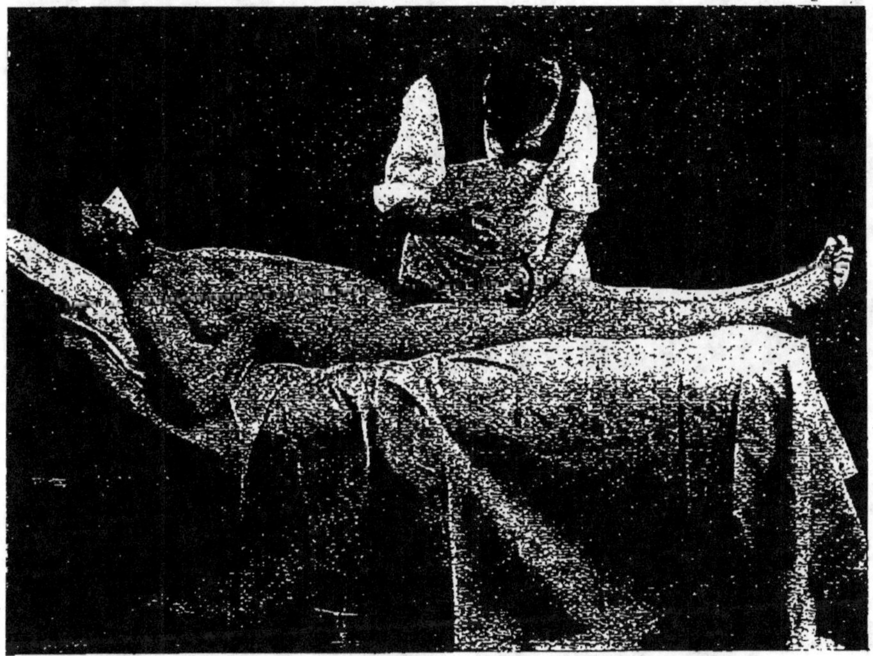

Fig. 59. — La percussion digitale bimanuelle.

continuelle pendant l'exécution de cette manœuvre massothérapique. De plus, la percussion se fait ainsi sur toute la surface à la
fois. La percussion, comme le tapotement, peut être légère, forte,
précipitée, espacée, lente, mais toujours bimanuelle et alterna-
tive.

La percussion peut être également mécanique, et à ce titre elle
rappelle la baguette de Bourdier, terminée par un bouton d'un
volume d'une pomme d'api, rembourré de laine et de crin, avec
laquelle on percute la surface cutanée. Les Russes emploient dans

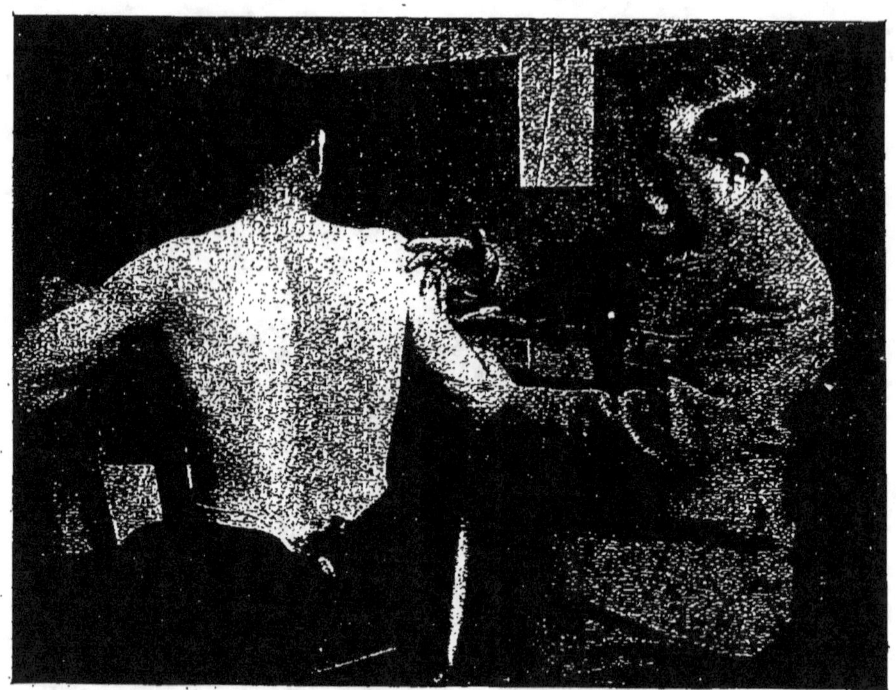

FIG. 60. — La percussion digitale monomanuelle.

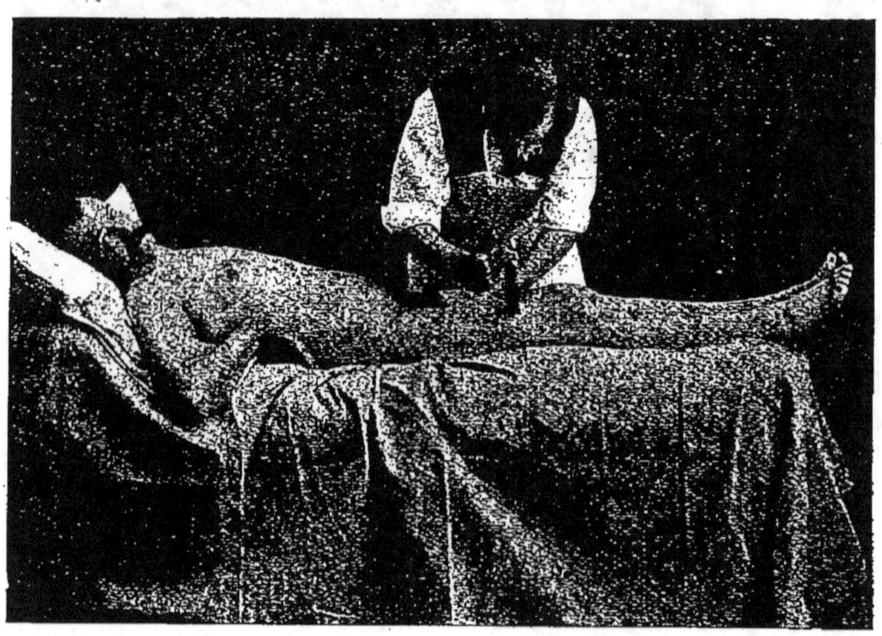

FIG. 61. — La percussion : La hachure avec le bord cubital des mains.

leurs bains des branches de bouleau pour flageller la peau; c'est
une percussion plus ou moins rudimentaire employée pour activer
la circulation de la peau chauffée par la vapeur d'eau concentrée.
Tout récemment on a imaginé d'utiliser la force motrice du courant électrique pour produire un mouvement de girouette au

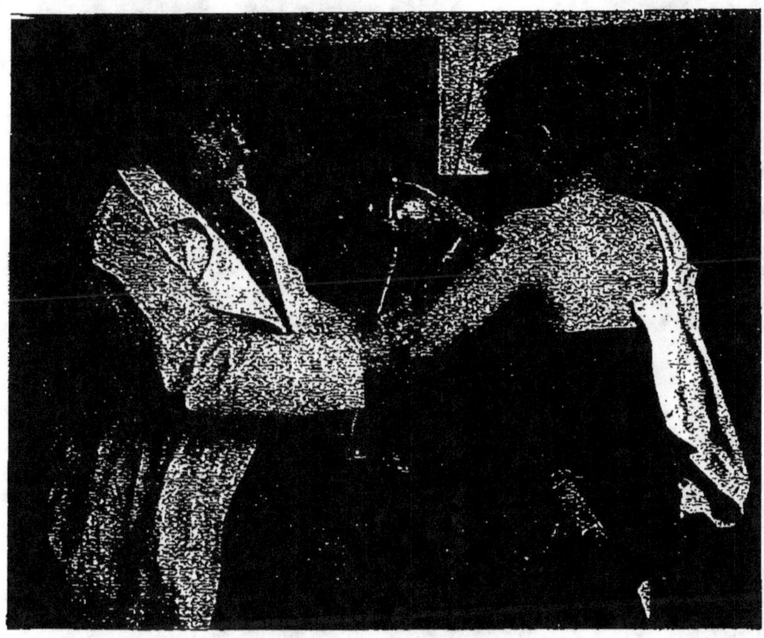

Fig. 62. — La percussion mécanique.
L'hélice à trois lanières en cuir.

moyen d'une tige flexible, au bout de laquelle se trouve une sorte
d'hélice à trois lanières en cuir ou en caoutchouc. Les mouvements
du moteur transmis par la tige flexible au manche, qui porte
l'hélice, communique à celle-ci une vitesse plus ou moins grande;
ceci produit sur la peau une percussion proportionnelle à la
vitesse du moteur. Nous avons modifié cet instrument, en augmentant le nombre des hélices: de telle sorte que, lorsque nous
travaillons avec trois ou quatre hélices, nous arrivons à percuter

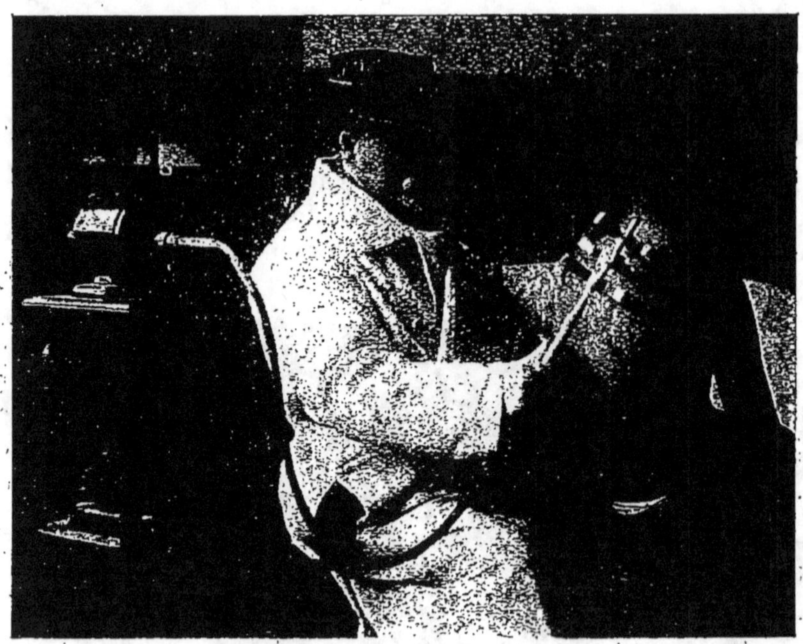

Fig. 63. — La percussion mécanique.

Le multiple de trois hélices. Disposition en série avec intervalle. Action
régulière et ininterrompue.

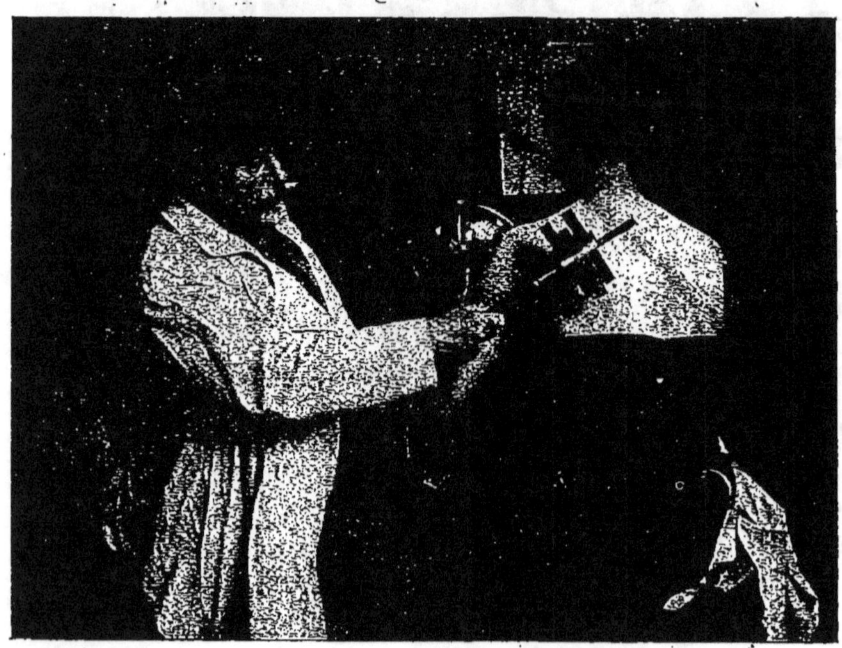

Fig. 64. — La percussion mécanique.

Le multiple de trois hélices. Disposition en série sans intervalles. L'action dans
cette disposition est plus brutale que dans la disposition précédente.

à la fois toute la région massée. Pour diminuer la force de percussion produite par l'hélice, il faut l'appuyer de plus en plus latéralement. L'action de cette percussion mécanique est plus grande, plus régulière et dépasse de beaucoup l'action de la percussion digitale.

Zander a imaginé des percuteurs mécaniques destinés à percuter le dos et les membres. Ces percuteurs sont formés par des tiges verticales terminées par des anneaux couverts de peau de chamois et mus par la force motrice de l'établissement. Ils marchent alternativement et, grâce à un système spécial, peuvent se déplacer de haut en bas et de bas en haut.

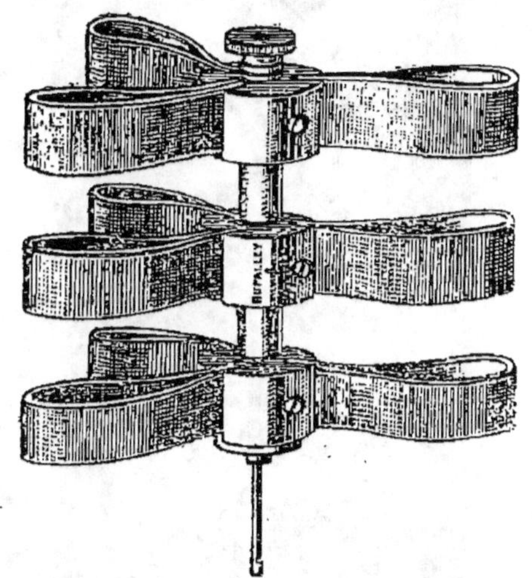

Fig. 64 *bis.* — Multiple à trois hélices de l'auteur.

*La vibration :* La vibration consiste à faire vibrer un point ou une partie du corps humain soumis au massage. On peut le faire vibrer avec un ou plusieurs doigts : vibration digitale; Avec une main : vibration manuelle.

La vibration peut se faire aussi au moyen des appareils appropriés : vibration mécanique. Celle-ci se divise en vibration mécanique produite par des appareils mus par la main, comme les appareils de Liedbeck et Carlsson de Stockholm, et vibration mécanique produite par un moteur électrique, muni d'une longue tige flexible. Ces appareils donnent de 1.000 à 10.000 vibrations à la minute et sont à ce point de vue supérieurs à la vibration manuelle. Une série assez variée de concusseurs permet de faire vibrer des surfaces plus ou moins grandes.

Pour rendre les vibrations mécaniques plus sédatives et plus souples on a imaginé d'interposer entre la plaque de vibrateur électrique et le malade le bras du massothérapeute. Colombo a donné à cette forme de la vibration mécanique le nom d' « Humani-

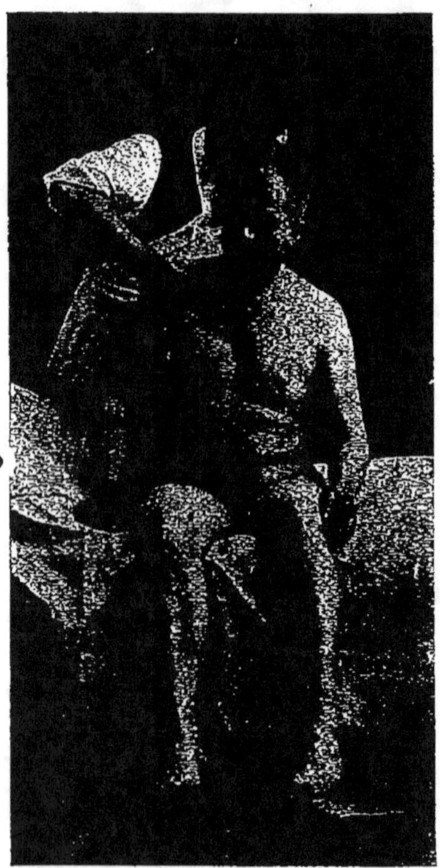

FIG. 65. — La vibration digitale avec plusieurs doigts.

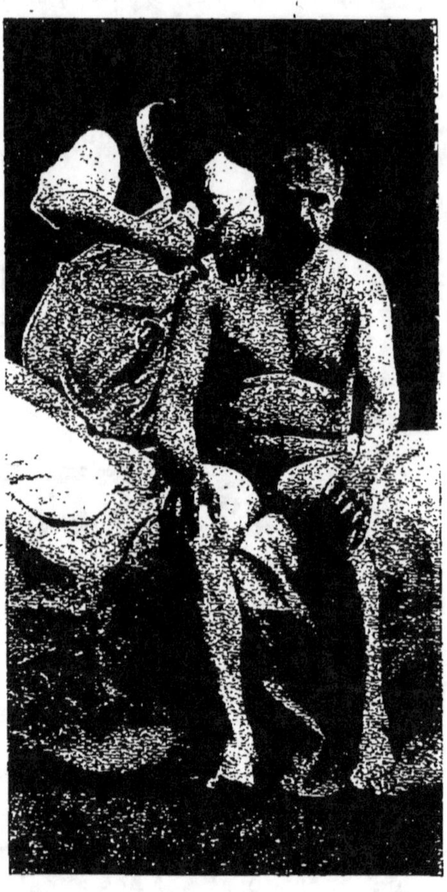

FIG. 66. — La vibration digitale avec un doigt.

sation». Nous exécutons cette vibration humanisatrice, en interposant notre main entre le vibrateur et le malade, et si la région ne supporte pas beaucoup de vibrations mécaniques, nous préférons la remplacer par la vibration manuelle, qui lui est, sauf la vitesse, supérieure à tous les points de vue.

 PRÉCIS DE KINÉSITHÉRAPIE

*Les mouvements passifs* sont produits par le massothérapeute. Le blessé est en état passif, seul le massothérapeute exécute les

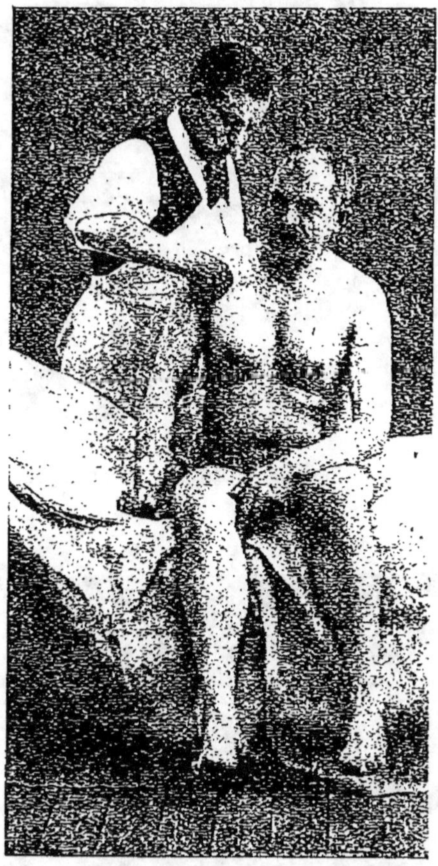

Fig. 67. — La vibration manuelle avec la main fermée.

différents mouvements, qui somme toute forment la base de la mobilisation méthodique, décrite dans la première partie de ce livre. Les mouvements passifs peuvent être produits légèrement, fortement, lentement, brusquement, saccadés et graduels. Ils s'exécutent aussitôt après les manipulations précédentes en décubitus, en position assise ou en position debout.

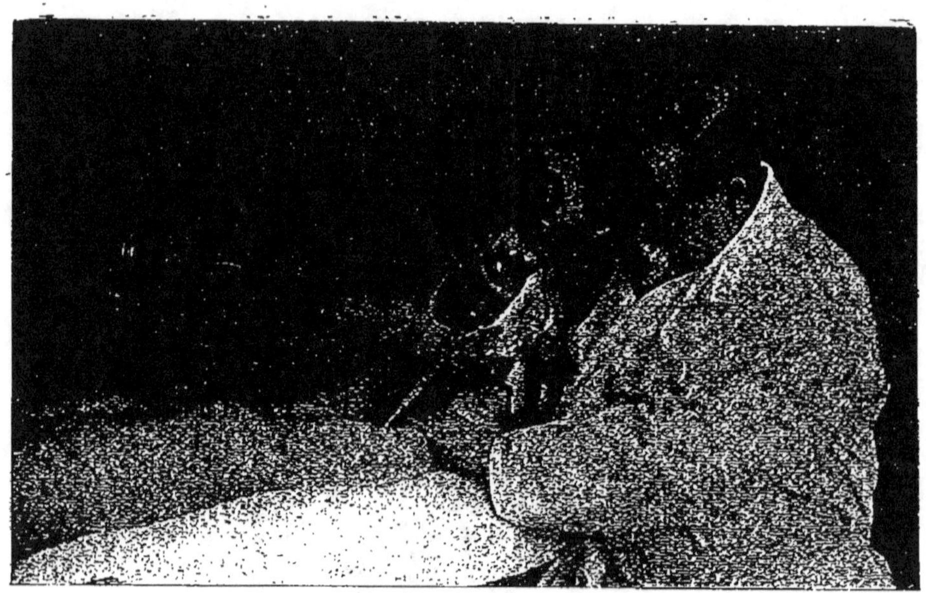

Fig. 68. — La vibration mécanique.
Vibrateur électrique.

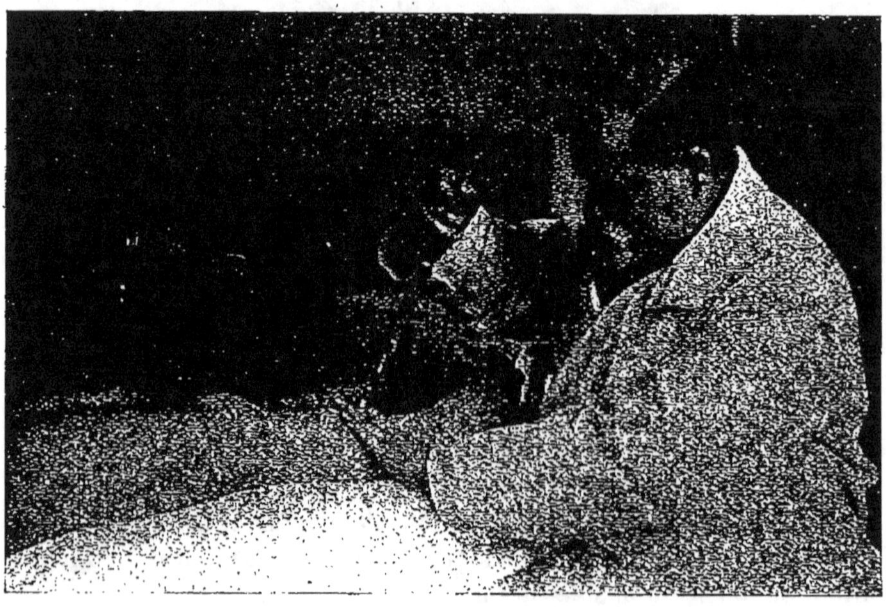

Fig. 69. — La vibration mécanique dite « humanisatrice ».

*Les mouvements actifs* sont exécutés par le patient seul sans le concours du massothérapeute. Ils forment la base de la rééducation des mouvements et nous en parlerons plus en détail, lorsque nous traiterons cette question plus loin.

Ils sont également lents, brusques saccadés, graduels. Ils peuvent encore être fractionnés, complets, doubles et combinés. En tout cas, le massothérapeute ne doit jamais manquer de faire exécuter au malade les mouvements actifs, qui servent surtout comme contrôle des progrès accomplis.

*Les mouvements contrariés.* Ces mouvements s'exécutent avec une résistance quelconque, mouvements avec résistance. La résistance peut être formée par le massothérapeute ou par une machine. Les Suédois ont divisé les mouvements à résistance en mouvements doubles-concentriques et doubles-excentriques. Si, pendant que le patient exécute un mouvement actif le massothérapeute lui oppose une résistance, le mouvement produit est double : actif-passif, suivant Ling, et double-concentrique, selon ses élèves. Si, au contraire, le mouvement est produit par le massothérapeute et le patient lui oppose une résistance, le mouvement produit est double : passif-actif de Ling et double-excentrique de ses élèves.

Les mouvements contrariés jouent un rôle principal dans la mécanothérapie, où les appareils à effet actif produisent le mouvement double concentrique avec résistance passive.

Dans l'exécution des mouvements, passifs, actifs et contrariés, le massothérapeute doit avoir en vue de poursuivre l'exécution des mouvements principaux de chaque articulation, en se guidant par les principes établis dans le chapitre sur la mobilisation méthodique des articulations.

D'après la description de la technique du massage, on voit que les différentes modalités de chaque manœuvre massothérapique permettent de l'appliquer suivant les indications cliniques de chaque affection à part. Ces modalités forment, par conséquent, la base du massage méthodique. Elles peuvent varier non seulement d'un blessé à l'autre, d'un malade à l'autre, mais chez le même individu d'une phase à l'autre de sa maladie. Cette variation des différentes modalités de chaque manœuvre nous permet de doser chaque manipulation suivant la symptomatologie de l'affection traitée, et de baser son application par une étude des actions physiologiques et thérapeutiques du massage.

## DE L'ACTION PHYSIOLOGIQUE DU MASSAGE

L'expérience démontre, que lorsqu'on injecte une solution quelconque sous la peau d'un individu et lorsqu'on soumet au massage l'endroit injecté, la solution disparaît définitivement sous l'influence des manœuvres massothérapiques : la solution injectée pénètre dans la circulation veineuse et lymphatique. Le massage a donc une action mécanique sur la circulation de retour. Mosenghil et Stourm ont démontré cette action par les expériences suivantes ; ils injectèrent dans les deux genoux de plusieurs lapins de l'encre de Chine et soumirent une des pattes·au massage. Au bout d'un jour, de deux jours, etc., ils sacrifièrent un animal et constatèrent que l'encre de Chine avait disparu du genou massé et que le genou non massé en contenait encore une grande quantité. En poursuivant ces expériences, ils finirent par constater la présence de l'encre dans les ganglions de l'aine de l'animal du côté massé. En répétant les mêmes expériences sur les pattes antérieures, ils trouvèrent au bout de quelques séances de massage l'encre dans les ganglions axillaires du côté massé, tandis que les ganglions du côté non massé n'en contenaient aucune trace.

D'après Piorry, l'action mécanique des manœuvres massothérapiques se manifeste par leur action sur la peau, sur les muscles et sur la circulation. Sous leur influence la peau se débarrasse de ses impuretés, sa circulation capillaire devient plus libre et les échanges respiratoires plus faciles. En examinant une fibre musculaire longitudinalement, on se rend compte que les veinules qui en sortent présentent une grande quantité de valvules, dont la fonction ne peut qu'être activé par un échange continuel produit sous l'influence du massage. D'où appel plus grand du sang artériel et augmentation de la nutrition propre de la fibre musculaire. Cette augmentation de la nutrition de la fibre musculaire entraîne l'accroissement de sa contractilité. Les manœuvres massothérapiques, en activant la circulation du muscle, rendent en même temps sa contraction plus libre et plus vigoureuse; la vitalité du muscle s'accroît, ses proportions se développent normalement et sa tonicité devient de plus en plus grande. En même temps, les ligaments, les cartilages et les autres tissus périarticulaires deviennent, grâce au massage, plus souples ; la circulation de tous ces tissus est rendue plus active.

Ainsi, l'action mécanique du massage se résume donc en son action sur la circulation propre des organes soumis au massage; ce qui contribue à augmenter la nutrition de ces tissus. L'échange accéléré de la nutrition propre de la fibre musculaire contribue également à sa prolifération d'où l'acroissement du muscle.

Les expériences de Stapfer et de Romano ont démontré, que, outre son action mécanique, le massage agit également par son action réflexe. Ces auteurs sont arrivés à la conclusion, qu'un massage abdominal léger, bref et entrecoupé de pauses, excite le cœur et les vaisseaux de l'animal, d'où élévation de la pression avec chaque excitation ; un massage fort et continu produit une cardio-constriction, le cœur tend à s'arrêter pendant la systole. Dans le premier cas, il y a stimulation du cœur; dans le second cas, il y a d'abord stimulation, et ensuite diminution de la pression. Colombo entreprit, il y a quelques années, des expériences d'après lesquelles il conclut que le massage des muscles produirait toujours une élévation de la pression sanguine, d'autant plus grande, que la surface massée est plus étendue. Cette augmentation de la pression artérielle varie suivant chaque manœuvre massothérapique. Ainsi, les pressions profondes produisent une augmentation de la pression artérielle qui varie de 65 à 100 mm. Hg; le pétrissage produit une augmentation de 63 à 103 mm. Hg, et le tapotement — de 65 à 115 mm. Hg. Les effleurages et les vibrations donnent une très légère augmentation de la pression artérielle difficile à mesurer. Le pouls, la respiration et la température rectale suivent une marche en sens inverse de la pression artérielle : quand celle-ci augmente, ils diminuent proportionnellement et *vice versa*. Le massage fort abdominal diminue la pression sanguine de 65 à 50 mm. Hg.

Cette action réflexe du massage n'a pas manqué d'attirer l'attention des massothérapeutes et bientôt les travaux de Hirschberg, de Coutru, de Kirkortz et de tant d'autres, ont prouvé que le massage abdominal augmente la diurèse.

Huchard, en comparant l'effet du massage abdominal avec l'action des autres diurétiques, l'a surnommé « le digital des doigts ». Dans une observation de Kirkortz, le massage abdominal a fait disparaître l'albumine. Nous avons publié un cas où le massage abdominal adjoint au massage des membres inférieurs a augmenté la diurèse de 24 heures de 350 grammes à 1.100 grammes. L'action réflexe du massage est donc un fait indiscutable.

Les manœuvres massothérapiques agissent, par conséquent, sur la nutrition propre des tissus soumis à leur influence par leur action mécanique et par leur action réflexe. Ces deux actions se combinent entre elles et il est impossible de les séparer l'une de l'autre ; il n'existe aucune barrière entre elles; leurs actions simultanées se complètent l'une l'autre.

## L'ACTION THÉRAPEUTIQUE DU MASSAGE

Ce qui précède nous permet de conclure que les manœuvres massothérapiques, en activant la nutrition intime des organes soumis au massage, finissent par modifier leur état pathologique et les restaurent à peu près intégralement. Des faits multiples sont témoins de l'efficacité notoire du massage. Malheureusement, le massage méthodique rencontre encore un certain nombre de détracteurs, et même, parmi nos confrères, qui ignorent de A à Z le massage et son action physiologique. Il est, par conséquent, indispensable de s'arrêter un moment sur les preuves expérimentales de son action thérapeutique.

Ces expériences furent faites en 1891 par Castex en collaboration avec Rémy et Toupet, publiées dans les « Archives générales de médecine » sous le titre d'*Étude clinique et expérimentale sur le massage*. Elles consistèrent à déterminer sur de grands chiens de forts traumatismes par consusions et écrasements et à examiner les modifications survenues dans les tissus soumis au massage ou laissés sans aucun traitement. Les animaux furent divisés en deux groupes : l'un comprit les chiens qu'on massa, l'autre ceux laissés comme témoins. Les coupes histologiques reproduites par ces auteurs prouvent que les muscles des animaux témoins eurent leurs fibres musculaires remplacées en grande partie par du tissu conjonctif; les travées conjonctives occupèrent cinq fois plus de place que la fibre musculaire elle-même. Les nerfs eurent leurs fibres nerveuses remplacées en grande partie par le tissu conjonctif, qui se superposa autour du périnèvre, en le transformant par place en un amas d'une substance blanchâtre ; le tissu conjonctif dissocia les filets nerveux, entoura les vaisseaux du nerf, en contribuant ainsi à la dégénérescence rapide du cylindre-axe. Cette altération du nerf traumatisé et non massé se manifeste par une périnévrite, névrite interstitielle et compression des tubes nerveux. Par contre, les muscles des animaux massés présentèrent une structure à peu près normale : très peu de travées conjonctives ; absence complète d'épanchements sanguins. Le nerf traumatisé et soumis au massage présenta l'aspect d'un nerf normal avec la conservation de toutes les fibres nerveuses, un périnèvre normal et une circulation intime absolument intacte. Ces expériences qui ont apporté une preuve scientifique de l'action thérapeutique réelle du massage n'ont fait qu'affirmer les opinions des kinésithérapeutes et qui furent longtemps taxées d'exagération.

Gourevitch, de Petrograd, entreprit des expériences semblables à celles du docteur Castex, mais ayant trait à l'étude de l'effet du massage sur les tissus osseux. De ces expériences, faites sur des lapins, il résulte que dans les fractures soumises au massage les muscles présentent un volume à peu près normal, la consolidation se fait les 12$^e$ et 14$^e$ jours, le cal est volumineux, point de déplacement des fragments osseux. Par contre, les fractures non massées et laissées immobiles présentent un cal insuffisant, les muscles sont minces et atrophiés, la consolidation tardive entre les 16e et 18e jours et les ecchymoses se résorbent avec difficulté et mettent pour cela un temps beaucoup plus long que chez les animaux massés.

Cliniquement l'action thérapeutique des manœuvres massothérapiques est connue depuis longtemps, puisque Hippocrate déjà se déclara partisan de cet agent physique, lorsqu'il exprima son désir de voir le massage exercé par le médecin lui-même : « Le médecin doit posséder l'expérience de beaucoup de choses, dit-il, et entre autres celle du massage. Il convient de masser une épaule avec des mains douces et dans tous les cas avec ménagement. On communiquera des mouvements à l'articulation avec violence, mais autant que cela se pourra sans douleur » (V. IV, f. 103, trad. Littré). Il serait vraiment trop long de citer tous les auteurs, qui ont apporté les preuves indiscutables de l'effet positif du massage. Il suffit de faire remarquer que tous ceux de nos confrères, qui ont exercé le massage, sont unanimes à rapporter la plus grande partie de leur réussite à l'efficacité de cet agent kinésique. C'est grâce à lui qu'ils ont pu restaurer les organes lésés, rétablir la vie éteinte des muscles et des nerfs et contribuer à la guérison, parfois presque miraculeuse, d'une foule de malades, qui, sans le massage, resteraient complètement infirmes. Le massage est donc un moyen puissant dont il faut savoir se servir et qu'il ne faut jamais manquer d'employer, même dans les cas désespérés. Il est indispensable dans le traitement d'une foule d'affections des plus variées, et il est absolument impossible de concevoir une thérapeutique rationnelle sans le massage. Mais, pour que le massage puisse donner tout sa valeur thérapeutique, il faut savoir l'appliquer selon chaque cas individuel. La massothérapie ne peut donner toute sa force et toute son envergure thérapeutique que lorsqu'elle est appliquée d'une façon raisonnée méthodique et basée sur une analyse clinique des indications et des contre-indications de chaque manœuvre massothérapique.

## L'APPLICATION MÉTHODIQUE DU MASSAGE

Le massage doit avant tout répondre aux indications cliniques de l'affection traitée. Il est erroné de croire qu'il suffit de connaître la suite des différentes manipulations qui le composent, pour pouvoir faire un massage thérapeutique. Un massage bien fait, bien appliqué, rend d'inappréciables services ; un massage fait d'une façon intempestive et appliqué en dehors de toutes les règles cliniques peut parfois être nuisible. Lorsque les manœuvres massothérapiques sont utilisées selon leur suite indiquée dans la technique, le massage prend le nom de systématique. Lorsque, au contraire, elles sont employées suivant les indications symptomatiques, le massage devient raisonné, méthodique. Le massage systématique est un massage empirique. Le massage méthodique est le massage fondé sur une base scientifique ; il présente, par conséquent, ses indications et ses contre-indications bien établies. La différence entre ces deux massages est facile à comprendre. Supposons que nous avons à masser une névrite radiale avec une contracture du biceps brachial. L'empirique commencera par les effleurages, suivra tout le système de manipulations et finira par les mouvements contrariés ; il massera tout le bras y compris le biceps. D'où il résultera une augmentation de la contraction de ce muscle et une augmentation de la contracture. *Dans le massage méthodique nous ne massons que les muscles atrophiés ou hypotoniflés et nous laissons tranquilles les muscles en contracture ou hypertoniflés.* Ce principe, que nous avons établi en 1905 dans notre travail sur le traitement de la contracture musculaire, est basé sur le jeu des groupes musculaires antagonistes. Normalement, le muscle au repos présente un certain degré d'activité naturelle, appelée tonus. Quand le muscle se contracte, le tonus augmente et l'état dans leqnel il se trouve, est dit hypertonie ; quand, inversement, le tonus diminue, le muscle se trouve en hypotonie. La contracture musculaire est une hypertonie. L'atrophie, la parésie, l'atonie sont des formes d'hypotonie.

Supposons maintenant une contracture des fléchisseurs des doigts chez un blessé atteint de névrite radiale. Ces fléchisseurs sont en hypertonie. Leurs antagonistes, les extenseurs des doigts, seront, par conséquent, en hypotonie, puisque, quand les uns se contractent, les autres s'étendent. Si nous soumettons l'avant-bras en question à un massage empirique, systématique, les deux groupes musculaires antagonistes profiteront, mettons également, tous les jours. Désignons par A la tonicité des fléchisseurs, qui sont en hypertonie, et par B la tonicité des extenseurs, qui sont ici en hypotonie. A est plus grand que $B = A > B$. Supposons maintenant que tout le jour nous ajoutons par le massage une certaine quantité de tonicité, que nous désignons par $t$, $t^1$, $t^2$, $t^3$, etc. et par $t^{20}$ pour le vingtième jour de traitement. La tonicité acquise, par les deux groupes musculaires antagonistes sera pour les fléchisseurs : $A + t + t^1 + t^2 + t^3 \ldots + t^{20}$; pour les extenseurs cette tonicité sera représentée par $B + t + t^1 + t^2 + t^3 \ldots, + {}^{20}$. Mais comme $A > B$, les nouvelles forces musculaires acquises par le massage seront aussi :

$$A + t + t^1 + t^2 + t^3 \ldots + t^{20} > B + t + t^1 + t^2 + t^3 \ldots + t^{20}$$

C'est-à-dire qu'après la vingtième séance du massage, la contracture, si elle n'augmente pas, reste à peu près la même qu'au début du traitement. Pour obtenir une égalité dans la tonicité musculaire des muscles en présence il faut supprimer les petits $t$ du côté des muscles en hypertonie, ce qui veut dire, il ne faut pas masser ces muscles tant que $B + t + t^1 + t^2 \ldots$ ne soit égal à A. *D'où nous tirons notre règle du massage méthodique énoncée plus haut : ne pas masser les muscles contracturés* (hypertonifiés) *et ne masser que des muscles atrophiés, parésiés ou en atonie* (hypotonifiés). C'est, d'ailleurs, la règle d'application en électrothérapie, que Duchenne, de Boulogne, réclama avant nous pour le traitement électrique des contractures.

Outre cette règle fondamentale du massage méthodique, il faut encore savoir comment utiliser les différentes manœuvres massothérapiques vis-à-vis de chaque affection à part. Il est certain qu'on ne peut masser d'une façon identique une athrite du genou, par exemple, et une arthropathie d'origine nerveuse. Dans le premier cas, il faut tenir compte de l'état congestif des tissus articulaires ; ainsi, dans une arthrite subaiguë, on fera de légers effleurages superficiels et précipités, destinés à faire disparaître les douleurs. Quand celles-ci sont atténuées notablement, on ajoute les effleurages profonds, les pressions et la vibration. Après la disparition des douleurs on ajoute quelques mouvements passifs, puis actifs, ensuite le pétrissage, etc. Dans un cas d'arthrite chronique on peut commencer d'emblée par des effleurages profonds, des légers pétrissages et la mobilisation. Tandis que dans une arthropathie d'origine centrale, on peut débuter par les effleurages, pressions, le pétrissage, le tapotement et des mouvements actifs, surtout si l'articulation ne présente aucune poussée aiguë ou subaiguë. Dans les cas des fractures juxta-articulaires, les manœuvres sont choisies selon la région. Si les muscles sont en atrophie, on peut les masser d'emblée par toute la gamme des manœuvres massothérapiques, tandis que l'articulation même exige un massage doux et attentif. Le massage méthodique présente donc une véri- table posologie thérapeutique justifiée d'une part par l'état de la musculature du malade et, d'autre part, par la forme que prennent chez lui les troubles trophiques de la peau, de la circu- lation, etc.

*L'exploration kinésique ou le masso-diagnostic.*

Une des conséquences directes du massage méthodique est le contrôle massothérapique. C'est grâce à ce dernier que le massothérapeute peut se rendre compte de l'état de la tonicité musculaire des muscles atteints, de l'état des tendons, des articulations, des nerfs et ainsi de suite pour préciser les indications de l'intervention massothérapique. La mobilisation tient une place importante dans l'exploration, kinésique puisqu'elle permet d'apprécier d'abord l'étendue de troubles articulaires, ensuite le degré de l'activité des muscles qui font fonctionner l'articulation. Malheureusement, le masso-diagnostic ne possède pas de mesures mathématiques comme l'électro-diagnostic, et c'est pour cette raison qu'il n'est qu'à la portée que des massothérapeutes, qui ont su acquérir par l'expérience un doigté particulier, une sensibilité tactile perfectionnée. C'est aussi la raison pour laquelle il est impossible d'établir une règle uniforme pour tout le monde. Néanmoins, pour une main exercée, il donne le moyen de se rendre compte à tout instant non seulement du progrès de l'amélioration obtenue par le massage, mais aussi du degré de la tonicité musculaire.

Ainsi, le seul moyen dont nous disposons pour faire l'exploration kinésique, c'est notre main, et tout spécialement la pulpe de nos doigts. Voici comment nous procédons, quand nous examinons la tonicité musculaire de la région soumise au massage, nous plaçons un ou plusieurs doigts sur la masse charnue d'un muscle quelconque, les extenseurs des doigts par exemple, et nous recommandons à notre malade d'exécuter quelques mouvements avec les doigts de l'avant-bras placé sur un coussin et sur une table. Si pendant qu'il tend ses doigts nous ressentons un choc sous la pulpe de nos doigts, nous concluons que les extenseurs possèdent encore de la force musculaire ; si nous ne ressentons absolument rien, c'est que les extenseurs de notre malade sont atrophiés ; l'atrophie est d'autant plus avancée que le choc musculaire est moins fort.

Le seul fait que le massothérapeute a ses mains en contact continuel avec la région massée, pendant la durée de la séance, lui donne la possibilité de se rendre compte d'une façon permanente de tous les détails qu'on peut rencontrer dans les organes massés, de suivre l'évolution de l'affection traitée et de s'arrêter au bon moment, si le massage devient contre-indiqué. Quand le massothérapeute obtient le doigté indispensable à sa profession, il acquiert une habileté plus grande pour distinguer une cellulite d'une simple infiltration, une ténosite d'une rétraction légère de tendons et d'une myosite d'une contraction passagère d'un muscle. Ce même doigté lui permet, à la longue, d'établir la distribution topographique des atrophies musculaires, si importante à connaître lors du traitement massothérapique des hémiplégies, des névrites, des polyomélites et même la topographie de troubles

P. KOUINDJY.                                                          7

trophiques chez les malades atteints d'ankyloses ou de simples raideurs articulaires. Nous voyons par conséquent, que ce moyen de contrôle ou l'exploration massothérapique a une importance considérable, lorsqu'on veut exécuter un massage rationnel ; il sert de guide à l'application journalière des manœuvres massothérapiques, et ce ne sera pas exagération de notre part, si nous insistons, pour que, avant chaque séance, la massothérapeute doive toujours se rendre compte de l'état dans lequel se trouve la région à masser : il doit par conséquent, avant de commencer son massage, explorer tous les organes soumis au traitement et de cette façon préparer son champ massothérapique.

## L'APPLICATION THÉRAPEUTIQUE DU MASSAGE MÉTHODIQUE

Lorsqu'il s'agit de masser un membre quelconque, on divise, d'après Goliakhowsky, médecin russe, le membre en trois segments : le segment supérieur, le segment moyen et le segment inférieur. Pour le membre inférieur, la cuisse sera le segment supérieur, la jambe, le segment moyen et le pied, le segment inférieur ; pour le bras le segment supérieur sera le bras, le segment moyen, l'avant-bras et la main, le segment inférieur. On commence le massage par le segment supérieur ; puis on masse le segment moyen et, enfin, le segment inférieur. Ceci permet d'établir la circulation de retour et rend l'action mécanique du massage plus efficace. Quand les trois segments sont ainsi préparés, on procède par le massage du membre entier. Dans les cas traumatiques avec solution de continuité nous avons modifié ce principe de la façon suivante : nous divisons le champ massothérapique en trois parties : 1° la partie supérieure est celle qui se trouve au-dessus de la lésion traumatique ; 2° la partie inférieure, celle qui est au-dessous de la lésion ; et 3° la partie moyenne, celle qui correspond à la région où se trouve la lésion elle-même. Nous massons tout d'abord la partie supérieure, ensuite la partie inférieure et, en dernier lieu, la partie moyenne.

### *La massothérapie des entorses et des luxations.*

*Entorse tibio-tarsienne.* —Le massage peut se faire : 1° en décubitus; 2° en position assise.

Lorsqu'on masse une entorse du cou-de-pied en décubitus, il faut placer la jambe et le pied du malade sur un coussin long et de telle sorte que la face antéro-externe de la jambe soit tournée en haut. On divise la partie à masser en trois parties ; 1° au-dessus de l'articulation ; 2° au-dessous ; et, 3° l'articulation elle-même. Massage complet pour la première partie : effleurages superficiels et profonds, pressions, pétrissage (pas de roulement), percussion et, si on peut, tapotement, vibrations (manuelles et mécaniques ). Massage partiel pour la portion inférieure, le pied ; effleurage et pressions, surtout digitales, le long des gaines tendineuses. On termine le massage du pied par des effleurages en bracelet. Trois ou quatre jours après on ajoute le massage de la troisième partie, l'articulation : effleurages superficiels et légers tout autour de l'articulation ; pressions légères circulaires, suivies de près par des pressions profondes. Enfin, quand la douleur est notablement atténuée, on termine chaque séance par un massage général de la jambe entière, composé des effleurages profonds et des pressions. Plus tard on adjoint le tapotement et le pétrissage du groupe péronier et des muscles fléchisseurs du pied. On ne masse ni la face postérieure de la jambe, ni la face postérieure de la cuisse, ni la face plantaire du pied.

On termine chaque séance de massage par des mouvements passifs, actifs et contrariés, faits dans un temps très limité, et par les mouvements de la mobilisation méthodique du cou-de-pied. Pour maintenir l'articulation en place, nous faisons une application de la bande de tissu élastique avec une traction latérale, destinée à exagérer la rotation du pied en dehors.

Cette application exige une certaine habitude, un tour de main spécial, qui consiste à ramener la bande sur les extrémités des métatarses et à tirer le pied en dehors. On commence par enrouler la bande à partir de la base des orteils, on poursuit au-dessus de l'articulation tibio-tarsienne, en prenant le talon du pied et, lorsqu'on se trouve avec la bande au niveau du tiers inférieur de la jambe, on l'enroule de nouveau autour des têtes des métatarses et on la ramène de nouveau à la jambe, en formant ainsi un étrier, dans lequel se trouve le pied. En tirant sur la bande, on force le pied à se placer dans la rotation forcée en dehors  Cette

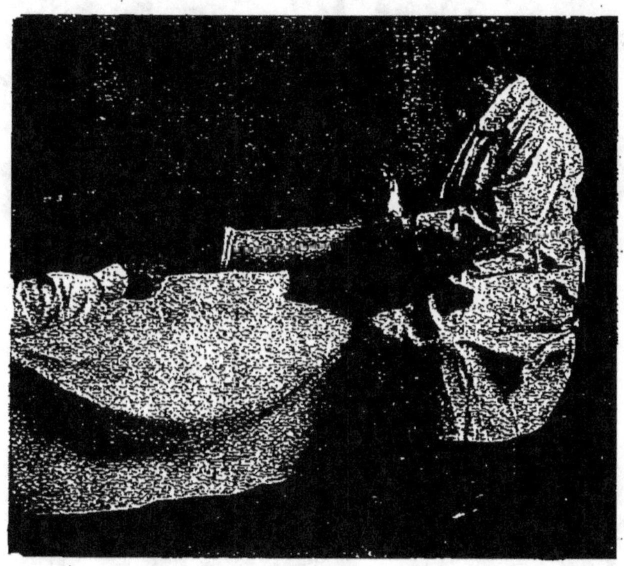

FIG. 70. — APPLICATION DE LA BANDE POUR REDRESSER LE PIED DANS L'ENTORSE
TIBIO-TARSIENNE.
1ᵉʳ Temps : Enroulement de la bande au niveau des orteils.

position est fixée par de nouveaux tours de la bande, qui remonte ensuite plus haut. De cette façon le pied se trouve fixé dans la rotation en dehors pour un temps plus ou moins long. En tout cas, cette disposition supplée les muscles péroniers et empêche le pied de se tourner en dedans.

En position assise, le pied du patient est placé sur un tabouret ou sur une chaise. On divise le champ opérateur également en trois parties et l'on procède comme dans le cas précédent.

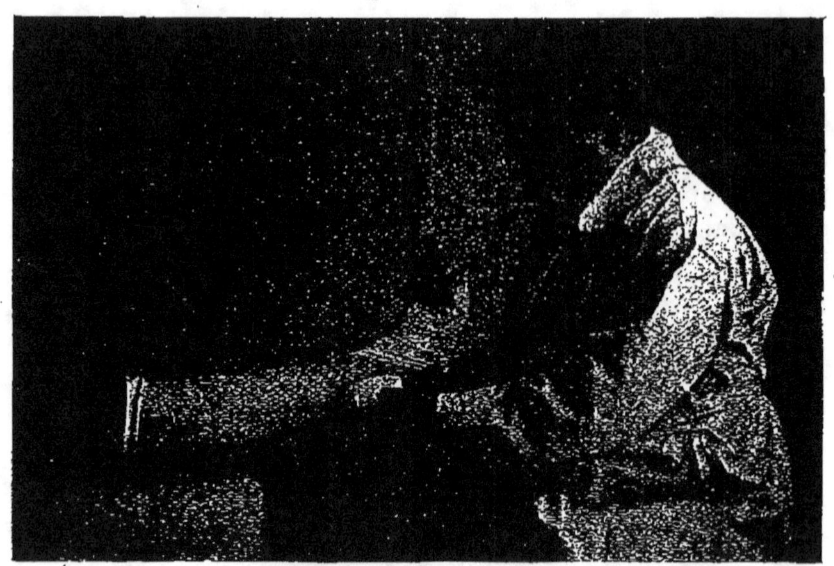

FIG. 71. — APPLICATION DE LA BANDE POUR REDRESSER LE PIED DANS L'ENTORSE
TIBIO-TARSIENNE.

2° Temps : Passage de la bande au-dessus de l'articulation tibio-tarsienne.

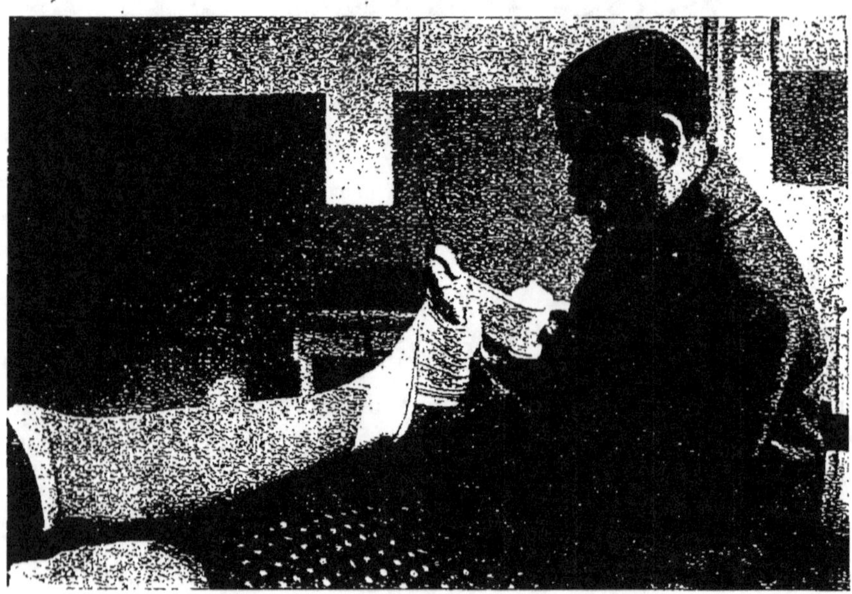

FIG. 72. — APPLICATION DE LA BANDE POUR REDRESSER LE PIED DANS L'ENTORSE
TIBIO-TARSIENNE.

3° Temps : Deuxième tour de la bande autour des métatarses.

Nous préférons la position couchée, puisque le malade se fatigue moins que lorsqu'on le masse assis.

Dans le cas de forts épanchements sanguins faire des compressions ouatées après chaque massage. Faire précéder la séance de massage par un bain chaud, ce qui permet de raccourcir la

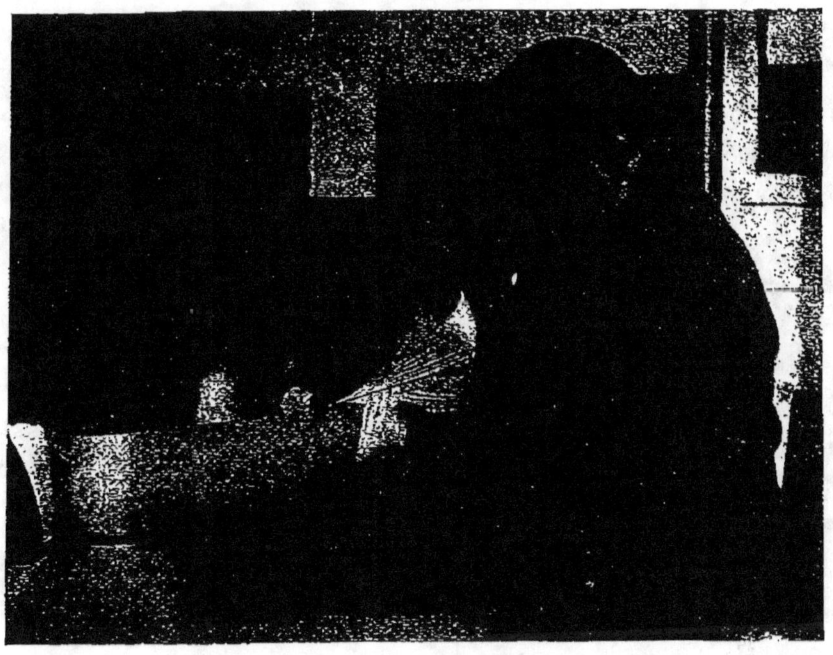

Fig. 73. — Application de la bande pour redresser le pied dans l'entorse tibio-tarsienne.

4ᵉ Temps : Traction de la bande avec mouvement de rotation du pied en dehors.

durée du traitement qui, règle générale, varie de quatre jours à deux semaines. Il faut s'opposer à toute immobilisation prolongée des entorses et surtout à l'emploi des appareils plâtrés, si à la mode chez les vieux praticiens.

*Entorse du genou.* — Ici nous avons à masser trois parties : la cuisse, la jambe et le genou. Massage complet pour la cuisse : effleurages, pressions, pétrissage avec roulement et foulage, tapotement, percussion. Ne pas masser la face postérieure.

Massage complet de la jambe ; ne masser que la face antéro-externe. Enfin, massage partiel du genou : commencer par des effleurages superficiels et des pressions légères ; insister sur le massage des ligaments latéraux et le contour de la rotule, où on est appelé à exercer de légères pressions pour faire résorber des

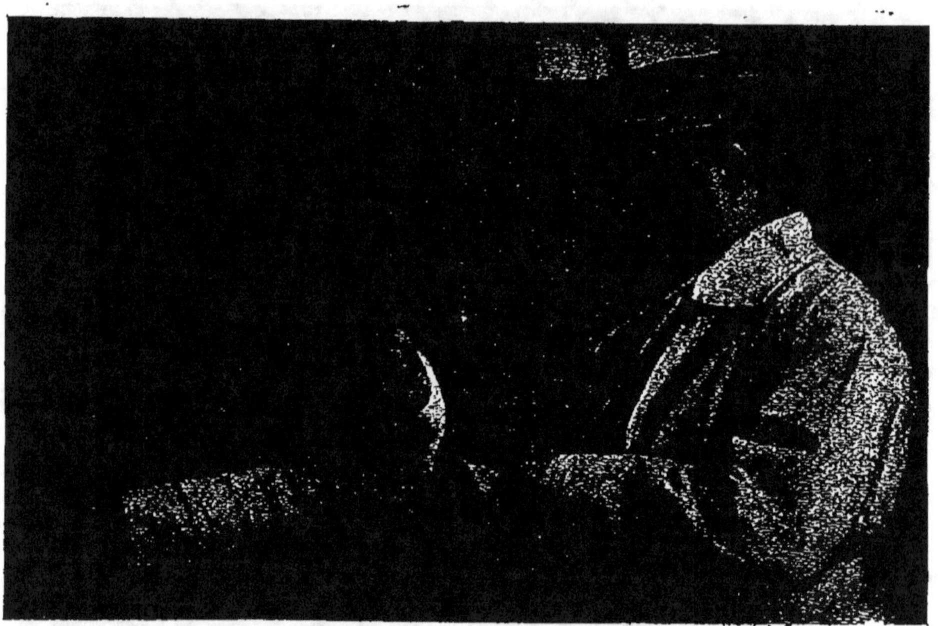

FIG. 74. — APPLICATION DE LA BANDE POUR REDRESSER LE PIED DANS L'ENTORSE TIBIO-TARSIENNE.
5e Temps : Fin de l'application de la bande.

infiltrations. Terminer par le massage général de la jambe entière. Faire, surtout au début du traitement, une compression ouatée avec une bande Velpeau. Plus tard, après la résorption des infiltrations et l'atténuation de la douleur, exécuter la mobilisation méthodique soit en décubitus, soit en position du genou.

*Entorse du poignet.* — Massage complet de la portion supérieure, l'avant-bras ; éviter les fléchisseurs des doigts, s'il y a contracture de ces muscles. Massage partiel — effleurage et pressions — de la partie inférieure, la main. Enfin, des pressions lentes et circulaires des ligaments du carpe, des ligaments latéraux ; des pressions digitales des interlignes articulaires. On doit de temps en temps ajouter des pressions avec la face palmaire de la main, afin d'activer l'absorption des infiltrations de la capsule articulaire. Ceci fait, et lorsque la douleur a notablement diminué, on doit procéder au massage du membre entier et toujours dans le sens de la circulation veineuse. Le massage est terminé par des mouvements passifs, tels qu'on les utilise pour la mobilisation méthodique, par des mouvements actifs et contrariés.

En exécutant le massage de l'entorse du poignet, on doit bien explorer le carpe et voir s'il n'y a pas quelques os déplacés. Dans ces conditions on ferait bien d'insister par des pressions plus fortes, sur ces déplacements, afin d'obtenir la réduction de cette articulation. Souvent, il suffit de faire diminuer les épanchements intra-articulaires, pour faciliter la mise en place de l'os déplacé.

*Entorse du coude.* — Massage complet de la partie supérieure, le bras et spécialement le massage du triceps, car souvent le biceps se trouve ici contracturé. Massage complet de la partie inférieure, l'avant-bras, les deux groupes antagonistes à la fois. Et, enfin, massage partiel du coude. Ici les pressions et les effleurages rendent beaucoup de services. Les effleurages se font sur toute la région du coude. Mais, les pressions digitales avec les deux pouces commencent au-dessous de l'olécrane, remontent simultanément en haut, en contournant cet os et finissent au-dessus des deux condyles de l'humérus. S'arrêter un peu sur la cavité olécranienne, où des pressions digitales avec un doigt permettent de décongestionner le tissu cellulaire qui remplit cette cavité. Finir le massage par des mouvements passifs. Eviter au début du traitement les mouvements actifs et contarrés.i Il faut engager le malade à se servir de son bras le plus possible.

La *luxation de l'épaule.* — Comme pour les entorses nous choisissons le type le plus répandu de luxation, pour décrire l'intervention massothérapique. Le lecteur pourra lui-même établir la conduite à tenir pour le massage des autres luxations.

Le massage de la luxation de l'épaule ne peut se faire qu'après réduction complète de l'articulation. Il faut commencer le massage immédiatement après la réduction. Le malade est assis sur une chaise. Le massothérapeute se place face contre l'épaule. Au début du traitement on commence par les effleurages du trapèze, du deltoïde et des autres muscles périarticulaires, suivis bientôt par les légères pressions. Le trapèze se masse de haut en bas : le deltoïde de bas en haut : sa portion moyenne verticalement, ses portions antérieures et postérieures de l'insertion humérale vers la clavicule et vers l'épine de l'omoplate. Les muscles sus et sous-épineux de dehors en dedans et en forme d'éventail ; le muscle rhomboïde obliquement de la colonne vertébrale vers ses insertions scapulaires ; enfin, le grand dorsal, de bas en haut et de dehors en dedans. Après quelques séances de ce massage, quand on juge l'articulation suffisamment fortifiée, on ajoute aux effleurages et pressions le pétrissage, la vibration et même le tapotement, ainsi que la mobilisation méthodique de l'épaule. Les mouvements actifs doivent commencer, quand la mobilisation permet déjà d'obtenir des mouvements d'une certaine amplitude. Plus tard il faut engager le malade à essayer deux ou trois fois par jour de sortir son bras de l'écharpe et à procéder à quelques mouvements d'écartement, de flexion, d'extension ; puis on lui conseille de porter le bras en avant, en arrière et derrière le corps. Ne jamais oublier de mettre le bras dans une écharpe après chaque séance de massage, surtout au début du traitement.

Il faut remarquer que souvent l'articulation présente un certain épaississement de la capsule articulaire dû à la congestion du tissu fibreux de cette articulation. Pour décongestionner cette capsule, il faut se servir des pressions digitales ou palmaires faites tout autour de l'articulation, en insistant un peu plus sur la gouttière bicépitale, où est logé le tendon du biceps brachial.

Les premières séances dans le massage de la luxation, comme dans toute autre luxation, sont destinées à faire disparaître les exsudats. Dans ce but, on utilise les effleurages profonds et les pressions. Si les infiltrations persistent, on doit avoir recours aux manœuvres plus fortes, telles que l'écrasement, les pressions digitales profondes et même parfois le mouvement de meule.

*Luxation du coude*. — Même massage que pour l'entorse du coude, dont elle n'est qu'une forme exagérée.

*Luxation du poignet*. — Même conduite que pour l'entorse du poignet ; ne masser qu'après réduction de l'articulation.

*Luxation des doigts*. — Massage après la réduction ; effleurage, pression et mobilisation méthodique. Il est utile d'appliquer une bande après chaque séance de massage jusqu'à la disparition complète des œdèmes.

## LE MASSAGE MÉTHODIQUE DES FRACTURES

Au début de la guerre nous avons exposé, dans un article publié par la *Presse médicale* du 26 août 1914, notre façon de traiter les fractures. L'expérience de la guerre nous a prouvé qu'elle est la plus rationnelle ; nous reproduisons ici la partie de cet article qui traite le massage des fractures en général. « Pour nous, disions-nous, toute fracture, après sa réduction, doit être mise au repos absolu dans un appareil amovible et pour une durée de trois jours à trois semaines, suivant qu'il s'agit d'une fracture du péroné ou d'une fracture bimalléolaire. Après quoi il faut commencer le massage, en la sortant de son plâtre avec maintes précautions et en l'y posant après la séance avec les mêmes soins. Pour masser le membre blessé, on le place soit sur un coussin de sable, soit sur une couverture pliée en huit, et autant que possible dans la même position qu'il a conservée dans le plâtre. On divise le champ massothérapique en trois portions : celle qui est au-dessus de la fracture, celle qui est au-dessous et la région même de la fracture. On commence toujours le massage par la première portion. Les seules manœuvres utilisées dans les premières séances seront les effleurages superficiels et profonds, exécutés avec douceur et sans efforts. Mêmes manœuvres pour la deuxième portion. Ne pas toucher, aux premières séances, à la région où se trouve le cal fibreux, afin de ne pas activer son hyperformation. La séance de massage doit se terminer par des effleurages de tout le membre, en évitant de toucher à la portion moyenne du membre blessé.

« Les premières séances ne doivent pas durer plus de dix minutes à un quart d'heure. Le membre blessé est remis avec toutes les précautions nécessaires dans l'appareil plâtré, qui, de cette façon, se transforme dès le premier jour du massage en gouttière plâtrée. Cette gouttière est maintenue en place par une bande de Crêpe Tétra ou de Velpeau, ce qui nous permet d'exécuter une compression progressive et graduelle sur tout le membre.

« Dans les séances suivantes, les manœuvres précédentes sont complétées par des pressions, la percussion et le pétrissage des masses musculaires. Toutes ces manœuvres sont destinées à lutter contre l'atrophie musculaire, occasionnée par l'immobilisation. La mobilisation des articulations débute d'abord par des mouvements passifs des articulations éloignées.

« Ce n'est que plus tard, lorsque la consolidation de la fracture est à peu près terminée, qu'on procède aux mouvements passifs des articulations voisines à la fracture. Le massage méthodique abrège notablement la durée du traitement des fractures. *Il faut seulement ne pas attarder son application.*

« Aussitôt que la fracture est jugée consolidée, il faut abandonner la gouttière et procéder à la rééducation des mouvements et de la marche chez les blessés ; car, l'immobilité plus ou moins prolongée entraîne une certaine incapacité dans les mouvements du membre blessé. Il faut apprendre au blessé la façon d'exercer les mouvements simples ; ensuite, les mouvements compliqués, afin qu'il puisse récupérer les fonctions de ses muscles le plus vite possible. La mécanothérapie, même rudimentaire, peut rendre ici un grand service. »

Les généralités précédentes s'appliquent bien entendu aux fractures de gros os, aux doubles fractures et aux fractures compliquées. Quant aux fractures simples, comme la fracture du péroné, du métatarse, etc., l'appareil plâtré peut être remplacé par des attelles ou des plaques en zinc entourées d'ouate, ou bien par des fils de fer en forme de gouttières.

*Fracture de la clavicule.* — Au début du traitement de cette fracture on utilisera le massage sans mobilisation de l'articulation de l'épaule. Par contre, dès le premier jour, si l'état général du malade le permet, on fera la mobilisation des articulations des doigts, du poignet et du coude. On massera d'abord le deltoïde : effleurages et légères pressions ; massage du trapèze de haut en bas, et de la région claviculaire avec des effleurages et des pressions digitales. Au bout de 5 à 10 jours massage de tous les muscles périarticulaires, en utilisant en plus les effleurages profonds, le pétrissage et la vibration manuelle. Quand la fracture est suffisamment consolidée, commencer la mobilisation méthodique de l'épaule.

Après chaque séance le bras doit être mis en écharpe, en ayant soin de porter le coude fortement en arrière. Cette disposition, qu'il faut vérifier soigneusement, surtout au début du traitement, permet de placer les deux fragments de la clavicule au même niveau.

*Fracture de l'omoplate.* — Ici, massage partiel des muscles péri-articulaires. Éviter les pressions profondes et le pétrissage du muscle sous-épineux, surtout pendant les premières quatre ou six séances. Pas de mobilisation de l'épaule au début du traitement et tant que la plaie n'est pas complètement cicatrisée. Quand la douleur a disparu, faire des pressions profondes et plus tard le pétrissage des muscles. la mobilisation des articulations éloignées doit être commencée dès le début du traitement. Les mouvements actifs et respiratoires termineront chaque séance. Appliquer une écharpe au commencement du traitement, qu'on supprime aussitôt que la consolidation est finie.

*Fracture de l'humérus.* — Massage du deltoïde : effleurage et pression. Massage des sus et sous-épineux, des pectoraux et du trapèze. Massage du triceps brachial. Éviter de masser le biceps en cas de tendance à la contracture. Massage du coude et massage complet de l'avant-bras.

On commence par masser la partie située au-dessus de la fracture ; puis, on masse la partie inférieure, et on ne touche pas à la région moyenne, tant que la consolidation n'est pas terminée.

Insister pendant que le bras est immobilisé sur la mobilisation du poignet et des doigts. Commencer la mobilisation méthodique du coude et de l'épaule, quand la cicatrisation de la plaie est accomplie en grande partie. Finir le massage de cette fracture

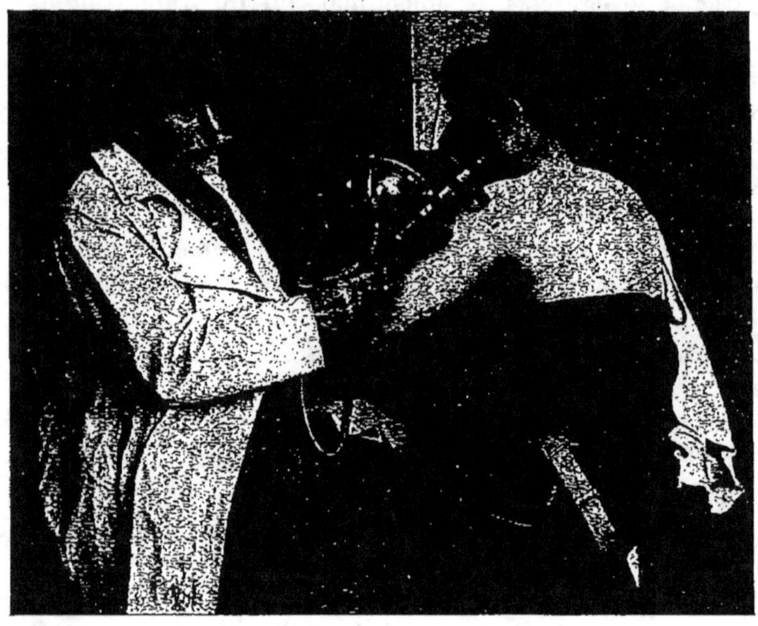

Fig. 75. — La percussion mécanique du muscle deltoïde dans l'atrophie musculaire consécutive à une fracture de l'humérus.

par un massage général de tout le bras, effleurages superficiels et profonds en bracelet.

*Fracture de l'extrémité inférieure du radius.* — Placez l'avant-bras, débarrassé de son plâtre ou de ses attelles, sur un coussin et sur une table, ou sur le genou. Massage partiel (effleurages et pressions) des deux portions, supérieure et inférieure. Ne jamais manquer de masser la main. Pendant les deux ou trois premières séances pas de mobilisation, sauf pour l'articulation de l'épaule et les doigts. Ensuite mobilisez modérément les articulations voisines : le coude et le poignet. A ce moment on peut utiliser, outre les effleurages et les pressions, le pétrissage et les vibrations ; on ajoute, plus tard, les percussions des masses charnues des muscles. Insistez avec des pressions digitales sur les tendons, les ligaments et les muscles interosseux. Terminez chaque séance par un massage général de la main et de l'avant-bras, et même si l'immobilité a été un peu prolongée, par le massage du bras. Veiller d'une façon spéciale sur la mobilisation des articulations des doigts.

*Fracture des os de la main.* — Massage complet des muscles de l'avant-bras ; des pressions larges et profondes pour faire disparaître l'infiltration. Massez par des pressions profondes et rectilignes les gaines tendineuses. Effleurage de la main et de l'avant-bras. Mobilisez les articulations du poignet, du coude et de tous les doigts. Terminez la séance par les mouvements actifs et contrariés et par un effleurage général de tout le membre.

*Fracture du péroné.* — Levez avec précaution les attelles ou la gouttière, et placez la jambe sur un long coussin en tournant sa face antéro-externe en haut. Massage du groupe musculaire péronier et des muscles extenseurs des orteils. D'abord, les effleurages superficiels, suivis bientôt de pressions superficielles suffisent. Mais, au bout du troisième jour, faire ces mêmes manœuvres profondément et ajouter le pétrissage. Débutez par le massage de la partie supérieure et inférieure, ainsi que par le massage du pied. Terminez par un massage complet de la région entière. Mobilisation précoce du genou, des orteils et de la hanche. Bande Velpeau et application semblable à celle des entorses, s'il y a relâchement tendineux de l'articulation.

*Fracture du fémur* (la diaphyse fémorale). — Le massage doit être commencé après la consolidation de l'os. On peut de temps en temps, lorsque le membre est mis hors de son plâtre, faire un léger effleurage palmaire qui contribue à faire disparaître les infiltrations. Si la fracture ne présente aucune complication, le massage peut être commencé trois semaines après la fracture. Dans ce cas, on sort le membre avec précaution du plâtre, on le pose sur un coussin ou une couverture pliée en huit et dans la position donnée par l'appareil. On commence par effleurer la partie située au-dessus de la fracture : effleurages superficiels et profonds, destinés à diminuer la douleur et à disperser l'infiltration. On effleure, après, la partie inférieure, celle située au-dessous du lieu de la solution de continuité, sans toucher au cal pendant les premières séances. Plus tard, on procède par un massage à peu près complet des deux parties du membre et par des effleurages et des pressions superficiels de la fracture elle-même. Puis, on ajoute le pétrissage et les percussions pour les muscles, les effleurages profonds et la vibration pour la fracture, et, enfin, on commence la mobilisation des articulations voisines : la hanche et le genou. Mais, auparavant, on n'oubliera pas de mobiliser les articulations éloignées : le cou-de-pied et les orteils. Faire également la mobilisation de l'autre jambe, comme préventive. La guerre nous a montré des phénomènes tellement bizarres produits par l'immobilisation trop prolongée, qu'on se perd dans les conjectures, et on se demande comment la fracture d'une jambe a pu entraîner une raideur et même une ankylose partielle de l'autre. Par conséquent, mieux vaut mobiliser l'autre jambe du blessé, que de s'exposer à des surprises désagréables.

Tant que le membre n'a pas repris suffisamment de forces pour permettre la station debout, il est préférable de garder la gouttière plâtrée, considérablement réduite et transformée en un simple appareil de maintien, qu'on supprimera aussitôt que la station debout est acquise.

A partir de ce moment, on soumet le membre malade à un massage complet. On commence par les muscles fessiers, qu'on a déjà effleurés aussitôt que le blessé a pu se mettre sur le ventre. Le massage des fessiers exige l'emploi des manœuvres fortes : effleurages et pression profonds, pétrissage avec foulage, tapotement et percussion. Puis, en retournant le malade, on masse le quadriceps, le couturier et, en cas d'absence d'adduction, les adducteurs. On s'abstiendra pour un certain temps de masser les muscles fléchisseurs de la jambe sur la cuisse. Pour masser la face antérieure de la cuisse, il faut avoir recours aux effleurages, pressions, tapotement, percussion, la vibration et, surtout, au roulement. Les muscles de la cuisse s'y prêtent parfaitement.

On terminera chaque séance par les mouvements passifs : abduction et adduction de la jambe, flexion et extension de la jambe sur la cuisse, de la cuisse sur le tronc ; la circumduction et la rotation de l'articulation coxo-fémorale. Mouvements actifs ; insister surtout sur ceux qui manquent ou qui s'exécutent mal. Mouvements contrariés.

*Fracture du tibia.* — Avant le massage faire la mobilisation de la hanche et des articulations des orteils. Posez la jambe sur un coussin ou sur une couverture en huit ; massez les muscles de la face antéro-externe de la jambe, en divisant la région en deux portions, comme dans les autres fractures. Ne pas masser la face postérieure de la jambe, tant qu'on n'est pas sûr que la fracture en question n'a pas entraîné une rétraction, même partielle, du tendon d'Achille, ou bien une contracture des extenseurs du pied. On débute par un massage partiel : effleurages et pressions légères, et on termine par un massage complet, sauf le roulement, difficile à exécuter ici.

Mouvements passifs de toutes les articulations ; insistez sur la mobilisation du cou-de-pied ; n'oubliez jamais la rotation du pied en dehors. S'il y a équinisme simple, faites la traction du tendon d'Achille. Nous utilisons ici plusieurs procédés : 1° Ceux qui sont indiqués dans la *Mobilisation Méthodique,* et 2° le procédé de la poitrine. Nous n'allons pas revenir sur les procédés décrits dans la *Mobilisation.* Le procédé de la poitrine comprend les manipulations suivantes : le malade est couché ou assis; mieux vaut la position couchée. Le massothérapeute se place face contre la plante du pied malade; saisit avec les deux mains le talon, en laissant le tendon complètement dégagé et appuie la plante du pied contre sa poitrine. Il suffit que le pied pose sur la poitrine avec sa partie antérieure. Ceci fait, le massothérapeute exécute simultanément les deux mouvements suivants : 1° Avec ses mains il tire sur le talon fortement tenu par les mains ; 2° avec sa poitrine il pousse en même temps la plante du pied. Ces deux mouvements, faits d'une façon isochrone, forcent le pied à basculer de bas en haut sur la jambe. Ce mouvement de bascule, exécuté au moment où la traction du tendon est à son maximum, contribue à allonger ce tendon.

*Fracture de l'extrémité inférieure de la jambe.* — Quand celle-ci est posée sur un coussin ou sur une couverture pliée en huit, on masse, d'abord, la partie de la jambe au-dessus de la fracture; effleurages, pressions et pétrissage de la masse charnue des muscles. Puis, on masse la partie au-dessous de la fracture, le pied : effleurages, pression et vibration. Ensuite, on masse l'articulation : effleurages en bracelet, effleurages digitaux, pressions digitales, destinés à activer la résorption des exsudats et des infiltrations des gaines tendineuses. Plus tard, on termine la séance par un effleurage profond général de tout le membre, surtout du pied, de l'articulation et de la jambe. Commencez en même temps les mouvements passifs : flexion et extension, d'abord; abduction, adduction et rotation, ensuite; la circumduction en dernier lieu. La bande de maintien est ici d'une très grande utilité, la bande élastique de préférence. Terminez les séances par la rééducation de la marche, identique à toutes les fractures du membre inférieur, que nous décrirons dans un chapitre à part.

*Les fractures des métatarses et des orteils*, n'ayant rien de spécial, leur traitement massothérapique se fait de la même façon que le massage des fractures des doigts et des os longs. Comme les dimensions sont ici de beaucoup plus petites, toutes les manœuvres seront exécutées par les doigts et non par la main.


## LA MASSOTHÉRAPIE DES RAIDEURS ET DES ANKYLOSES


Raideur, enraidissement, ankylose fibreuse, ankylose partielle et ankylose complète ne sont que différentes phases d'un même processus ankylosant dû à l'exagération de l'immobilisation. Au point de vue massothérapique ces différentes formes pathologiques ont peu d'importence et nous donnerons la description du massage à employer pour toutes à la fois. Il est entendu que chacune de ces formes exige une application plus ou moins forte, plus ou moins complète, suivant les indications de chacune d'elles ; mais, comme intervention technique, il en est de même, sauf en cas d'arthrite subaigüe ou chronique des articulations.

*Raideur et ankylose de l'épaule.* — Massage du trapèze de haut en bas : effleurages, pressions, pétrissage et percussion. Massage du deltoïde ; partiel au début du traitement : effleurages

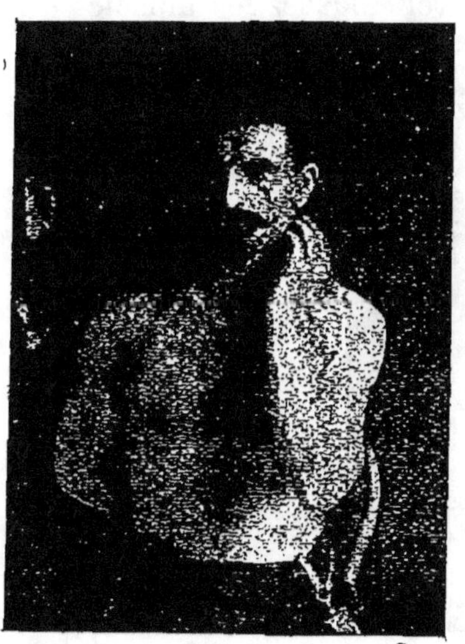

Fig. 76. — Ankylose d'origine rhumatismale.

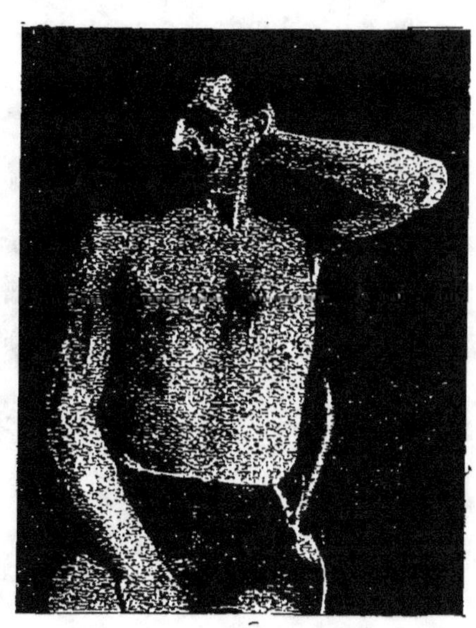

Fig. 77. — Même malade après trois semaines de traitement.

et pressions superficielles ; massage complet ensuite. Même conduite pour le massage des muscles péri-articulaires. Retarder le massage des pectoraux, avant d'être bien sûr que leurs antagonistes, le rhomboïde et le grand dentelé ne sont pas atrophiés, ou simplement atonifiés. Dans ce cas, pour éviter d'augmenter la contracture des pectoraux, ne masser que les antagonistes atrophiés. Massage de la capsule articulaire : pressions profondes digitales, circulaires. Insistez sur les ligaments et le tendon du biceps en cas de ténosite. Massez également le triceps brachial, qui a toujours tendance à s'atrophier. Massage du grand dorsal.

Faire la mobilisation méthodique avant le massage. Faire suivre la séance de massage par des mouvements passifs, actifs et contrariés. La gymnastique et la rééducation sont ici d'une très grande importance.

*Raideur et ankylose du coude.* — Commencez toujours par la mobilisation méthodique. Massez les muscles du bras, sauf le biceps s'il a tendance à se contracturer. Massez les muscles de

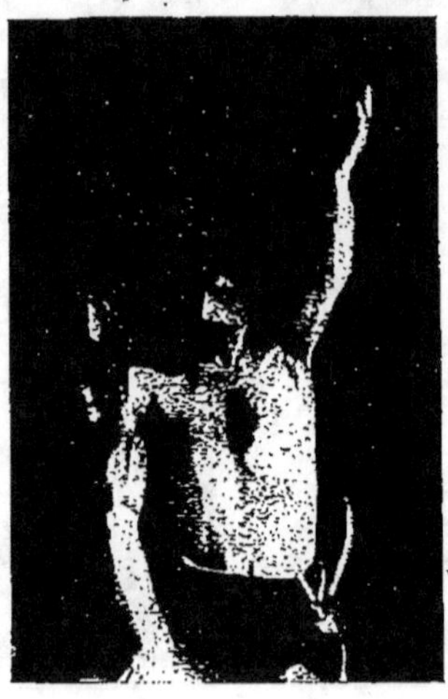

Fig. 78. — Même malade après six semaines de traitement.

l'avant-bras et l'articulation elle-même. Utilisez pour celle-ci les pressions superficielles et profondes, circulaires et massez le long des ligaments ; insistez sur les infiltrations avec des pressions palmaires et des effleurages profonds. Faire usage des manœuvres combinées : pressions profondes avec une main et effleurages avec l'autre, exécutées simultanément: l'une pour écraser les épanchements et l'autre pour envoyer le produit écrasé dans le courant sanguin. On peut aussi combiner le massage avec l'air chaud, procédé que nous décrirons plus loin. L'air chaud permet aux pressions d'activer la résorbtion des épanchements plus rapidement.

Terminez par des mouvements passifs, actifs et contrariés.

*Raideur et ankylose du poignet.* — Effleurages et pression de l'avant-bras et de l'articulation pour activer la disparitions des infiltrations. Massage complet des muscles de l'avant-bras. Massage partiel de la main et du poignet. Faire usage des pressions profondes pour l'articulation, afin de combattre la ténosite des ligaments et des tendons. Les mouvements actifs et passifs sont accompagnés ici par les tractions des tendons des fléchisseurs ou des extenseurs. Les procédés indiqués dans la mobilisation peuvent suffire. Nous utilisons pour cela une variante du procédé de la poitrine décrit plus haut : la main est posée par sa face palmaire sur la poitrine du massothérapeute, qui la soutient avec une main pour l'empêcher de glisser et avec l'autre main il appuie sur l'avant-bras de haut en bas immédiatement au-dessus du poignet.

Dans quelques cas, lorsque la rétraction des tendons des fléchisseurs est fortement prononcée, nous utilisons un procédé qui nous sert en même temps comme moyen d'exploration dans la contracture des muscles fléchisseurs des doigts, ainsi que dans les névrites radiales ou cubitales, dans l'hémiplégie, dans la contracture spasmodique, etc. Ce procédé consiste à redresser les doigts, quand la flexion de la main sur l'avant-bras est au maximum. Voici comment nous procédons : nous mettons d'abord en flexion complète le poignet, puis, nous saisissons les doigts de notre malade et nous les mettons en pleine extension ; quand ceci est fait, nous relevons la main du malade, en la saisissant par sa face palmaire et en la faisant basculer de bas en haut autour de l'axe horizontal de l'articulation radio-carpienne. Si la rétraction tendineuse des fléchisseurs des doigts n'est pas définitive, nous arrivons, au bout de quelques exercices de ce genre, à les redresser plus ou moins complètement. Dans le cas contraire, nous gagnons toujours quelque chose, mais une fois lâchés, les doigts restent plus ou moins fléchis.

Ce procédé nous sert comme moyen d'exploration du degré de contracture des fléchisseurs des doigts. Lorsqu'on fléchit fortement le poignet du malade, on peut constater qu'il peut allonger ses doigts d'une façon complète, quand la contracture est accompagnée d'une rétraction partielle ou passagère des tendons, et

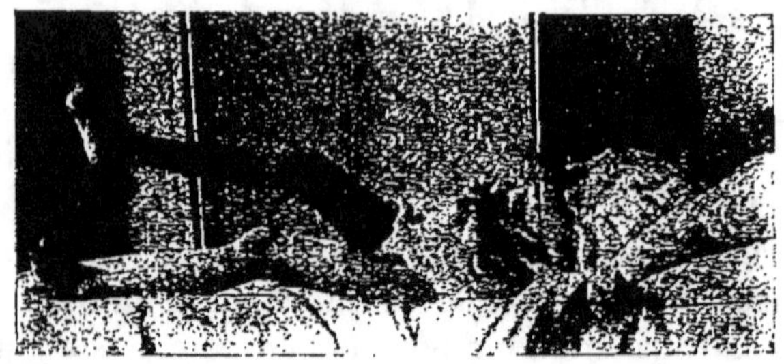

Fig. 79. — Ankylose du genou d'origine rhumatismale.
Avant le traitement : le maximum d'extension de la jambe.

incomplètement, quand elle est compliquée d'une rétraction permanente ou définitive de ses tendons. Il suffit de relever la main du malade pour que cette extension se maintienne partielle-

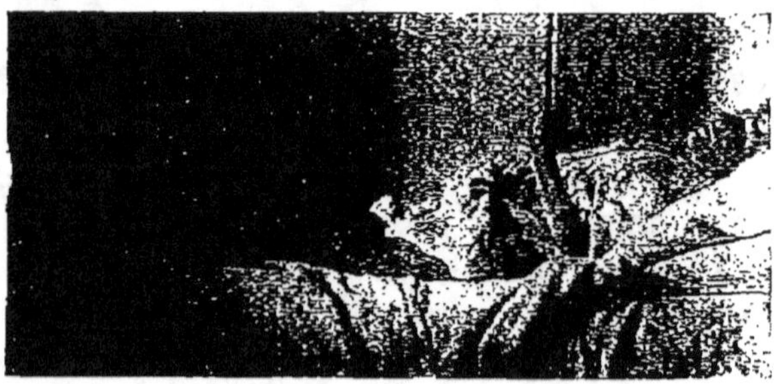

Fig. 80. — Ankylose du genou d'origine rhumatismale.
Après quatre semaines de traitement le malade allonge à peu près complètement sa jambe.

ment dans le premier cas et disparaisse complètement dans le deuxième.

*Raideur et ankylose de la hanche.* — Massage des muscles fessiers, massage complet. Massage du quadriceps, massage complet, y compris le roulement et le foulage. Massage complet des muscles postérieurs de la cuisse, s'il sont atteints d'atrophie. Dans le cas contraire, s'abstenir de les masser, surtout au début du traitement.

Comme l'articulation est profonde, s'abstenir de la vouloir masser entièrement; attaquez par des pressions profondes les parties accessibles.

Commencez toujours par la mobilisation de l'articulation. Si l'ankylose est complète, il est inutile d'essayer de la mobiliser. Dans les ankyloses partielles faire la mobilisation méthodique. Dans le cas d'arthrite chronique ou subaiguë, utilisez les mouvements passifs avec douceur. Les mouvements actifs et les mouvements contrariés termineront les séances.

*Raideur et ankylose du genou.* — Mobilisation méthodique d'abord. Massage complet du quadriceps, des muscles de la jambe. Ne pas masser les muscles postérieurs de la cuisse, tant que la tonicité du quadriceps ne devient pas normale. Massage de l'articulation avec les deux pouces de préférence : contourner la rotule et faire suivre le chemin que nous avons indiqué quand nous avons décrit le massage de l'entorse du genou. Mouvements passifs, actifs et contrariés. En cas d'arthrite insister sur le massage de la capsule et des ligaments latéraux.

*Raideur et ankylose du cou-de-pied.* — La mobilisation méthodique de l'articulation précède le massage. Celui-ci est ici le même que dans les entorses tibio-tarsiennes, à l'exception de la période primaire, qui demande un massage partiel et qui n'existe pas ici. Massage complet des muscles de la jambe du groupe antéro-externe, du pied et de l'articulation elle-même. Pour ce dernier, utiliser de préférence les pressions digitales profondes et circulaires. Les mouvements passifs sont toujours accompagnés ici par la traction du tendon d'Achille par le procédé de la poitrine, décrit plus haut. Terminez la séance par des effleurages profonds et larges de toute la jambe, destinés à rétablir la circulation du membre inférieur.

## LA MASSOTHÉRAPIE DES CONTUSIONS

Le massage est le traitement de choix des contusions, à condition d'être appliqué le plus tôt possible après l'accident. Quand la contusion est accompagnée d'une plaie, il faut s'abstenir de

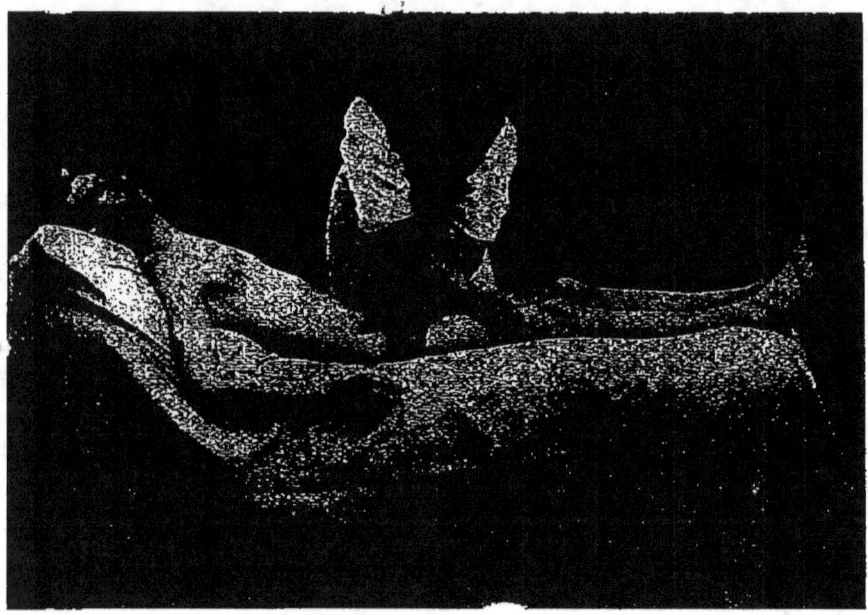

Fig. 81. — Larges effleurages en bracelet pour activer la circulation de retour.

masser la région où se trouve la plaie et attendre sa cicatrisation à peu près complète. Le D[r] Ed. Cyriax a publié en 1917 un procédé de traitement massothérapique des plaies septiques, qui lui a donné des excellents résultats. Nous avons aussi essayé sa méthode au Val-de-Grâce et nous sommes arrivés aux mêmes conclusions : le massage des tissus environnants de la plaie, ainsi que les muscles et les nerfs, qui voisinent celle-ci, permet d'obtenir l'élimination rapide du pus, la régularisation de la circulation, sanguine et lymphatique, la stimulation de la tonicité nerveuse et musculaire et l'absence à peu près certaine d'ankylose et d'atrophie musculaire. La méthode comprend les effleurages, les pressions, les vibrations, la mobilisation méthodique précoce et les mouvements actifs.

Massez d'abord la partie au-dessus de la plaie et celle qui est au-dessous. Les effleurages superficiels et profonds rendent ici un grand service. Dans les contusions sans plaie faire les effleurages et les pressions digitales, en allant du centre de la partie contusionnée vers sa périphérie, ce qui permet d'activer l'absorption rapide de l'exsudat. Quand la douleur est atténuée on peut ajouter les effleurages profonds et le pétrissage sous forme de foulage. Massez également les muscles. Dans le cas de lésions des aponévroses ou des tendons, insistez avec des pressions d'abord superficielles, puis profondes, sur les tendons, les ligaments, les capsules articulaires, etc.

Souvent les contusions sont accompagnées de la cellulite, sous forme de nodules ou de plaques; insistez par des pressions superficielles et précipitées, ainsi que par des pressions et les effleurages profonds sur ces nodules ou plaques, qui sont en général très douloureux et très tenaces. Terminez les séances par de larges effleurages palmaires ou en bracelets destinés à activer la circulation de retour de la région où se trouve la contusion.

## LE MASSAGE DES RUPTURES MUSCULAIRES

Nous ne parlons pas ici des ruptures musculaires par blessure en séton, mais des ruptures produites par effort musculaire : chute, jeu de football, course, gymnastique, etc. Deux symptômes prédominent le tableau : la douleur et l'épanchement sanguin. Contre la première nous conseillons de commencer le massage par des effleurages superficiels et précipités et par des vibrations manuelles. Contre le second, nous utilisons les effleurages profonds et les pressions, ceux-ci favorisent l'absorption du liquide extravasé. Plus tard, lorsque l'épanchement a diminué sensiblement, nous insistons sur les muscles, en plus des manœuvres précédentes, par le pétrissage.

D'une façon générale nous ne massons que la gérion où se trouvent les muscles atteints. Mais il arrive souvent qu'à la suite du retard de l'intervention massothérapique, les antagonistes des muscles atteints passent à l'état d'hypertonie (contracture). Dans ce cas, nous massons tous les muscles qui peuvent contrarier

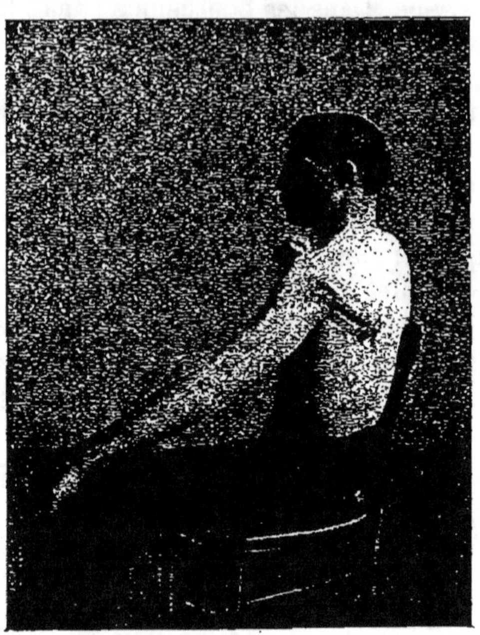

Fig. 82. — Cicatrice adhérente profonde immobilisant l'articulation glénohumérale et occasionnant une ankylose fibreuse de l'épaule.

l'action des antagonistes et qui permettent ainsi, de rétablir l'équilibre de deux groupes musculaires à fonction opposée.

Faire suivre les séances par des exercices de mouvements passifs et actifs. Éviter les mouvements contrariés, afin de ne pas empêcher la restauration des fibres musculaires rompues. Dans la massothérapie des ruptures musculaires il faut tenir compte de l'âge du malade, de son état général et de la répétition des accidents. Chez les personnes âgées la restauration musculaire est longue à se faire, de même chez les personnes chétives, ou bien si l'accident se répète souvent, la récidive est ici toujours d'un mauvais augure. Les ataxiques font exception ; chez eux la rupture musculaire se fait sans douleurs et parfois sans épanchement sanguin. Néanmoins, plusieurs auteurs rapportent des cas de véritable guérison rapide chez les personnes qui ont eu la déchirure musculaire plusieurs fois de suite. Le coup de

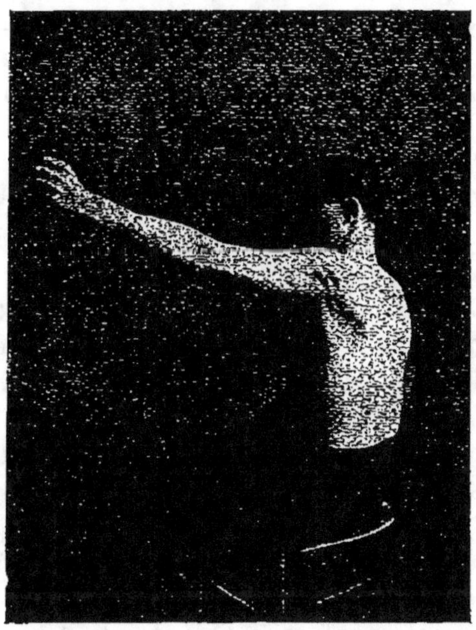

Fig. 83. — Après un mois de traitement la cicatrice devient plus souple et l'articulation plus mobile.

fouet, que les uns attribuent à une rupture des fibres musculaires des muscles postérieurs de la jambe et que Verneuil attribue à une rupture d'une varice intramusculaire, guérit toujours par le massage méthodique, à condition d'être appliqué le plus tôt possible. Commencez par les effleurages, superficiels et profonds, et ajoutez la pression, les vibrations et le pétrissage au fur et à mesure de la diminution de l'infiltration sanguine. Mobilisez les articulations, quand la douleur disparaît.

## LA MASSOTHÉRAPIE DES ÉPANCHEMENTS ARTICULAIRES

Ces épanchements peuvent contenir un liquide séreux — les hydarthroses — et un liquide sanguinolent — les hémarthroses. Les hydarthroses peuvent être produites soit par un accident, soit au cours d'une arthrite chronique. Quelle que soit l'origine de cet épanchement, nous le traitons de la même façon : durant les premières séances nous ne faisons que des effleurages et de légères pressions de l'articulation. Ensuite, nous attaquons la partie du membre située au-dessus de l'articulation par des effleurages profonds et des pressions circulaires pour accélérer la circulation ; et par de légers pétrissages et des pressions profondes pour activer la tonicité des muscles, qui ont ici une tendance à s'atrophier rapidement. Ces séances sont terminées par une compression ouatée et même, si l'épanchement est assez tenace et volumineux, par une application d'une compresse révulsive. Au bout de quelques séances — 5, 8 ou 10, suivant le cas et suivant la rapidité de l'absorption du liquide infiltré — nous ajoutons aux précédentes manœuvres les pressions digitales profondes de l'articulation, la percussion et même le tapotement sur les muscles, les effleurages profonds et larges pour la circulation et la mobilisation méthodique graduelle, suivie bientôt des mouvements actifs. Pas de mouvements contrariés tant que la dernière trace de l'infiltration n'a pas disparu. Il est évident qu'à ce moment, notre compression ouatée est mise de côté et remplacée par une simple bande en tissu élastique.

Dans les hémarthroses notre conduite à tenir dépend de la composition du liquide épanché. Si ce liquide n'est que sanguinolent, nous procédons, comme dans les hydarthroses, mais, avec plus de prudence et plus de lenteur. Mais si ce liquide est du sang pur, nous nous abstenons de manœuvres massothérapiques, tant que nous ne sommes pas sûr de l'origine de cet épanchement sanguin ; car celui-ci peut avoir une cause pathologique plus grave qu'un simple traumatisme. Mais, une fois convaincu que l'hémarthrose ne provient que d'un simple accident, nous le soumettons au même traitement que les hydarthroses en procédant avec encore plus de précautions que dans les épanchements sanguinolents.

Nous nous sommes proposé de ne pas citer d'observations dans notre présent travail. Mais, il nous semble que nous pouvons citer ici un de nos cas d'épanchement sanguin à l'appui de notre thèse. Nous avons eu l'occasion de soigner, avec notre regretté confrère, le docteur A.-J. Magnin, une personne âgée de plus de 60 ans et atteinte d'une hémarthrose du genou bien établie par notre confrère, et chez laquelle nous avons obtenu une guérison complète au bout de quatre semaines. Notre malade a repris sa vie ordinaire et ses genoux n'ont conservé aucune trace de son épanchement sanguinolent. Nous l'avons massée par le procédé indiqué plus haut, en insistant au commencement sur les effleurages et les pressions seulement. En même temps nous massions ses muscles de la cuisse, ce qui nous a permis d'éviter l'atrophie musculaire, cause fréquente des impotences fonctionnelles des membres chez ces malades. Aussitôt qu'elle fut possible nous fîmes la mobilisation méthodique et la rééducation de la marche.

Il faut éviter la marche au début du traitement dans les hémarthroses et aussi dans les hydarthroses, car elle devient un obstacle à la résorption du liquide et risque d'entraîner des déplacements fâcheux des surfaces articulaires. Rééduquée au moment opportun la marche devient très utile, surtout si elle suit immédiatement la séance du massage.

## LA MASSOTHÉRAPIE DES ARTHRITES

L'application du massage dans les arthrites varie selon leur forme et le degré de le état inflammatoire. Dans les arthrites aiguës les manœuvres doivent être extrêmement douces et superficielles. Nous utilisons ici les effleurages superficiels et précipités, destinés à atténuer la douleur et à décongestionner le tissu fibreux de l'articulation. Les séances, surtout au début, sont très courtes. En 1905 nous avons publié un travail sur la massothérapie du rhumatisme articulaire aigu, d'où nous avons tiré les conclusions, que le massage méthodique, par son action anesthésiante, débarrasse le malade de l'hyperesthésie locale en peu de temps

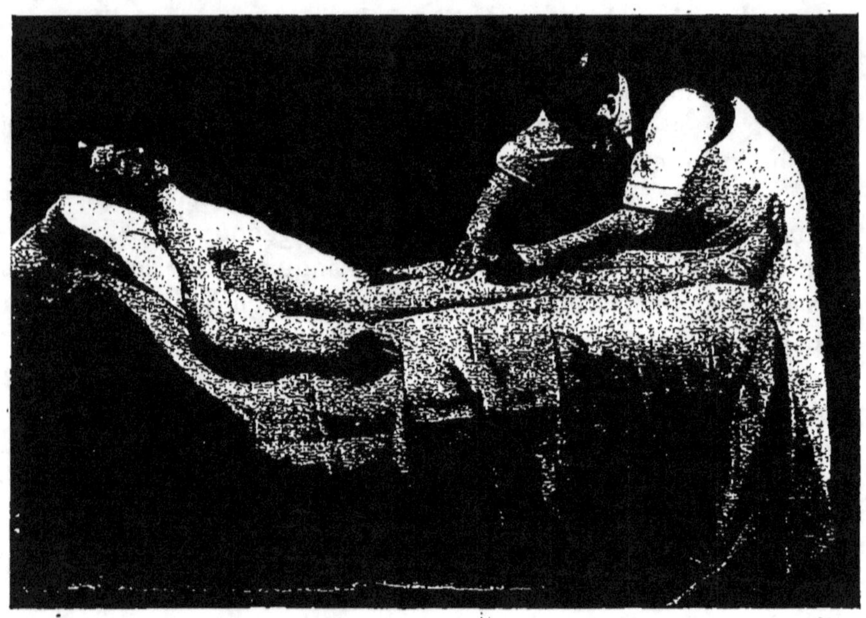

FIG. 84. — MANŒUVRE MASSOTHÉRAPIQUE COMBINÉE :
Les pressions digitales faites avec la main gauche et les effleurages avec la main droite.

et par son action tonifiante le met à l'abri de la parésie et de l'atrophie secondaire des muscles.

Quand l'arthrite devient subaiguë, les effleurages et quelques pressions superficielles suffisent pour diminuer la douleur et faire disparaître les infiltrations. Nous avons eu l'occasion de guérir des arthrites blennorragiques par le massage et qui résistèrent longtemps à toute autre traitement. Les manœuvres précédentes firent vite disparaître la douleur et firent aussi résorber les infiltrations sans que les malades s'en ressentent longtemps après.

Dans les arthrites traumatiques cette action est encore plus rapide, à la condition de ne pas trop brutaliser l'articulation ni par les mouvements passifs, ni par des soubresauts inutiles.

Les arthrites aiguës et subaiguës exigent, par conséquent, des précautions continuelles, une douceur particulière dans l'application des manœuvres massothérapiques et une absence complète de la mobilisation tant que les phénomènes inflammatoires ne sont pas disparus. Tout autre est, bien entendu, la conduite du massothérapeute vis-à-vis des arthrites chroniques. « On ne peut résorber les tissus fibreux, cartilagineux ou osseux de nouvelle production, dit judicieusement Amédée Bonnet ; on ne peut reproduire les cartilages détruits. Tous les efforts doivent se borner à diminuer les conséquences de ces lésions. Le massage remplit ces conditions. » Nous dirons même que le massage seul est souvent suffisant pour remplir ces conditions, car dans les arthrites chroniques il est à peu près le traitement de choix de cette affection, pourvu qu'il soit appliqué de bonne heure avant même que tous les troubles trophiques de l'articulation n'aient le temps de s'installer.

Deux régions doivent surtout attirer l'attention du massothérapeute quelle que soit l'origine des arthrites. Ce sont l'articulation et les muscles qui s'y rattachent. En soignant l'articulation seule sans tenir compte de l'effet désastreux que produit l'arthrite sur les muscles, ou s'expose à voir les déformations articulaires, des déplacements des articles et les infirmités irréparables. Par conséquent, l'atrophie musculaire des arthrites doit attirer notre attention avant tout. Vient ensuite l'articulation elle-même, avec la capsule articulaire, les ligaments, le tissu cellulaire, etc.

Ainsi, dans le traitement massothérapique des arthrites nous commençons par le massage des muscles qui se trouvent au-dessus de l'articulation : effleurages profonds, pressions, pétrissage, et même la percussion. Ensuite, nous massons l'articulation : effleurages circulaires, profonds, pressions digitales du ligament, de la capsule, et pressions profondes de la région articulaire pour activer l'absorption du liquide infiltré. Des pressions circulaires avec trois doigts sont ici d'une grande utilité ; elles permettent de pénétrer profondément dans l'articulation et d'accélérer la résorption des infiltrations. On pourrait ici combiner les pressions de l'articulation avec une main et les effleurages le long du membre, en allant de bas en haut avec l'autre main.

Au fur et à mesure que l'articulation se rapproche vers la normale on procède aux mouvements passifs, faits avec prudence et sans brusquerie. Dans beaucoup de cas la mobilisation méthodique rend de grands services. Quand les mouvements passifs sont tolérés et quand les muscles ont repris leur force musculaire, on commence les mouvements actifs, qu'on termine un peu plus tard par des mouvements contrariés.

## LE MASSAGE DE L'ATROPHIE
## ET DE LA CONTRACTURE DES MUSCLES

Les deux états morbides du muscle — la contracture et l'atrophie — existent pour ainsi dire en même temps et sur le même sujet. Il est relativement rare de trouver l'un sans l'autre. Dans la majorité des cas une contracture musculaire est la conséquence d'une atrophie des antagonistes. Le jeu fonctionnel de deux groupes musculaires antagonistes explique nettement le fait. Si nous envisageons la fonction d'une articulation quelconque, comme l'articulation du coude, par exemple, nous voyons que les fléchisseurs participent pendant l'extension de l'avant-bras sur le bras, et inversement, les extenseurs prennent part dans la flexion. Car, si la contractilité des fléchisseurs, qui produit la flexion, fait passer ces muscles du simple tonus en hypertonie passagère, elle contribue par le fait de la flexion à faire passer le tonus des extenseurs en hypotonie passagère. Quand l'action se localise dans les extenseurs au moment de tendre l'avant-bras sur le bras, les fléchisseurs ont leur tonus diminué et les extenseurs augmentés. Il en résulte, que les deux groupes musculaires de n'importe quelle articulation sont en rapport direct avec leur tonicité : les fléchisseurs ont leur tonicité augmentée pendant la flexion, les extenseurs, pendant l'extension, et diminuée pendant les actions opposées. La guerre nous a démontré que la contracture musculaire peut être tout simplement fonctionnelle, sans aucune participation du système nerveux, ni d'irritation directe. Le docteur Duvernay a mis en évidence, dans un intéressant article publié par *Paris-Médical* du 23 octobre 1915, l'existence chez les blessés de guerre de ces contractures musculaires, qu'il croit être des contractures pures, idiopathiques, manifestées sans aucune cause déterminée. Le D<sup>r</sup> A. Hesnard, Chef du Centre neurologique et physiothérapique de Bizerte, a établi dans sa très intéressante monographie, publiée par les *Archives d'Electricité Médicale* du professeur Bergonié, cinq formes des tonus musculaires réglées par les cinq lois suivantes : 1° loi de la nature dystonisante de la lésion primitive, due aux cicatrices adhérentes aux aponévroses musculaires et aux muscles eux-mêmes ; 2° loi de déséquilibre tonique, dûe aux jeux des tonus musculaires interrompus; 3° loi secondaire des attitudes dystonisantes, dues aux attitudes permanentes anormales; 4° loi de la propagation dystosique, consécutive à l'influence de la contracture d'un muscle sur ses voisins à fonction identique, et 5° loi de l'aptitude hypertonique naturelle du raccourcisseur comme les fléchisseurs et les adducteurs, qui sont chez l'homme plus fort naturellement que les extenseurs et les abducteurs. En 1905 nous avons indiqué la façon de traiter ces contractures dans notre travail sur le traitement massothérapique de la contracture musculaire. Voici ce que nous disions au début de ce travail : « Tout le monde sait le pronostic grave qu'entraîne la constatation des contractures dans l'hémiplégie, dans la sclérose en plaques et dans d'autres maladies nerveuses, sans parler des contractures spasmodiques de la maladie de Little, de la paralysie spasmodique familiale, etc. De même les contractures dites « secondaires » qu'on rencontre dans les affections articulaires, osseuses, glandulaires, *contractures consécutives à l'atrophie* dite réflexe, forment également des obstacles à la bonne marche du traitement. Le massothérapeute doit se familiariser avec ces contractures : il doit connaître leur pathogénie et, surtout, la façon d'appliquer les manœuvres massothérapiques pour obtenir, sinon une détente, du moins un équilibre dans les fonctions des groupes musculaires antagonistes. *Un massage méthodiquement appliqué fortifie les antagonistes et diminue la contracture.* » C'est cette conduite à tenir que nous recommandons avec plus d'insistance aujourd'hui. Notre longue expérience nous a prouvé, tant avant la guerre que depuis, que le seul traitement de choix de ces contractures c'est l'utilisation des moyens destinés à augmenter la tonicité des muscles antagonistes, qui sont en hypotonie sous forme de parésie, d'atonie et d'atrophie. Par conséquent, la massothérapie de l'atrophie et de la contracture musculaires se résume dans une règle que nous avons formulée dans notre travail de 1905 : *Ne pas toucher les muscles contracturés, tant que leurs antagonistes sont incapables d'équilibrer la marche progressive de la tonicité musculaire, et de ne masser que les antagonistes.*

Cette formule nous a servi d'ailleurs pour expliquer plus haut l'application méthodique du massage.

On confond souvent la contracture musculaire avec le muscle contracté, consécutif à un traumatisme. Cette contraction musculaire, qui en général est très passagère, n'est qu'une forme très légère de myopathie. L'exemple le plus caractéristique de ces contractions musculaires serait la fatigue musculaire, les contractions *a frigore*, les contractions musculaires dans les contusions, etc., dues aux troubles de la circulation intime du muscle.

Toutes ces contractions ou contractures idiopathiques se rapprochent des myosites et doivent être traitées comme ces dernières et toujours dès le début de leur apparition. Les manœuvres massothérapiques, comme les effleurages et les pressions, rendent ici un grand service, car elles agissent directement sur la circulation de fibres musculaires et activent ainsi leur nutrition. Le massage est fait sur tous les muscles des membres dans le cas de fatigue et sur les muscles lésés dans le cas de contusions.

Quant aux contractures symptomatiques dont nous avons parlé

plus haut, leur traitement massothérapique doit être celui que nous avons indiqué plus haut à savoir : *Ne masser que les muscles en atrophie ou en parésie et laisser les muscles contracturés tranquilles*, tant que les antagonistes atrophiés n'acquièrent pas suffisamment de force musculaire pour contre-balancer l'action

Fig. 85. — Contracture idiopathique des masséters d'origine traumatique chez un blessé.

Maximum d'ouverture de la bouche au commencement du traitement.

des muscles contracturés. A partir de ce moment le massage est identique pour les deux groupes musculaires antagonistes, avec toutefois une prédilection pour les muscles en hypotonie.

Dans le cas d'atrophie complète ou partielle de tous les muscles d'un membre, masser tous les muscles à la fois, en ayant soin d'interrompre le massage des muscles, qui ont tendance à s'hypertonifier.

Le massage du muscle en atrophie demande quelques expli-
cations. Tout d'abord, il ne faut pas oublier que plus le muscle
est atrophié, plus le massage doit être doux, prudent et progressif. Un muscle complètement atrophié ne supporte pas des
manœuvres fortes, comme le pétrissage, le tapotement ou la per-

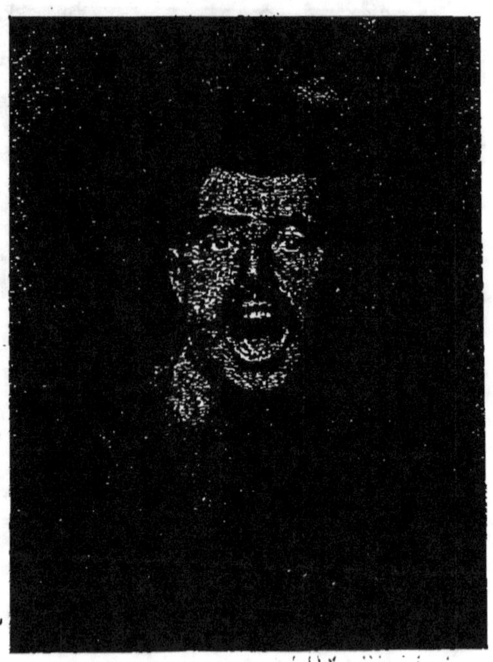

Fig. 86. — Contracture idiopathique des masséters d'origine traumatique
chez un blessé de guerre.
Ouverture de la bouche au bout de quinze jours de traitement.

cussion forte. Il faut commencer ce massage par des effleurages
superficiels ou par des pressions légères; augmenter la force des
manœuvres au fur et à mesure que le muscle reprend du volume
et que sa circulation propre ne craint point d'être troublée par
une manipulation plus énergique. A la période d'atrophie avancée,
le muscle possède une circulation des plus mauvaises, car c'est
à cette mauvaise circulation, qu'est due en général la dégénéres-

cence des fibres musculaires dans l'atrophie. Si nous appliquons des manœuvres fortes, grossières, nous ne manquerons pas d'augmenter les troubles circulatoires déjà existants et notre muscle continuera à se dégénérer davantage. Par conséquent, il faut commencer et même longtemps continuer par des manœuvres douces, comme les effleurages, les pressions légères et la vibration manuelle. Plus tard, on utilisera les vibrations mécaniques, la percussion, le pétrissage et, enfin, le tapotement, le roulement, et même le tapotement mécanique.

Les mouvements passifs, actifs peuvent être commencés dès le début du traitement; car, il est de toute nécessité de chercher à créer le mouvement dans les articulations atteintes, ce qui permettra d'utiliser la tonicité acquise.

Une manipulation est indispensable au traitement massothérapique des contractures; c'est la traction des tendons des muscles contracturés. Ces tendons peuvent présenter deux formes; la rétraction passagère et la rétraction permanente. Dans la première forme, les cordes tendineuses se produisent parce que les muscles contracturés résistent au mouvement passif fait dans le sens opposé. Dans la deuxième forme, les cordes tendineuses sont ratatinées sur elles-mêmes et opposent une résistance absolue au mouvement passif produit dans le sens contraire. La deuxième forme est une phase avancée de la première. D'où il suit, qu'en faisant la traction de ce tendon dès le début de l'affection, on arrive à éviter la phase de rétraction permanente de ce tendon. Toujours est-il que, pour lutter contre ces rétractions tendineuses, nous devons utiliser la traction en sens opposé. La mobilisation, méthodique nous donne les moyens de réaliser cette intervention.

### LA MASSOTHÉRAPIE DU LUMBAGO

Le lumbago est une contracture myopathique active caractérisée par la contraction des muscles sacro-vertébraux, produite très souvent soit par la fatigue, soit *a frigore*. Cette contraction intéresse tous les muscles de la masse sacro-lombaire et occasionne une raideur du dos et de la colonne vertébrale. Le massage est le traitement de choix de cette affection. Souvent il suffit d'une seule séance pour faire disparaître le lumbago. Nous avons soigné un patient, qui avait l'habitude d'attraper ce tour de reins assez souvent. Chaque fois que cela lui arrivait, il hélait un taxi, venait chez nous, et au bout de vingt minutes de massage il partait guéri. Pour ce massage, nous plaçons le malade sur le canapé ou sur la table de massage et à plat ventre; nous commençons par effleurer légèrement la région sacro-lombaire, en augmentant l'étendue de ces manipulations, de telle sorte que tout le dos se trouve sous l'action de nos mains. Les effleurages sont vite suivis des pressions, superficielles et profondes, du pétrissage, des vibrations et enfin, des percussions et des tapotements. La séance est terminée par des exercices d'abaissement du corps, d'élévation du tronc, d'élévation des jambes, le malade couché sur le dos, et par des exercices des bras. Il est rare que le malade ne ressente pas un soulagement considérable, ou même une guérison complète après la première séance, comme dans notre cas précédent ou dans le cas du docteur Petit, de Lyon, atteint de lumbago juste au moment d'être appelé en consultation par le docteur Martin aîné, de Lyon, et qui l'a guéri séance tenante par le massage; de telle sorte, que la consultation a pu avoir lieu sans difficulté. Ces cas de guérison rapide ne doivent pas être généralisés et on rencontre parfois des lumbagos chroniques, pour lesquels il faut plusieurs séances de suite avant d'obtenir une guérison. Néanmoins, dans tous les cas, le massage méthodique assure une amélioration, s'il est bien appliqué et au moment opportun. Dans les cas fortement douloureux on ferait bien de se borner, pendant les deux ou trois premières séances, au massage seul. On commencera les mouvements quand les douleurs seront atténuées. Le massage combiné avec l'air chaud rend ici de grands services. Insistez sur les muscles spinaux et les espaces intercostales.

## LA MASSOTHÉRAPIE DES MYOSITES

D'une façon générale la myosite se caractérise par la douleur, lancinante ou térébrante, et par la contraction musculaire, « la contracture par appréhension » de Dailly. Elle présente : la forme hyperplasique (Hayem), le muscle est dur, cassant, fragile, qui se termine par la sclérose et la forme suppurée. La première forme est tributaire du massage, la seconde, de la chirurgie. Les premières peuvent avoir deux phases ; la myosite aiguë et la myosite chronique. Les effleurages, superficiel et précipité, soulagent la douleur ; les pressions activent la nutrition et empêchent la dégénérescence de la fibre musculaire.

Dans les myosites chroniques, on peut trouver depuis les simples indurations musculaires, circonscrites ou diffuses, jusqu'à la myosite ossifiante. Elles sont caractérisées par des infiltrations embryonnaires plus ou moins abondantes du tissu interstitiel, par une enveloppe du tissu conjonctif et fibreux et, définitivement, par l'ossification. Elles peuvent avoir la forme d'un nodule et former de véritables blocs, englobant un ou plusieurs muscles. Il est évident que le massage ne peut rien dans la forme ossifiante, car la myosite est arrivée ici à son évolution ultime. Par contre, dans les deux autres formes, le massage et principalement les pressions, le pétrissage et les effleurages peuvent contribuer largement à faire disparaître ces myosites. Ils exigent un temps d'autant plus long que le massage est commencé plus tard. En même temps on massera les muscles voisins, surtout ceux qui sont en atrophie, et on utilisera des mouvements passifs et actifs pour entraîner la fonction des muscles atteints. En un mot, chaque fois qu'un muscle devient douloureux, plus volumineux et impotent à la suite d'un traumatisme ou d'une attaque de rhumatisme, il faut songer à la myosite et ne pas tarder à le soumettre au massage méthodique immédiatement. C'est le seul moyen d'éviter à la fibre musculaire son évolution dégénérative et de s'opposer à l'infiltration interstitielle du tissu conjonctif.

Dans beaucoup de cas les fibres musculaires sont comme disséquées entre elles non seulement par le tissu conjonctif, mais aussi par les collections œdémateuses du tissu cellulaire ; la myosite serait dans ce cas une myo-cellulite plus ou moins volumineuse et plus ou moins congestive.

## LA MASSOTHÉRARIE DE LA CELLULITE

Sous le nom de cellulite les Suédois ont décrit une affection chronique du tissu cellulaire, sous la forme d'œdèmes sous-cutanés. Ces œdèmes, produits par des troubles vaso-moteurs, occupent tout l'organisme. Ils ont leurs lieux de prédilection, et avec l'expérience on arrive à les découvrir facilement. Ils se caractérisent par la douleur à la pression, par une dureté à la palpation et varient de la grosseur d'un grain de blé jusqu'à celle d'une grosse noisette. Parfois, ces œdèmes sous-cutanés se manifestent par des douleurs spontanées et par une gêne pendant la marche, provenant d'un frottement de ces collections œdémateuses du tissu cellulaire avec un muscle, un tendon, ou bien par la douleur occasionnée par la compression des nerfs périphériques. Par leur compression sur les nerfs craniens, ils peuvent occasionner la céphalalgie, la migraine, la névralgie et d'autres troubles neuro-arthritiques. On les trouve dans le cuir chevelu, où ils déterminent une forte sensation de lourdeur et de la céphalée ; on les trouve dans le bras, la jambe et les fesses ; en avant et sur les côtés de la poitrine, dans la paroi abdominale, où leur présence peut simuler une appendicite, comme dans les cas du docteur Gendron, de Bordeaux.

Plusieurs auteurs se sont ingéniés à construire des schémas, qui indiquent la localisation des points de cellulite, à l'exemple des points moteurs des électrothérapeutes. Tous ces schémas sont plus ou moins fantaisistes : les œdèmes chroniques sous-cutanés se localisent là où se trouvent collectionnés les tissus cellulaires et où se produisent des troubles circulaires, ou vaso-moteurs. Ce n'est que par la palpation répétée que le massothérapeute arrive à découvrir leur existence. Deux facteurs contribuent à leur découverte pendant le traitement : 1° tout d'abord, la sensibilité tactile de l'opérateur; plus cette sensibilité est développée, plus facilement le massothérapeute trouve les graines de cellulite; 2° le degré de leur état congestif; il n'est pas douteux que les œdèmes du tissu cellulaire doivent entretenir par leur présence un certain trouble congestif, très léger dans les formes ordinaires et plus ou moins graves dans les formes avancées. Dans des cas très graves, quand l'inflammation est portée plus loin, ces œdèmes peuvent être formés de tumeurs avec toute la gamme des symptômes qui s'y rattache. Les gynécologistes-kinésithérapeutes nous ont prouvé que parfois la cellulite simule des tumeurs fibreuses pelviennes volumineuses avec pesanteur, douleurs, etc.

Néanmoins, il existe quelques lieux de prédilection, très variables d'une personne à l'autre. Chez beaucoup de neuro-arthritiques nous avons trouvé même des placards de cellulite sur le bord antéro-interne du tibia, au-dessus de l'articulation du cou-de-pied, au niveau de l'angle interne des omoplates, au niveau de son bord interne et surtout au-dessus de l'épine de cet os; dans la plante du pied au niveau de l'articulation de Lisfranc, au niveau de l'articulation du premier métatarsien avec le tarse, dans l'abdomen, à l'épaule, dans la région fessière, etc.

Le massage de la cellulite s'exécute en deux périodes : 1° lorsque les collections œdémateuses sont très douloureuses, on procède par des effleurages digitaux, circulaires et précipités, superficiels, destinés à diminuer la sensibilité et à augmenter la circulation périphérique et centrale de la cellulite ; on doit combiner ici le massage avec l'air chaud, qui permet d'activer la décongestion de ces nodules, placards ou tumeurs; 2° aussitôt que la douleur a notablement diminué et même disparu, on ajoute les pressions profondes, qui servent à écraser ces œdèmes sous-cutanés. Si on trouve un plan osseux sous les nodules ou sous les placards, on peut tout simplement utiliser les pressions palmaires lentes et les pressions par la paume de la main. Si ce plan ne se trouve pas, on saisit les nodules entre les doigts et on les écrase le mieux possible, tout en faisant attention à ne pas les irriter. La chaleur, sous forme de bains chauds ou mieux encore sous forme de la douche d'air chaud, rend ici le plus grand service. Avec une main on dirige sur la cellulite le courant d'air chaud et avec l'autre main on la masse, d'abord doucement et, ensuite, avec plus d'énergie.

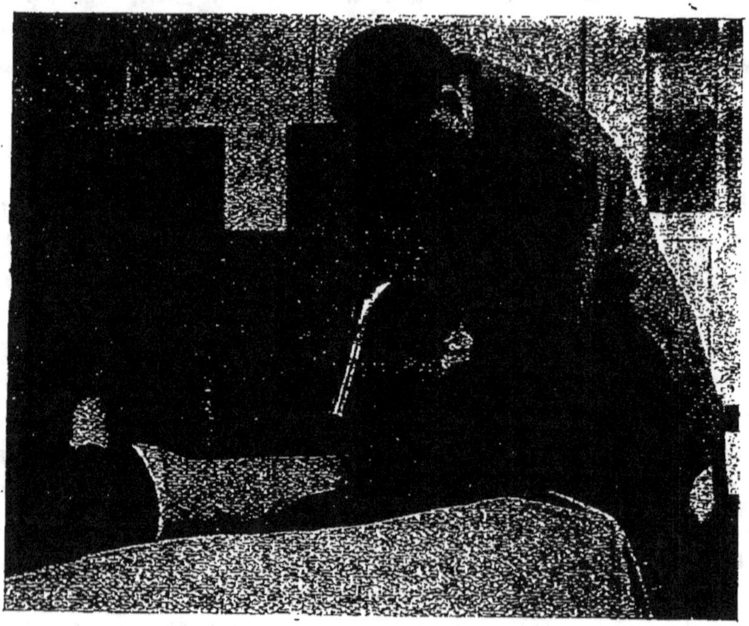

FIG. 87. — TRAITEMENT DES CELLULITES :
Effleurage palmaire avec le courant d'air chaud.

On masse en même temps tous les membres, qui sont atteints de cellulite, afin de mieux rétablir la circulation. Si la cellulite se trouve dans le dos, dans le tissu cellulaire abdominal, on doit procéder également à un massage des muscles de ces régions.

La cellulite, étant due aux troubles circulatoires du tissu sous-cutané, récidive assez fréquemment. Parfois même, elle reste à l'état stationnaire et peut être ainsi la seule cause de différents états pathologiques. Le massothérapeute doit, par conséquent, se bien familiariser avec ces petites nodules sous-cutanés et doit savoir dépister leur présence. Souvent ils forment un obstacle à la marche progressive de l'amélioration. Donc, avant de commencer le massage, explorez bien votre région massothérapique, et, très souvent, vous mettrez votre doigt sur les agglomérations cellulaires, lieu d'élection de la souffrance de votre patient. Massez ces nodules, insistez sur ces placards, et vous soulagerez votre malade; vous gagnerez sa confiance et vous le guérirez de sa maladie.

Mais, il faut l'avouer, quelques cellulites sont réfractaires. Rien ne les guérit, et, peu de chose les améliore. Ces cellulites sont tenaces ; elles s'atténuent un peu, mais réapparaissent peu de temps après leur traitement. Ces cellulites sont liées intimement à la diathèse du malade; elles dépendent des troubles généralisés de la circulation, dont est atteint le patient; elles sont entretenues par la compression du corset, des chaussures, ou par l'exposition fréquente du cou au froid, etc. Ces cellulites résistent, tant que la cause étiologique persiste. Pour les guérir, il faut ajouter à leur traitement massothérapique, ou mieux masso-thermique, le traitement qui doit améliorer en même temps la diathèse du malade, ou sa circulation ; ou bien, on doit le mettre à l'abri de l'action néfaste du froid, du régime désordonné, etc. Quel que soit le traitement qu'on utilisera pour améliorer l'état général du malade, il ne faut pas oublier que le traitement de choix des cellulites de n'importe quelle nature, est le massage uni à la douche d'air chaud. L'action hyperémiante de ce dernier nous permet de rendre l'action mécanique des manœuvres massothérapiques plus efficace et de beaucoup plus rapide. En faisant suivre le courant d'air chaud par des effleurages, on rend le massage non seulement utile, mais aussi agréable. Dans la grande majorité des cas ce traitement seul assure la guérison.


### TRAITEMENT MASSOTHÉRAPIQUE DES NÉVRALGIES

Le cadre de notre travail ne nous permet pas de nous étendre sur la description du traitement de chaque névralgie à part. Nous ne ferons qu'une exception pour la névralgie-sciatique, que nous étudierons avec la sciatique-névrite. Les autres névralgies, ainsi que les névrites, vont être traitées ensemble.

Quelques auteurs ont voulu faire de la cellulite une cause principale des névralgies. Ils voyaient dans les œdèmes sous-cutanés, dont nous venons de parler une explication anatomo-pathologique du syndrome : la névralgie. Pour eux la congestion des nodosités cellulitiques formerait le point de départ de l'irritation des terminaisons nerveuses, d'où douleur et troubles de dégénérescence. D'où il suit, qu'en massant les œdèmes sous-cutanés qui forment la cellulite, on pourrait ainsi guérir les névralgies et, peut-être aussi, les névrites. Quelle que soit l'ingéniosité de cette conception, nous sommes obligé de prévenir nos lecteurs que la névralgie n'est pas une entité morbide facilement guérissable et, souvent absolument réfractaire au massage. La raison, qui a échappé aux défenseurs de la théorie cellulitique de la névralgie, est que celle-ci subit une influence congestive individuelle au même titre que la cellule du tissu sous-cutané ; il n'est pas par conséquent douteux, que si, sous l'influence d'une cause étiologique quelconque, le froid, la diathèse, l'acide urique, comme l'a mis bien en évidence Haranchipy, le tissu cellulaire peut se congestionner et produire ce que les Suédois appellent de la cellulite, on ne voit pas pourquoi les terminaisons nerveuses ne pourraient pas se congestionner et produire des irritations du cylindraxe, allant jusqu'à la douleur exaspérée des névralgies ?

D'ailleurs, lorsqu'on approfondit l'étude des névralgies, on constate qu'elles ont, à l'exception des névralgies symptomatiques, une pathogénie à peu près semblable à celle des congestions des autres organes, comme les muscles, le tendon, l'aponévrose, le ligament, le tissu adipeux et aussi le tissu cellulaire. Que la cellulite existe en même temps que la névralgie, personne ne peut le nier. Mais, qu'elle forme le point de départ des névralgies, des névrites ou d'autres manifestations neuro-arthritiques, c'est à démontrer. D'abord, comme l'affirme le docteur Josephson, de Stockolm, élève du professeur Salin, qui le premier attira l'attention du monde médical sur la cellulite abdominale, l'anatomopathologie des cellulites n'est pas encore connue, puisqu'elles disparaissent après la mort. Ensuite, la cellulite persiste parfois longtemps sans qu'il existe la moindre trace de névralgie. Néanmoins, le massage donne parfois d'excellents résultats dans le traitement des névralgies. Par son action analgésique et surtout par ses manœuvres superficielles et précipitées (effleurages, pressions et vibrations) on arrive sinon à guérir le malade, du moins à le soulager considérablement. Les effleurages sont produits d'abord à la périphérie de la zone douloureuse ; puis, on s'approche graduellement vers le point culminant, qu'on essaie d'effleurer rapidement. On fait des effleurages superficiels longitudinaux suivis des pressions le long du nerf malade et dans les endroits où le nerf est accessible au doigt. Les vibrations manuelles de préférence exécutées le long des nerfs intéressés et sur les points d'émergence du nerf rendent énormément de services, ainsi que les légers pétrissages des groupes musculaires innervés par les nerfs malades. Nous recommandons également de masser le tissu cellulaire, qui environne le nerf malade, car la compression produite par des nodosités œdémateuses sous-cutanées contribue à exaspérer la douleur.

De toutes les névralgies, la névralgie faciale est celle qui résiste le plus au traitement massothérapique. Si au bout de six à huit séances, la névralgie du trijumeau n'est pas améliorée, même légèrement, il faut abandonner le massage et avoir recours au courant continu ou à l'injection d'alcool, etc. Par contre, les manœuvres massothérapiques indiquées plus haut sont très efficaces dans la névralgie intercostale, probablement parce que les nerfs intercostaux sont accessibles aux doigts. Dans ce dernier cas, il faut exécuter les effleurages et les pressions avec prudence sur les troncs nerveux depuis leur émergence jusqu'à leur terminaison.

### *LE MASSAGE MÉTHODIQUE DES NÉVRITES*

Les indications du massage méthodique dans le traitement des névrites résultent de la symptomatologie même de cette affection.

La douleur domine d'abord la scène : l'hyperesthésie est cutanée et musculaire ; un frôlement léger provoque parfois une douleur atroce. Puis viennent la paralysie musculaire avec ou sans atrophie musculaire. L'affaiblissement et pertes des réflexes. Flexion difficile des cuisses sur le bassin ; flexion incomplète des jambes

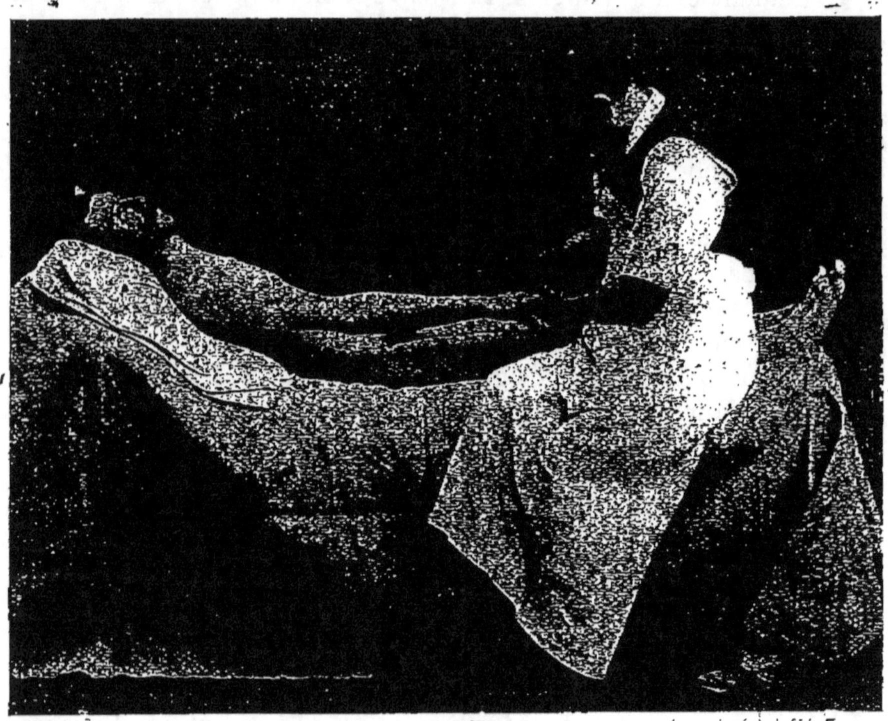

FIG. 88. — Le massage méthodique des muscles interosseux dans la névrite cubitale :
Effleurage et pressions avec la pulpe d'un doigt.

sur les cuisses. Enfin, grosse atrophie musculaire avec contracture des antagonistes et la rétraction des tendons. Pied et main tombants. Perte de la force musculaire des mains. Incoordination motrice (pseudo-tabès névritique), douleurs lancinantes, fulgurantes ; constipation ; incontinence. Troubles trophiques de la peau. Troubles vaso-moteurs ; œdèmes, troubles de la nutrition locale ; arthropathies. Troubles vésicaux circulatoires, psychiques, etc.

Ce tableau seul suffit pour justifier l'application des manœuvres massothérapiques. Par les effleurages superficiels on arrive à atténuer l'hyperesthésie. Par des pressions profondes et le pétrissage on combat les atrophies musculaires et les paralysies. Ici, il faut suivre strictement l'application méthodique du massage : ne pas masser les muscles en contracture, surtout au début du traitement et ne masser que les muscles atrophiés. Par conséquent, avant toute intervention massothérapique, il faut explorer la région douloureuse, déterminer le rayon d'hyperesthésie vive et le rayon de la douleur atténuée. On commence par les effleurages superficiels, circulaires et précipités, qu'on transforme progressivement en effleurages longitudinaux et profonds. Ces effleurages sont exécutés d'abord dans le rayon périphérique, là où la douleur est moins vive. Comme chaque interruption du contact de la main avec la peau provoque la douleur, il faut que les mains ne quittent pas la surface cutanée du rayon massé pendant la durée des effleurages, qui comprennent au début du traitement tout le massage. Sa durée à ce moment ne doit pas dépasser 10 minutes.

Lorsque la douleur s'atténue sensiblement, nous commençons le massage du tronc nerveux lui-même. Avec la pulpe d'un ou de deux doigts nous effleurons superficiellement la portion accessible du nerf : effleurage longitudinal et précipité le long du nerf et dans le sens centripète, suivis de près par des pressions superficielles sans interrompre le contact avec le tronc nerveux.

Comme l'atrophie musculaire chez les névritiques est en rapport direct avec la durée de l'affection, on est appelé à masser le muscle de très bonne heure ; les pressions profondes accompagnées de l'effleurage et du pétrissage permettent d'obtenir l'arrêt de la déchéance de la fibre musculaire, occasionnée par la dégénérescence des nerfs périphériques, et de la restaurer aussi complètement que possible.

Toutes les séances du massage méthodique des névrites doivent se terminer par des effleurages du membre entier, destinés à réta-

blir la circulation de retour et à combattre les troubles vaso-
moteurs, les troubles de la peau, les infiltrations, etc. La desqua-
mation de la peau est facilement améliorée par les effleurages
superficiels et profonds. La peau glabre et luisante tire un grand
profit des manœuvres, comme les pressions et les effleurages.
Les œdèmes sous-cutanés et les infiltrations des gaines tendineuses sont efficacement combattus par des pressions digitales, longitudinales et circulaires. Les infiltrations articulaires ou sous-
cutanées disparaissent grâce aux pressions, aux pétrissage et aux
effleurages. En un mot, les manœuvres massothérapiques permettent non seulement d'atténuer la douleur, mais aussi de combattre toutes les manifestations trophiques de la névrite. Les
déformations articulaires sont corrigées par des mouvements passifs et actifs et les troubles de la marche et des mouvements par
la rééducation.

Les résultats du traitement massothérapique sont subordonnés
au moment de son intervention, à l'étendue des phénomènes
dégénératifs, à la nature et à la forme de la névrite elle-même.

Plus tôt on commence le massage d'une névrite, plus on a de
chances de conserver le tissu non atteint et de restaurer le nerf en
voie de dégénérescence. Dans une névrite avec des troubles trophiques peu étendus on obtiendra un résultat positif plus vite et
plus facilement. La nature de la névrite et des polynévrites joue
un grand rôle : les névrites par intoxication sont plus facilement
guéries que les névrites d'origine spécifique, tuberculeuses, can-
céreuses et même syphilitiques.

La forme de névrites est d'une grande importance au point de
vue du pronostic : une névrite par compression finit par guérir,
soit par le massage méthodique seul, soit par l'intervention chirurgicale et le massage combinés. Une névrite par sectionnement
présente de grandes difficultés : le massage peut améliorer ses
troubles trophiques, changer l'aspect du membre, lutter contre
les complications et rétablir la circulation, mais il ne peut rien, ou
presque rien, contre la paralysie déjà installée. D'ailleurs, aucun
autre traitement ne pourra obtenir ce résultat. On a exagéré l'effet
de la suture nerveuse dans ces névrites. Souvent avec le mas-

sage méthodique, la rééducation et l'électrothérapie on obtient des résultats très encourageants. Nous dirons même qu'avec le massage on les obtient sûrement ; tandis que la suture nerveuse, qui n'est pas toujours bien faite, présente parfois des inconvénients insurmontables et, si elle n'est pas complétée, aussitôt que possible, par le massage méthodique, elle se termine toujours par un échec.

La forme paralytique de la névrite est une conséquence ou de la névrite par sectionnement ou de la névrite par intoxication et par infection. Dans le premier cas, elle reste malheureusement stationnaire et tributaire des appareils orthopédiques appropriés. Dans le second cas, la névrite peut guérir complètement, si l'on a eu soin d'intervenir de bonne heure. Si au contraire l'application du massage est tardive et les impotences déjà acquises, le résultat est souvent médiocre ; il vaut mieux avoir recours d'emblée à l'usage des appareils orthopédiques. Dans les cas où les appareils orthopédiques de correction sont inévitables, comme dans la sciatique poplitée externe, par exemple, le massage méthodique, la mobilisation et la rééducation deviennent indispensables pour adapter les malades aux appareils, qui, sans ce traitement, gênent beaucoup la marche et augmentent l'impotence.

En tout cas, les névrites paralytiques tirent encore un profit du massage, qui dans ces conditions doit s'appliquer méthodiquement et avec toute sa gamme : effleurages, pressions, pétrissage, percussion et tapotement des muscles, vibrations et mobilisation. Il est bien entendu qu'on ne touchera pas les muscles contracturés et qu'on fera des tractions pour allonger les tendons, s'ils sont rétractés. C'est dans la forme paralytique de névrites, que la rééducation donne des résultats encourageants. Avant de quitter les névrites nous tenons à faire remarquer que le massage doit se faire sur une large échelle ; s'il s'agit d'un membre, il faut masser le nerf jusqu'à sa racine, tous les muscles des membres qui sont en hypotonie, en insistant spécialement sur la région propre de la névrite. S'il s'agit de la névrite située dans le dos ou sur la poitrine, il faut masser tout le dos dans un cas et toute la poitrine dans l'autre cas.

## LE MASSAGE DE LA SCIATIQUE

La sciatique présente deux formes : la sciatique-névralgie et la sciatique-névrite. Ces deux formes ne sont que deux différentes phases de la névrite : la sciatique-névrite légère et la sciatique-névrite avancée. L'application des manœuvres massothérapiques est ici identique à celle que nous avons décrite plus haut pour le traitement des névrites en général, sauf en ce qui concerne les deux variétés de la sciatique : la sciatique complète et la sciatique poplitée externe. Dans le traitement de la sciatique complète, il faut commencer par le massage des muscles fessiers, continuer par le massage de la face antérieure de la cuisse et finir par le massage de la jambe et du pied. Dans le traitement de la sciatique poplitée externe, il faut commencer par le massage du quadriceps, continuer par le massage de la jambe et finir par le massage du pied. De plus, dans la sciatique poplitée externe le groupe de péroniers est le plus souvent atteint, il faut, par conséquent, insister sur ce groupe musculaire et, s'il y a besoin, appliquer une bande de tissu élastique pour exercer un redressement du pied en dehors, comme dans le traitement des entorses.

La sciatique a un avantage, que les autres névrites ne possèdent que bien partiellement. Cet avantage consiste, d'abord, dans les dimensions du nerf sciatique ; ensuite, dans la facilité avec laquelle il peut être abordé. Ses points de contact ne sont autres que les points douloureux, connus sous le nom de points de Valeix, à savoir :

le point lombaire, immédiatement au-dessus du sacrum ;
le point sacro-iliaque, sur le côté du sacrum ;
le point iliaque, vers le milieu de la crête iliaque ;
le point fessier, au milieu de la fesse, à l'émergence du nerf ;
le point trochantérien, entre le grand trochanter et l'ischion ;
les points fémoraux, sur la face postérieure de la cuisse ;
le point péronéo-tibial, sur la face externe du péroné ;
le point malléolaire externe, derrière la malléole externe.

C'est sur ce point qu'il faut insister soit avec les pressions digitales profondes, soit avec la vibration. Ces points de la sciatique servent en outre comme points de repère pour le massage du nerf lui-même. La vibration du nerf sciatique peut se faire sur un point, ou sur deux points à la fois. Dans ce dernier cas, on choisit les deux points les plus éloignés, comme par exemple le point fessier et le point péronéo-tibial, et on les fait vibrer en même temps. Ces vibrations se transmettent par ces points le long du nerf, ce qui permet de faire vibrer tout le nerf, ou un de ses segments.

On peut combiner les effleurages superficiels et les vibrations avec la douche d'air chaud, comme nous l'avons décrit plus haut, ce qui a permis au docteur Gaignerot d'obtenir une guérison complète d'une sciatique rebelle au bout de 35 jours de traitement, trois séances par semaine. On peut remplacer la douche d'air chaud par le bain chaud et masser la sciatique, comme le fait le docteur Danjou, sous l'eau ; mais, pour cela il faut avoir le courant d'eau chaude à une température constante.

Le traitement massothérapique doit être terminé par des exercices rééducatifs, dont le but est de produire l'élongation non sanglante du nerf sciatique. Les chirurgiens, et surtout ceux d'outre-Rhin, ont utilisé depuis les travaux de Laugelbach l'élongation sanglante du nerf sciatique pour améliorer les troubles névritiques de ce nerf ; mais, les résultats furent piteux. Nous avons remplacé cette opération chirurgicale par des exercices qui arrivent à tendre le nerf sans le léser d'aucune sorte. Suivant un procédé, nous plaçons le malade atteint de sciatique, soit devant une table, soit devant son lit, les mains sur les deux hanches, la jambe malade en avant, la jambe bien portante en arrière et le tronc droit. Celui-ci et les deux membres inférieurs sont en pleine extension. Nous recommandons à notre malade de baisser son tronc jusqu'à ce qu'il arrive à toucher avec le front la table ou le lit. Dans cet exercice répété plusieurs fois de suite, le nerf sciatique est obligé de parcourir un arc formé par la jambe malade et le tronc incliné. Plus cette inclinaison est grande, plus l'arc parcouru par le nerf est plus fort et l'élongation plus étendue. Suivant le deuxième procédé, nous faisons placer la jambe malade tendue sur un

tabouret ou une chaise et nous engageons le malade, placé
comme précédemment, à incliner son tronc le plus fortement possible en avant. L'arc parcouru par le nerf sciatique est ici encore
plus grand. L'action se manifeste par une douleur au niveau
du trou sacré, preuve que le point d'émergence du nerf subit

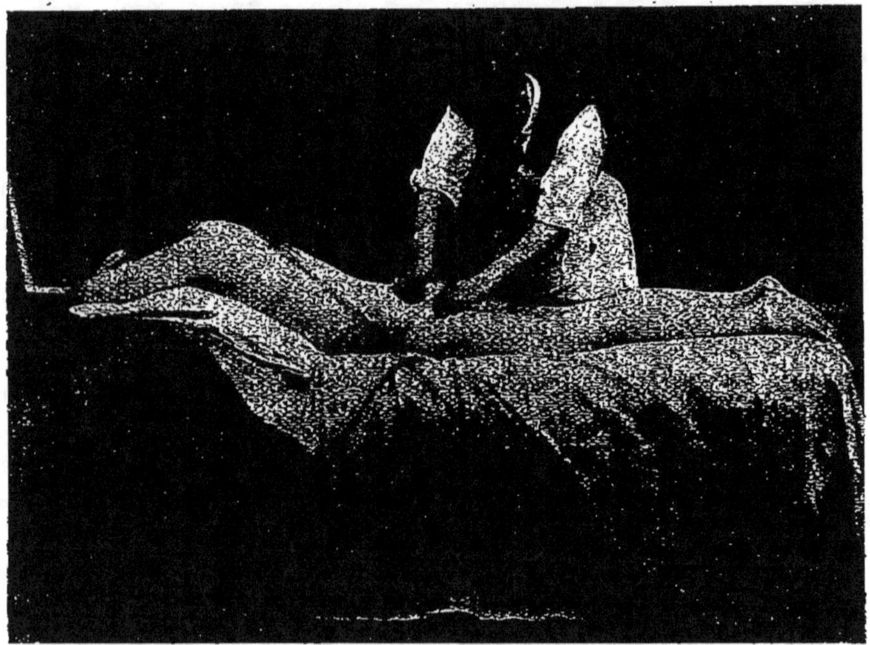

Fig. 89. — Pétrissage des muscles fessiers dans la sciatique.

une tension. Zabloudowski a recommandé un troisième moyen
d'élongation du nerf sciatique : on place le malade à une certaine
distance d'une porte ou d'un mur, face contre le mur ; le malade,
placé en rectitude complète, doit toucher le mur ou la porte avec
la pointe du pied de sa jambe malade. On marque d'un trait à la
craie l'endroit touché. Au-dessus de ce trait on fait marquer plusieurs autres traits de cinq centimètres à cinq centimètres l'un de
l'autre, que le malade doit toucher avec son pied progressivement.
Dans cet exercice l'élongation du nerf se fait sur l'arc formé par le

tronc en position droite et par la jambe et de bas en haut. Tous ces différents procédés, ainsi que ceux qui ont été imaginé depuis, agissent mieux, que n'importe quelle opération et comme ils peuvent se répéter deux ou trois fois par jour sans aucun danger pour le malade, ils finissent par avoir raison de la résistance du nerf, qu'ils rendent plus flexible et dégagé de son lieu de compression, formé par l'orifice sacré. D'ailleurs, ces moyens peuvent varier selon les exercices employés. Ainsi, dans le procédé du docteur Jeanbreau, le malade, couché sur l'espalier, le jarret tendu, abaisse le bassin vers le sol tandis que les pieds restent fixes ; l'élongation du nerf se fait en sens opposé de celle qui s'obtient dans les exercices précédents.

Le docteur Berne employait depuis 1886 un procédé d'élongation du nerf sciatique, qu'il appelait « le procédé du genou » : le malade est étendu en décubitus dorsal sur une chaise longue peu élevée. Le massothérapeute se tient debout du côté du membre malade. Avec le genou, il appuie fortement sur l'échancrure sciatique et, saisissant le membre, il fléchit la cuisse malade sur le bassin, tout en étendant la jambe sur la cuisse. L'élongation produite est douce, progressive et sans aucun danger.


## LA MASSOTHÉRAPIE DES PARALYSIES


L'utilité du massage dans le traitement des paraplégiques et des hémiplégiques est actuellement un fait acquis, depuis que nous avons réclamé le traitement kinésithérapique des hémiplégiques au Congrès international de Médecine de Paris en 1900. Plusieurs auteurs ont publié depuis cette époque de très intéressants travaux, qui plaident avec preuves à l'appui de l'efficacité du massage méthodique dans le traitement des différentes formes de paralysie.

Dans le traitement de l'*hémiplégie* le massage peut être appliqué aussitôt que l'ictus a disparu. Il débute par les effleurages et les pressions superficiels du groupe musculaire en hypotonie. Plus tard, lorsque la douleur s'atténue et que les muscles reprennent de la force et les œdèmes commencent à disparaître, on ajoute un peu de pétrissage, la percussion, les vibrations et de légers tapotements. Toutes ces manœuvres doivent être exécutées doucement et sans provoquer de douleur. Il est erroné de croire que plus on emploie de force pour masser un hémiplégique, plus vite on obtiendra le résultat voulu. D'abord, le muscle en état d'atrophie (l'hypotonie) ne supporte pas de violence à cause du processus dégénératif dont il subit la conséquence. Ensuite, la nutrition propre d'une fibre musculaire chez un hémiplégique ne peut se faire que lorsqu'on la soumet à une action graduellement progressive et sans brusquerie. Une manœuvre brusque ou brutale agit ici comme un traumatisme, entrave la circulation propre de la fibre musculaire et active davantage sa déchéance. C'est pour cette raison que la faradisation et même la galvanisation sont ici plus dangereuses qu'utiles ; il faut les proscrire dès le début du traitement. Par conséquent, pas de mouvements brusques ni de force pour exécuter le massage des muscles des hémiplégiques.

Les mouvements passifs exécutés également avec prudence sont destinés ici à lutter contre les arthrites, si tenaces, des hémiplégiques. Ces mouvements mettent le malade à l'abri des douleurs, qu'il appréhende chaque fois qu'il veut faire un mouvement avec son membre malade. Les exercices actifs ont une très grande importance chez les paralytiques ; c'est grâce à eux que le malade peut exécuter les différents exercices rééducatifs dont nous parlerons plus loin.

Donc, insistez sur les mouvements actifs, que le malade doit exécuter à la fin de chaque séance massothérapique. Faites-lui faire les mouvements simples, comme la flexion, l'extension, l'abduction et l'élévation du bras, ou la flexion, l'extension et l'élévation de la jambe après chaque séance. Peu importe que ces mouvements soient faits d'une façon peu correcte, un peu gauche et même avec hésitation. L'essentiel, pour le moment, est que ces mouvements actifs se fassent, malgré la limitation de leur amplitude et le peu de force des muscles. La rééducation motrice se chargera plus tard de corriger ces défauts. En attendant, il faut que le bras bouge et que la jambe marche ; sous prétexte que l'hémiplégique ne sait pas exécuter avec correction un mouvement indiqué, il ne faut pas abandonner les mouvements actifs de son membre et se borner à ne faire que le massage des muscles. Car, dans ces conditions, l'effet du massage, aussi persistant qu'il soit, sera nul ou à peu près nul.

Outre le massage des muscles, il faut également insister avec des pressions digitales profondes sur les articulations, qui sont souvent atteintes d'arthrites à différents degrés.

Le massage des *paraplégiques* est à peu près le même que celui des hémiplégiques. Comme dans le cas précédent, le massothérapeute suivra la règle établie pour le traitement des contractures : ne pas masser les muscles en hypertonie et appliquer les manœuvres massothérapiques uniquement aux muscles en hypotonie, ou muscles atrophiés.

Dans *la paralysie agitante* le massage est dirigé surtout pour lutter contre les raideurs articulaires. Ici aussi les manœuvres massothérapiques s'adressent aux muscles hypotonifiés et aux articulations, dont la plupart présentent des arthrites, parfois même des arthrites douloureuses. La raideur musculaire des parkinsonniens, caractérisée par une phase plus ou moins avancée de la contracture, se localise de préférence sur les fléchisseurs et les adducteurs, d'où la nécessité d'insister sur le massage des extenseurs et des abducteurs. De plus, la raideur musculaire entraîne une raideur articulaire et toujours dans le sens de la flexion. Il est, par conséquent, indispensable d'utiliser les exercices passifs pour redresser les articulations dans le sens de l'extension. Ainsi, pour les épaules, les parkinsonniens ont la tendance d'amener les épaules en dedans ; les exercices doivent être institués pour redresser ces épaules en dehors. Pour les mains, ces malades ont l'exagération de la flexion du poignet et des doigts et l'adduction du pouce. Il faut, pour obtenir un soulagement dans la fonction de ces mains, les redresser par l'extension de la main sur l'avant-bras et par l'abduction exagérée du pouce malade.

Ces exercices passifs doivent être faits ici membre par membre et articulation par articulation. S'abstenir au début du traitement, des exercices actifs qui, d'ailleurs, n'ont ici qu'une importance secondaire. Plus tard, on complétera le massage par la rééducation motrice. Malheureusement, la paralysie agitante est une affection tellement grave, peu connue comme pathogénie, que ce serait une imprudence de la part du massothérapeute de promettre une guérison. Le pronostic de cette affection est toujours bien sombre et il faut s'estimer heureux, si on peut obtenir à la longue un soulagement de quelques symptômes, comme la douleur, la raideur, l'incoordination et la perte de la force musculaire. Mais, le symptôme caractéristique de la paralysie agitante, le tremblement, reste absolument réfractaire au massage. Il résiste, d'ailleurs, aux autres moyens thérapeutiques et, par conséquent, ne peut présenter un obstacle à l'application des manœuvres massothérapiques. D'une façon générale, les parkinsonniens s'en trouvent fort bien et, grâce à l'action efficace de ces manœuvres sur la raideur, sur la circulation et sur la douleur, ce mode de traitement doit être considéré, jusqu'à nouvel ordre, comme le traitement de choix de ces affections.

On obtient un meilleur résultat dans *la syringomyélie*, où le massage lutte efficacement contre l'atrophie musculaire, contre les troubles trophiques des nerfs périphériques, contre les artropathies, contre les troubles sensitifs et les troubles moteurs de cette affection. Les exercices actifs et rééducatifs jouent ici un grand rôle. Les exercices passifs ne sont utilisés qu'en cas d'arthrites ou de raideurs articulaires.

Dans la *paralysie infantile* et les *poliomyélites* le massage méthodique rend des services très appréciables. En fortifiant les muscles atrophiés, il contribue à lutter efficacement contre les troubles trophiques et osseux et, par conséquent, contre les difformités articulaires consécutives. Avec la rééducation et la thermothérapie prudente, le massage méthodique donne dans ces affections le maximum de résultats encourageants. Souvent le massage seul suffit pour améliorer une poliomyélite ou une paralysie infantile même très étendue.

La massothérapie est également efficace dans le traitement *de la maladie de Little* (*tabes dorsal spasmodique*), où parallèlement avec la rééducation motrice elle donne des résultats vraiment encourageants. Il ne faut pas oublier que l'application méthodique des manœuvres massothérapiques est, dans ce cas, d'une rigueur absolue. Explorez bien la région soumise au massage et ne massez que les muscles en hypotonie ; commencez le massage le plus tôt possible, car tout retard apporté dans l'application du traitement kinésithérapique de la maladie de Little entraîne la rétraction tendineuse et, par conséquent, des difformités articulaires et même osseuses.

Dans *la paralysie faciale* le massage s'applique avec profit sur les muscles flasques du côté paralysé et non du côté des muscles contracturés. On procède d'abord par des effleurages des différents muscles de ce côté de la face, suivis de près par des pressions profondes et des pétrissages. Faire également la vibration des terminaisons nerveuses ou faire vibrer le nerf facial sur toute la longueur accessible au doigt. Le docteur Cyriax de Londres recommande pour le traitement kinésique de la paralysie faciale les vibrations du nerf sur place et les vibrations courantes. Il exécute ces mouvements soit avec le dos de la phalangette, soit avec le dos de l'ongle et avec une vitesse, qui varie de 1 à 4 par seconde. En plus, il exécute avec le doigt placé sur l'apophyse mastoïde des vibrations du nerf facial dans son passage dans le canal osseux.

## LA MASSOTHÉRAPIE DES NÉVROSES OU PSYCHO-NÉVROSES

Le massage méthodique trouve un vaste champ d'application dans le traitement des névroses. Les neurasthéniques, les asthéniques, les astasie-abasiques, les hystériques, etc., s'en trouvent fort bien et pour cause. Car, chez tous ces névrosés, outre le système nerveux toute la musculature subit une influence nocive de l'irritabilité nerveuse, allant même jusqu'à l'hypotonie musculaire. Weis-Mitchel et Pfeifer en ont fait le point de départ de leur méthode de traiter les névrosés par le repos et le massage prolongé. Si on ajoute que ces malades sont à peu près tous atteints de troubles gastro-intestinaux, on conviendra que les manœuvres massothérapiques sont ici amplement indiquées.

Dans l'*astasie-abasie* les muscles sont plus ou moins atteints d'hypotonie et le massage, sous forme des effleurages, de pressions, du pétrissage plus ou moins forts, des vibrations et de la percussion permet à ces muscles de retrouver assez vite leur force musculaire perdue. Dans le *pseudo-tabes* d'origine neurasthénique le massage permet de récupérer la tonicité musculaire nécessaire pour activer l'action de la rééducation motrice. Dans la *chorée, les tics, le torticolis mental,* les manœuvres massothérapiques sont d'une nécessité absolue, si on veut obtenir une guérison plus rapide de ces affections par la rééducation. Dans cette affection nous ne massons que les muscles opposés à la contracture, comme dans le torticolis ordinaire. Dans la *chorée* nous massons d'abord les muscles que nous jugeons affaiblis avant de commencer les exercices de la gymnastique et de la rééducation. Ces séances de massage peuvent durer d'un quart d'heure à une demi-heure au plus et nous trouvons excessives les séances de massage d'une heure recommandées par Blache et Laisné. *Les neurasthéniques* sont tributaires du massage méthodique tant par leur hypotonie musculaire que par leurs troubles gastro-intestinaux, troubles de la circulation, qui, sans être absolument dans un état pathologique, présentent des perturbations suffisamment notoires pour occasionner soit une tachycardie, soit des œdèmes sous-cutanés très étendus. Le massage abdominal finit par avoir raison des troubles digestifs et le massage de la cellulite arrive à établir la circulation et à soulager ces malades. Souvent, les symptômes neurasthéniques disparaissent également par le massage du grand sympathique. Le docteur Le Faguays a imaginé un procédé pour masser le sympathique : le malade est dans le décubitus dorsal, les membres inférieurs fléchis pour relâcher la paroi abdominale. Par la palpation profonde, exécutée de l'ombilic jusqu'aux creux épigastrique, on cherche à atteindre la colonne vertébrale et là où le malade accuse de vives douleurs, on procède aux pressions profondes du grand sympathique. Au début les séances doivent être très courtes ; plus tard, on les prolonge, puisque la douleur cesse avec la pression. La décongestion des ganglions du grand sympathique est prouvée par l'abaissement du nombre de pulsations, de 10 à 15 pulsations par minute. Dans toutes les observations présentées par cet auteur, le massage du sympathique amena une disparition complète des troubles circulatoires et sensitifs chez ses neurasthéniques.

### LA MASSOTHÉRAPIE DES MIGRAINES

La pathogénie de la migraine vulgaire est encore bien discutée et de nombreux kinésithérapeutes, tout en étant d'avis que le massage rend ici le plus grand service dans cette affection, se séparent quand il s'agit de déterminer la cause de cette maladie. Nous ne parlons pas, bien entendu, des céphalées symptomatiques des épileptiques, des hystériques, des malades atteints d'une tumeur cérébrale, d'un commencement de ramollissement du cerveau et d'autres affections nerveuses. Dans toutes ces maladies le massage ne peut pas soulager le malade. Mais, dans la migraine vulgaire les manœuvres massothérapiques doivent être considérées comme le traitement de choix, qu'il s'agisse d'une migraine due à la compression de noyaux de myosite, suivant Norström, ou à la compression des nodules de cellulite, selon Stapfer et Wetterwald, ce qui est plus vrai, ou aux troubles gastro-intestinaux comme l'affirment Tissot, Pédoux et Trousseau et tant d'autres cliniciens des plus réputés. Ce massage doit être composé du massage de la nuque et du massage abdominal. Pour masser la nuque, on place le malade sur le tabouret ou sur une chaise et on se place derrière lui. On commence par de larges effleurages palmaires, superficiels d'abord, puis profonds, en allant de haut en bas depuis l'occiput jusqu'au-dessous des épines des omoplates. On a soin d'englober les muscles trapèzes, les cleido-sternomastoïdiens et les splénius. Ensuite, en faisant appuyer la tête du patient contre la poitrine du massothérapeute, on exécute de larges effleurages sur la face antérieure du cou, de haut en bas, depuis le menton jusqu'à la moitié du sternum. Ceci fait, on masse à la fois les deux faces latérales du cou, depuis les oreilles jusqu'aux épaules. les effleurages sont suivis par des pressions, superficielles et profondes, en ayant soin de renverser la tête du malade, d'abord, en arrière, ensuite, en l'inclinant en avant. Dans ces deux positions différentes les pressions légères et faites sans interruption de haut en bas contribuent à vider les veines jugulaires et à dégager la circulation intracranienne des malades.

Le massage du cou et de la nuque est complété séance tenante par un massage abdominal ayant pour but de combattre des troubles gastro-intestinaux, cause principale des auto-intoxications des migraineux. Dans cette dernière partie du massage, il faut avoir soin d'ajouter des exercices de gymnastique ou des mouvements passifs et actifs, destinés à accélérer l'amélioration de la fonction intestinale du patient. Au massage méthodique décrit plus haut peuvent être ajoutées, selon le docteur Bralant, les vibrations digitales sur le trajet du nerf sus-orbitaire, en partant de l'orbite vers le front et sur les branches de la deuxième paire de nerfs cervicaux.

## LE MASSAGE MÉTHODIQUE ABDOMINAL

Nous ne serons pas taxé d'exagération, si nous affirmons, qu'à elle seule, la kinésithérapie forme un moyen thérapique complet dans le traitement d'une foule d'affections abdominales, en commençant par la constipation et en finissant par le rein prolabé. Parmi les agents physiques, composant la kinésithérapie, le massage abdominal tient la place prépondérante. Connu depuis la plus haute antiquité, puisque trois siècles avant notre ère le Chinois Yamo préconisa son emploi, il fut étudié depuis par les Suédois, et en France par Piorry, qui publia en 1847, dans le *Traité de médecine pratique,* son travail sur « La Friction abdominale avec pression » pour combattre le développement de gaz dans l'intestin. Plus tard, vinrent les travaux des kinésithérapeutes

modernes avec Stapfer, Hirschberg, Cautru et tant d'autres, qui
mirent le massage abdominal au point. Il nous est impossible
d'entrer dans la discussion de tous les travaux qui ont jeté une
vive lumière sur la question. Nous ne pourrons non plus nous
arrêter sur les détails et les indications du massage abdominal

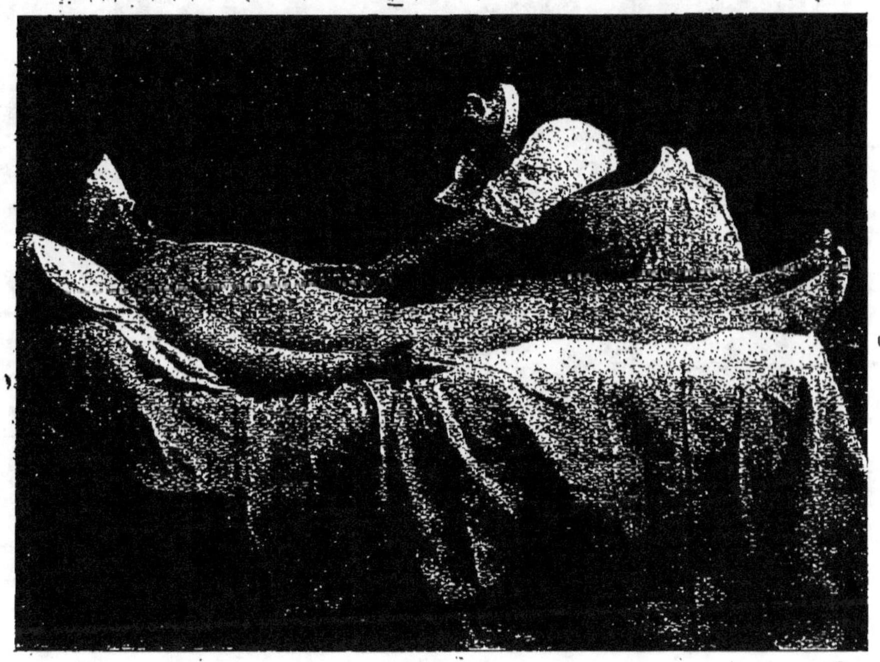

Fig. 90. — Le massage abdominal :
Effleurage des muscles droits de l'abdomen.

dans chaque affection particulière. Nous donnerons une description générale du massage abdominal tel que nous avons l'habitude de l'utiliser et qui nous a toujours donné des résultats des
plus encourageants.

S'il existe plusieurs méthodes de masser un ventre, ces
méthodes se distinguent les unes des autres par des détails d'à
côté. Ainsi, les uns commencent à l'exemple de Piorry, de Cautru,
par le massage de l'S iliaque ; les autres commencent le massage

abdominal par le cæcum suivant la méthode de Hirschberg, de Hugon et tant d'autres. Cyriax, de Londres, utilise en plus les frictions des nerfs spinaux et de la paroi abdominale. Duchard a décrit dans la *Bourgogne Médicale* un procédé, qui commence par un massage prolongé des intestins et qui se termine par une

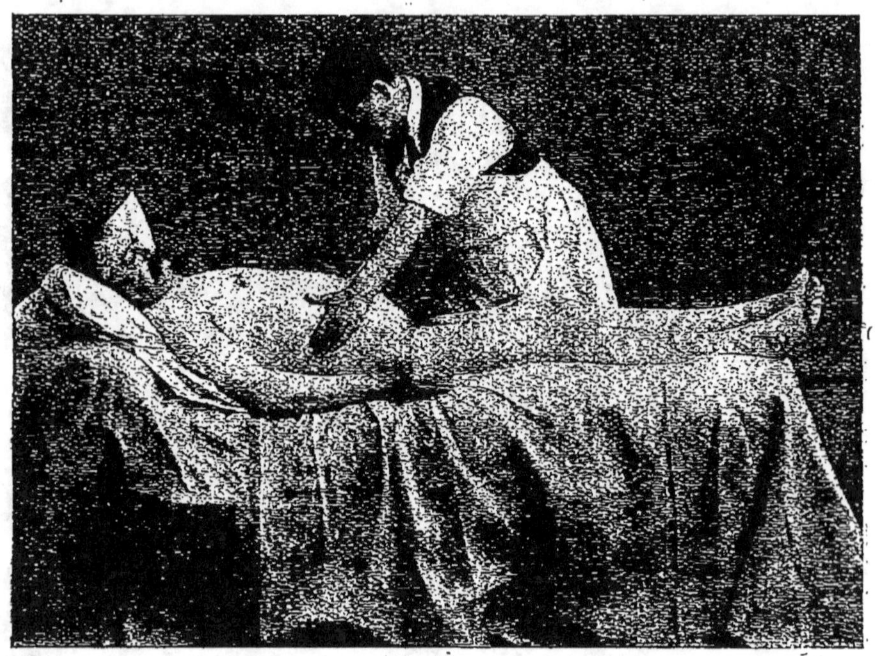

Fig. 91. — Le massage abdominal :
Effleurage des muscles obliques.

simple compression ou une vibration de la région épigastrique. Cette façon d'agir permet de combattre le spasme pylorique, parfois résistant à un massage abdominal ordinaire (1900).

Mais, avant de commencer le massage abdominal, le massothérapeute doit procéder à l'exploration de l'abdomen. C'est à cette exploration que Marotte a donné le nom de « Palpation de l'abdomen » en 1856. Pour explorer l'abdomen on met le patient en position de demi-couché, suivant Bourcart, de Genève, ou en position de décubitus avec les jambes fléchies, suivant d'autres. Le patient doit respirer tranquillement pendant l'examen de son ventre, qui se fera sans douleur et avec toutes les précautions que nécessite l'opération. Pour explorer le ventre on se sert de la percussion, de l'auscultation, de l'examen objectif et des pres-

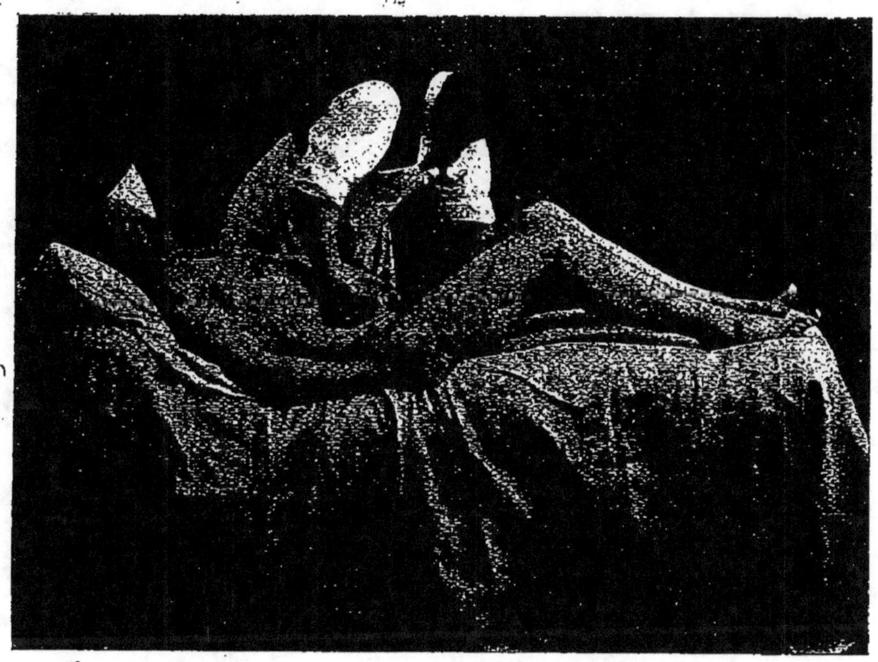

FIG. 92. — LE MASSAGE ABDOMINAL :
Pressions profondes du cæcum et du côlon ascendant.

sions profondes. On se place tantôt du côté droit, tantôt du côté gauche du malade, suivant qu'on explore tel ou tel organe. Pour explorer l'estomac, la rate et le rein gauche on se place à gauche ; pour l'exploration des autres organes abdominaux le côté droit est le meilleur. Pour mieux suivre ses explorations, il faut se servir de l'image radiographique, qui permet de prendre des points de repère pour la palpation abdominale. Celle-ci donne la possibilité de se rendre compte de la situation exacte de l'estomac

et de ses rapports avec la rate, le rein gauche et le lobe gauche
du foie. En se plaçant à droite, on peut suivre par des pressions
profondes le cæcum, son appendice, le côlon ascendant, la position du rein droit, le côlon transverse, sa direction jusqu'à l'angle
splénique et le côlon descendant jusqu'au rectum. Pour que l'ex-

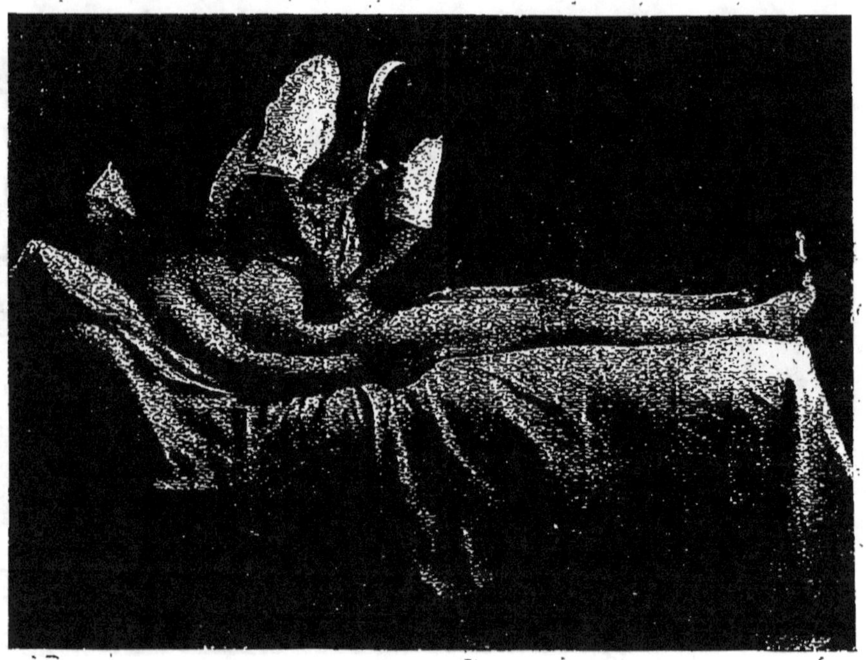

FIG. 93. — LE MASSAGE ABDOMINAL :
Pressions digitales profondes du cæcum et du côlon ascendant avec la main
droite ; la main gauche refoule la masse intestinale de gauche à droite.

ploration soit complète, il faut la terminer par le toucher rectal.
Mais, auparavant, il faut examiner la paroi abdominale, chercher
à déterminer l'état de la panniculite, la présence des œdèmes
sous-cutanés (la cellulite), qui causent souvent de fortes douleurs
à la pression et qui peuvent faire croire à l'existence du point de
Mac Burney, et étudier la tonicité des muscles abdominaux.

Il faut en même temps chercher à se rendre compte de l'existence de la défense musculaire, qui chez certains gastro-névropathes forme un véritable obstacle à l'exploration abdominale. D'ailleurs, le massage abdominal appliqué quotidiennement donne au massothérapeute la possibilité de se rendre compte de l'état de cette contraction musculaire, de l'état de la distension stomacale, de la dilatation du gros intestin et de la localisation des matières fécales sous forme de masses dures et dont la pression provoque souvent de fortes douleurs. La palpation des organes fixes, comme le foie et les reins, permet de se rendre compte de leur déplacement, surtout dans le cas de rein prolabé. Il est certain que l'expérience seule donne à la longue la dextérité nécessaire pour exécuter une palpation à peu près complète de l'abdomen. Cette exploration présente quelques difficultés chez les personnes dont l'abdomen est dur et tendu. Par contre, chez les ptosés avec un ventre flasque la palpation permet d'explorer chaque organe à part et de délimiter surtout le gros intestin avec aisance.

L'exploration abdominale faite, il faut procéder au massage. Un point discutable, sur lequel les kinésithérapeutes ne sont pas tout à fait d'accord, c'est l'emplacement du massothérapeute : faut-il qu'il se place à gauche ou à droite du malade? Pour quelques auteurs cette position de l'opérateur est d'une très grande importance. Nous ne le pensons pas ; d'autant plus, que l'emplacement dépend des habitudes du kinésithérapeute et de la façon dont il procède. S'il commence par le côlon descendant, il lui est plus commode de se placer à droite du malade. Si, au contraire, il commence par le cæcum, il lui est plus facile de se placer à gauche. Nous nous plaçons à gauche du malade et nous commençons toujours par le cæcum. D'ailleurs, cette position ne nous empêche nullement de commencer par l'S iliaque, comme nous le faisons dans les entérites muco-membraneuses ou dans le massage de l'estomac seul. Ainsi, pour procéder au massage abdominal nous nous plaçons à gauche du malade, que nous couchons de préférence sur un canapé assez haut ou sur un lit étroit, afin de pouvoir passer du côté opposé, quand la commodité du traitement l'exige.

Le malade est placé en demi-décubitus ; son abdomen est débarrassé de tout ce qui peut gêner les mouvements. On commence par de larges effleurages des muscles droits abdominaux, en partant du creux gastrique jusqu'au pubis. Puis on exécute de la même façon de larges effleurages des muscles obliques.

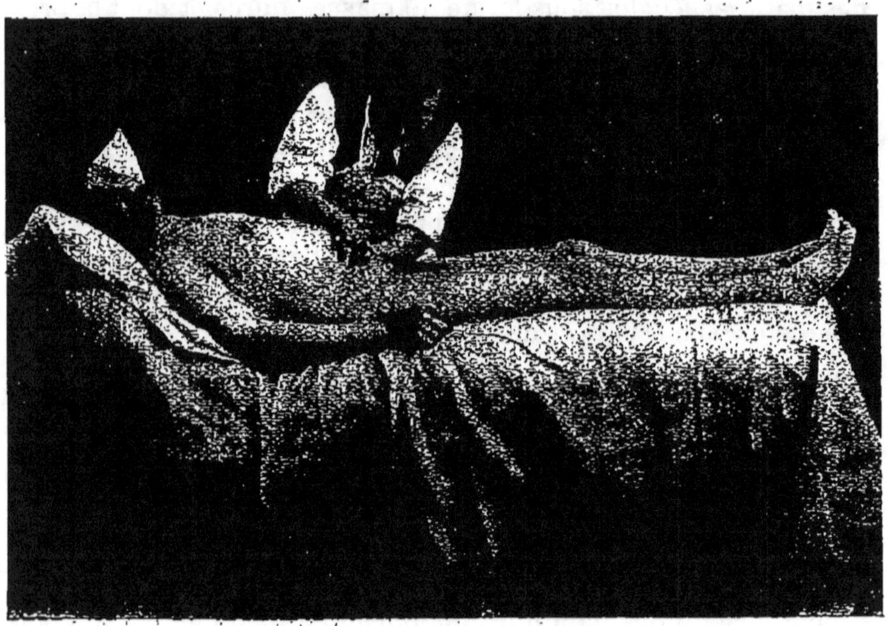

Fig. 94. — Le massage abdominal :
Effleurage profond de la masse intestinale avec refoulement de celle-ci de gauche à droite.

Ces effleurages répétés cinq à six fois suffisent pour vaincre la résistance de ces muscles. Puis, en enfonçant les doigts des deux mains dans l'angle droit de l'hypogastre, on exerce des pressions profondes sur le cæcum, sur le côlon ascendant, qu'on remonte jusqu'à l'angle hépatique, d'où l'on continue les pressions digitales en tournant les mains vers la gauche et en suivant le côlon transverse, dont la position a été déterminée par la palpation abdominale préalable, jusqu'à l'angle splénique. Ici, on remonte un peu plus à gauche, car le gros intestin fait ici une courbe ascendante. D'ici on descend en bas vers l'omiblic, un peu en dehors de cet endroit et on suit le côlon descendant jusqu'au rectum. Vu l'anse ascendante que fait le côlon transverse, comme nous le prouvent les examens radiographiques du gros intestin, il est indispensable d'insister un peu plus sur l'angle splénique, lieu fréquent de la stagnation de matière fécale. Cette manœuvre est répétée deux ou trois fois de suite. Après quoi, on remplace les pressions digitales par des pressions profondes, produites avec un ou deux poings appliqués séparément ou réunis ensemble. Ceci fait, on procède ensuite aux pressions palmaires des deux côlons ascendant et descendant. Pour cela on refoule avec une main la masse intestinale de gauche à droite ; le cæcum et le côlon ascendant s'approchent de la paroi abdominale, sur laquelle on exerce des pressions, soit avec la face palmaire des doigts, soit avec la paume de la main. En refoulant la masse intestinale de droite à gauche, on a la possibilité d'exercer des pressions palmaires sur le côlon descendant. On reprend, ensuite, les effleurages palmaires des muscles abdominaux. Puis, on exécute des vibrations manuelles sur les différents points de l'intestin, sur la région du plexus soléaire, le ganglion semi-lunaire et le plexus hypogastrique inférieur. On pourrait ajouter quelques effleurages profonds de ces nerfs, comme l'indique le docteur Cyriax, à la condition d'obtenir un relâchement complet de la contraction des muscles abdominaux et d'avoir toujours présente à l'esprit la topographie de la distribution du grand sympathique abdominal. On peut donc affirmer sans exagération que les vibrations manuelles ou mécaniques, exécutées au niveau de l'aorte abdominale, des artères iliaques et mésentériques suffiront pour agir sur le sympathique abdominal et ses ramifications.

Les manipulations précédentes sont suivies par des effleurages superficiels de tout l'abdomen, tantôt dans le sens des muscles droits abdominaux et obliques, tantôt dans le sens du gros intestin.

Durant le massage abdominal il ne faut pas oublier d'insister sur le massage de l'estomac, qu'on exécute avec des pressions profondes de bas en haut et de gauche à droite. Ces pressions doivent se faire de préférence avec le bord externe et la base de la main ; utiliser ici des vibrations digitales très légères pour combattre le spasme du pylore.

On termine la séance par des exercices de gymnastique abdo-

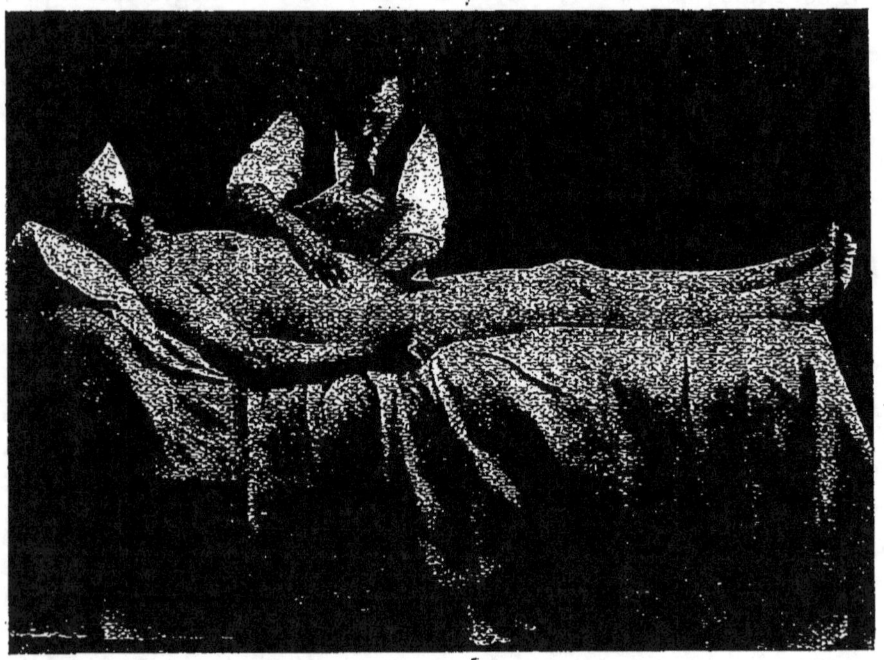

Fig. 95. — LE MASSAGE ABDOMINAL :
Massage du gros intestin : la main droite reprend le côlon ascendant, quand la main gauche arrive à la fin du côlon descendant.

minale. Il existe un nombre très grand de ces exercices, dont le but est de faire travailler les muscles abdominaux et pelviens. Nous employons dans ce but les exercices suivants, que nous faisons exécuter aussitôt après le massage : 1° la flexion du tronc sur les jambes en pleine extension ; 2° le relèvement des deux jambes tendues, avec le tronc fixe, ce qui produit la flexion des jambes sur le tronc, et 3° la flexion du tronc et le relèvement

des jambes exécutés en même temps. Après quatre ou cinq
exercices pour chaque mouvement, nous faisons exécuter ces
mouvements avec opposition, que nous réalisons par l'application
de la main tantôt sur la poitrine du malade, tantôt sur ses jambes,
tantôt sur sa poitrine et ses jambes à la fois. Dans quelques cas

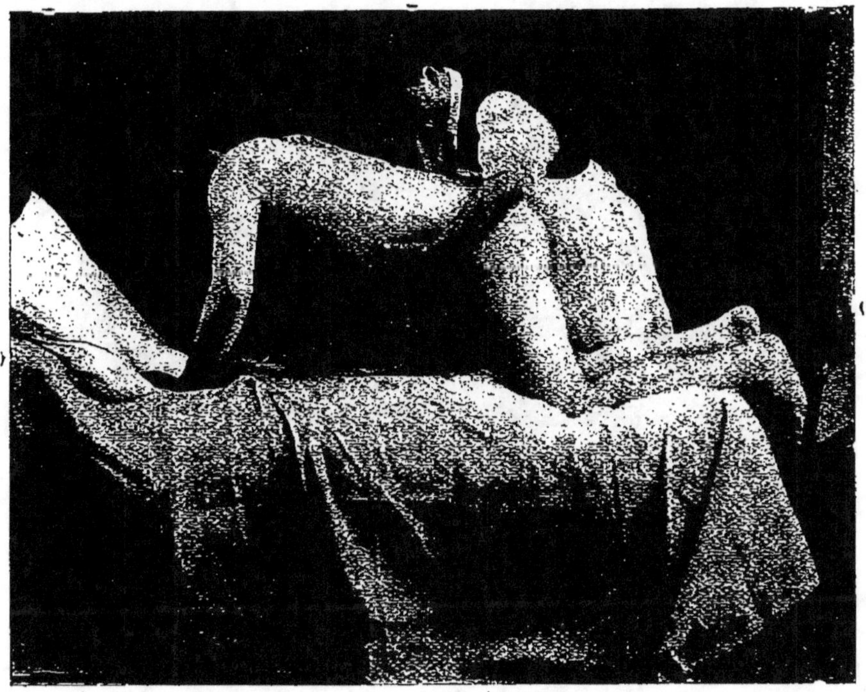

Fig. 96. — Le massage abdominal :
Les pressions bimanuelles de la masse intestinale dans la position renversée
du malade.

nous utilisons les exercices de flexion du tronc sur les jambes en
extension avec les bras tendus en avant, ou croisés sur la poitrine, le malade étant en décubitus complet.

Telle est en résumé la méthode du massage abdominal que
nous employons d'une façon à peu près constante. Mais, suivant
le cas traité, cette méthode comporte des variantes, qu'il faut

connaître. Tout d'abord, et surtout dans la constipation par atonie, le massothérapeute doit insister sur la méthode du massage abdominal décrite par Piorry. « On commence par pratiquer les pressions abdominales, dit cet auteur (*Traité de Médecine pratique*, 1847), sur la région iliaque gauche et de haut en bas de sorte que l'on conduit ainsi les fluides élastiques du côlon vers le rectum ;

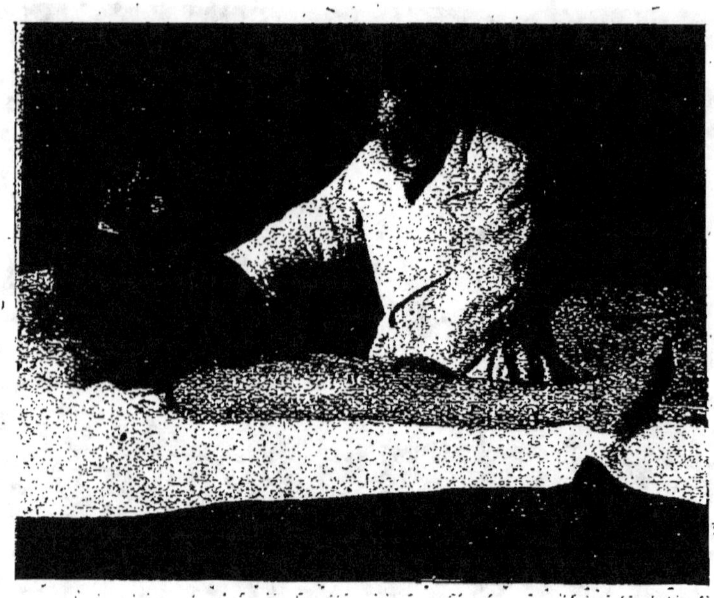

FIG. 97. — LE MASSAGE ABDOMINAL :
Flexion du tronc sur les jambes en extension avec opposition de la main du kinésithérapeute.

ensuite, on exécute la même manœuvre, d'abord sur le côlon ascendant, sur le cæcum, et enfin sur l'intestin grêle. »

Une autre variante consiste à activer le déplacement des matières du cæcum vers l'S iliaque par les manipulations mécaniques, exécutées d'un bout à l'autre du gros intestin. Pour ce faire, on pose la main droite sur le cæcum, qu'on presse profondément et tout en continuant la pression on fait parcourir à cette main le trajet du gros intestin, à partir du cæcum jusqu' à la fin de l'S iliaque. On aura soin de laisser la main en contact continuel avec l'intestin tout le long de sa course. Aussitôt que la main droite arrive au bout de la course on la remplace par la main gauche, à qui on fait parcourir de la même manière toute la longueur du gros intestin. Quand la main gauche arrive au bout de sa course on la remplace par la main droite et ainsi de suite. De cette façon, on contribue mécaniquement au déplacement de la matière fécale d'une extrémité du gros intestin à l'autre. On peut varier la vitesse de cette manipulation selon la nécessité, la faire lentement ou plus précipitée. En tout cas, on doit toujours la commencer lentement. On peut également remplacer les mains par les poings ou même par le vibrateur,

Une troisième variante consiste à masser les intestins tout près de la paroi abdominale. On utilise pour cela les indications déjà données par quelques massothérapeutes et qui comprennent le déplacement du malade sur le côté correspondant à la portion d'intestin, qu'on désire masser. Si on veut activer le côlon ascendant, on place le malade sur le côté droit, et *vice-versa* si on veut masser le côlon descendant. Nous employons la position renversée, c'est-à-dire, nous plaçons le malade sur ses quatre membres : les bras légèrement fléchis et à genoux, les jambes un peu écartées. Cette position met le ventre du malade à peu près parallèle au plan du lit. Le massothérapeute se trouve ainsi à droite du patient ; la main gauche placée sur son dos et la main droite sur le cæcum. Ceci fait, il déplace sa main le long du gros intestin, en le pressant aussi fortement que possible. Puis, le massothérapeute place ses deux mains sur les flancs du malade et pétrit les intestins entre ses mains. Cette position renversée du malade nous permet aussi d'exécuter la percussion et le tapotement sur la région lombaire, ainsi que les effleurages de la face postérieure des muscles obliques, difficilement accessibles quand le malade est en position de décubitus dorsal.

Une remarque avant de finir avec le massage abdominal. Les différentes manipulations décrites plus haut doivent être intercalées par des effleurages superficiels, dont le but est d'atténuer l'irritation occasionnée par ces manœuvres. La séance doit toujours être terminée par des effleurages superficiels très légers et exécutés à fleur de peau. Car, si le massage profond agit directement sur la tonicité intestinale et les muscles abdominaux, le massage léger superficiel agit indirectement, par réflexe, non

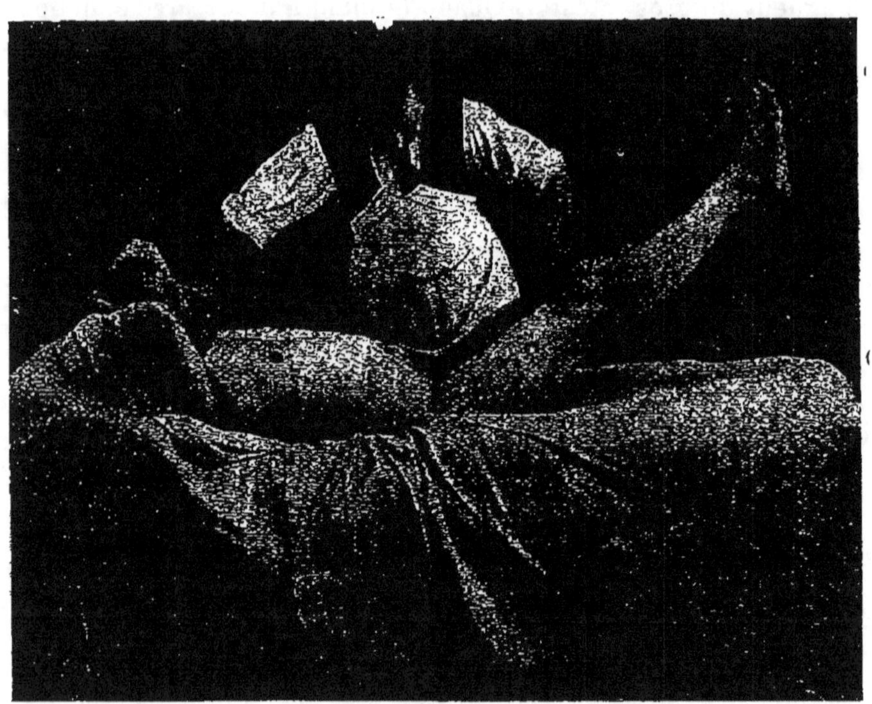

Fig. 98. — Le massage abdominal
Flexion des jambes en extension sur le bassin avec résistance
progressivement augmentée.

seulement sur la fonction du tube digestif, mais aussi sur la circulation générale de l'organisme.

L'action diurétique du massage abdominal, prouvée par les travaux de Huchard, qui l'appela même « le digital des doigts », par ceux de Hirschberg, de Cautru, de Kirkortz, de Stapfer, Romano et tant d'autres, est actuellement un fait accompli. Son action diurétique est parfois supérieure à celle de la théobromine.

Chez une de nos malades nous avons obtenu une augmentation d'urine en 24 heures de 370 à 1.100 grammes. « Le massage abdominal, dit Cautru, régulateur de la circulation générale, constitue une arme puissante qu'il faut manier scientifiquement, et dont tous les bons effets ne peuvent être obtenus que par un médecin sachant observer de près l'évolution des symptômes qu'il combat et les guider dans un sens favorable. »

## LA MASSOTHÉRAPIE DES PHLÉBITES ET DES VARICES

Faut-il masser des phlébites ? Et à quelle époque faut-il commencer le massage méthodique ? Ces deux questions dominent toute la kinésithérapie des phlébites. Le danger de l'embolie a poussé nos praticiens à abandonner les phlébites à l'immobilité prolongée. Le docteur Paul Reynier s'en est fait même le défenseur convaincu, lorsqu'il attaqua à l'Académie de médecine la nouvelle méthode du traitement kinésique, proposée par Lucas-Championnière. Pour appuyer sa défense il cita sa propre observation, où il démontre qu'étant atteint d'une phlébite à la suite d'une pneumonie, il voulut se lever après un mois d'immobilisation absolue et eut une syncope par embolie, qui faillit l'emporter. Heureusement pour la science médicale française cet accident fâcheux n'eut pas de graves conséquences ; mais, il est à remarquer que l'acte du docteur Reynier était une imprudence impardonnable et qu'aucun kinésithérapeute ne demande de poser sur pied brusquement un phlébitique, surtout après plusieurs mois d'immobilité absolue dans son lit. Nous concluons donc, de cette observation de notre regretté et estimé maître, que nous, kinésithérapeutes, nous avons complètement raison lorsque nous réclamons pour tout malade atteint d'une phlébite récente ou ancienne, une mobilisation méthodique et progressive, suivie d'un massage méthodique et approprié.

La mobilisation méthodique, progressive et graduelle, formera la première partie du traitement des phlébites. Le massage en formera la seconde. Les auteurs qui ont étudié le traitement kinésique des phlébites diffèrent en ce qui concerne le mode d'application et le moment d'intervenir. Dagron commence la mobilisation une ou deux  semaines après la chute de la température. Bourcart, de Genève, commence de suite par le massage abdominal, qui lui permet même d'accélérer la chute de la fièvre ; la mobilisation et le massage  du membre malade sont faits beaucoup plus tard. Berne commence le massage dès la quatrième semaine après la chute de la température. Ce massage est composé d'effleurages extrêmement légers du pied et surtout de la partie du pied où l'œdème prédomine.

Ces divergences de méthodes s'expliquent aisément par la gravité de l'affection et par le danger qu'une intervention intempestive peut entraîner. Nous avons eu à soigner un grand nombre de phlébitiques, hommes et femmes, d'origine absolument différente, et nous pouvons affirmer que jamais nous n'avons eu la moindre alerte dans la marche de notre traitement ; et ce qui reste encore plus intéressant à savoir, c'est que tous nos phlébitiques sont guéris et se portent actuellement fort bien ; ils vaquent à leurs occupations et ont, certainement, complètement oublié leurs phlébites.

Voici quelle est notre manière de traiter les phlébites :

Tout en étant de l'avis du docteur Bourcart sur l'action phagocitaire du massage, que nous avons trouvé justifié dans la massothérapie du rhumatisme articulaire aigu et des arthrites blennorragiques, nous trouvons qu'il est plus prudent de ne pas toucher un phlébitique, tant qu'il a la fièvre, et, mieux encore, il faut attendre au moins trois semaines à un mois après la cessation de cette fièvre. Les troubles trophiques occasionnés par cette attente ne sont pas trop étendus ; ils exigeront un peu plus de traitement consécutif ; mais au moins, cette attente nous met à l'abri d'accidents, parfois très dangereux.

Ainsi, nous commençons le traitement kinésique des phlébites trois à quatre semaines après la chute de la fièvre. Le malade étant couché, son membre immobilisé par une gouttière, nous enlevons la partie supérieure de son enveloppement et procédons au massage de la face antérieure de la cuisse, de la face antéroexterne de la jambe et de la face dorsale du pied, en ayant soin de ne pas toucher la partie interne de la cuisse, surtout la région de la veine saphène interne et l'angle de Scarpa, et d'éviter la face interne de la jambe et du genou. Le massage des premières séances se compose d'effleurages superficiels, digitaux, de légères pressions avec les doigts ou avec la main et de pressions lentes et légèrement profondes du cou-de-pied et de la face dorsale de ce dernier. Ce massage est terminé par la mobilisation passive des orteils d'abord, du cou-de-pied ensuite. Si notre malade a de la constipation, nous lui faisons un peu de massage abdominal, sans trop le fatiguer.

Au fur et à mesure que nos séances continuent sans occasionner aucune perturation dans l'état général du malade, sauf un peu de fatigue au début du traitement, nous commençons les mouvements passifs de la jambe. Nous enlevons d'abord la gouttière pendant le traitement ; nous laissons la jambe malade légèrement inclinée hors du lit pendant une ou quelques minutes et nous observons le changement qui va s'y produire. Si la jambe devient bleuâtre, nous la remettons sur le lit, quitte à refaire l'exercice le jour suivant. Si au contraire, ce phénomène n'a pas lieu, nous la laissons un peu plus longtemps, mais, pas plus de dix minutes. Cette rééducation de la circulation veineuse nous sert en même temps de guide pour notre conduite à tenir dans les séances suivantes. Supposons que la jambe malade supporte bien la position déclive en dehors du lit pendant dix minutes, ceci prouve que les troubles de la circulation de retour diminuent, et nous pouvons facilement aborder, d'abord, le massage du pourtour de la veine et, ensuite, la veine elle-même. Une légère et prudente exploration permet de se rendre compte de l'état de la veine. Nous commençons à masser alors par des effleurages superficiels la partie qui entoure la région de la veine malade, tout en continuant le massage des muscles des régions déjà massées. Nous insistons à ce moment davantage sur le massage des troubles trophiques de la peau du pied, des orteils et du reste de la jambe, sauf la face interne du membre jusqu'au triangle de Scarpa.

Si au cours de ce massage le malade se plaint de quelque douleur, ressentie dans sa veine malade, nous abandonnons le massage pour deux ou trois jours, en laissant le membre au repos absolu ; et ensuite, si tout rentre en ordre, nous reprenons le traitement là où nous l'avons laissé.

Aux mouvements passifs des orteils, du cou-de-pied, nous ajoutons des mouvements actifs de ces articulations, ainsi que la mobilisation progressive et graduelle du genou sur le bord du lit. Ces mouvements, faits avec une extrême prudence, doivent être exécutés avec douceur et commencés par des mouvements d'abord très limités et puis graduellement augmentés. Plus tard, nous ajoutons au traitement précédent la mobilisation de la hanche, que nous débutons par l'abduction et l'adduction de la jambe tendue, suivies par l'élévation progressive de la jambe — celle-ci toujours en extension —; par le croisement de la jambe malade sur la jambe bien portante ; enfin, nous ajoutons la mobilisation active de la jambe, exécutée de la même façon. A ce moment, tout en continuant le massage de la face antérieure de la cuisse, de la face antéro-externe de la jambe et du pied, ainsi que l'effleurage léger et superficiel de la région de la veine malade, nous effleurons la veine elle-même et nous commençons la mobilisation de la hanche avec le genou en flexion : abduction et adduction, flexion et extension, et, enfin, la circumduction.

A partir de ce moment nous commençons la rééducation des mouvements et plus tard la rééducation de la marche des phlébitiques.

Cette rééducation est dirigée pour combattre l'impotence fonctionnelle produite par l'immobilisation prolongée. Tout d'abord, nous habituons le malade à se passer de gouttière : pour ce faire, on l'enlève pour une heure, pour deux heures, pour une demi-journée et, enfin, pour 24 heures. Toute cette graduation, qui est d'ailleurs très variable d'un malade à l'autre, est tout simplement destinée à habituer le malade à avoir sa jambe en liberté. Ensuite, nous l'aidons à se mettre tantôt sur le côté droit, tantôt sur le côté gauche, et définitivement à se mettre sur le ventre, à s'asseoir sur le lit entouré de coussins et sans être appuyé, à rester assis sur le lit les jambes allongées, les jambes fléchies ; à se mettre sur le bord du lit avec les jambes tendues et appuyées sur une chaise, sur un banc, sur un coussin et, enfin, sur le tapis. Nous laissons dans ces différentes positions le malade 5 minutes, 10 minutes et plus, si c'est possible.

Aussitôt que nous constatons que notre malade supporte la position assise avec les pieds par terre pendant un certain temps, nous le mettons debout avec l'aide d'une, ou mieux de deux personnes. Aucun danger des syncopes, ni d'étourdissements n'est à craindre. Par les exercices rééducatifs précédents le malade est déjà amené à s'habituer à la position verticale assise. Si nous le soutenons, c'est parce que l'immobilité prolongée lui a fait oublier la façon de se tenir debout. Nous le laissons debout une minute, deux minutes et nous cherchons à nous renseigner sur l'état de la circulation de sa jambe malade, lorsqu'il est debout. Si celle-ci est dans un bon état, nous augmentons le temps de la station debout et passons sans difficulté à la rééducation de la marche, que nous décrirons dans le chapitre de la rééducation. Celle-ci ne comporte pas ici d'autres restrictions que celle de faire reposer le malade à la moindre alerte du côté de la jambe ou au moment d'une fatigue générale.

Telle est la méthode du traitement qui nous a toujours donné d'excellents résultats. Nous devons faire remarquer que, contrairement à nos collègues qui proscrivent les bandes, nous employons d'une façon courante la bande Velpeau ou mieux la bande Tétra de 10 centimètres de large, que nous appliquons dès que nous enlevons la gouttière. La bande de tissu élastique s'applique à partir des orteils et remonte jusqu'à la moitié de la cuisse. Si une bande ne suffit pas on fait coudre deux de ces bandes ensemble. La bande nous rend service comme appareil de contention extensible, qui permet d'activer la résorption des œdèmes. La bande nous permet également de lutter efficacement contre les différentes déviations articulaires du cou-de-pied.

La massothérapie *des varices* diffère de beaucoup de la massothérapie des phlébites dans sa première période. Le reste du temps on masse les varices à peu près de la même façon que les phlébites. D'ailleurs, les veines phlébitiques à la période où la thrombose est disparue, se transforment la plupart du temps en veines variqueuses ; avec cette différence que la dilatation des veines phlébitiques finit souvent par disparaître complètement, tandis que, en général, la dilatation des veines variqueuses reste sans aucun changement. D'où nous tirons une indication pour la kinésithérapie des varices qui consiste à développer la circulation collatérale voisine, soit par le massage, soit par d'autres moyens combinés avec le massage : l'air chaud ou bains chauds. Les manœuvres massothérapiques, les effleurages en bracelet ou palmaire et les vibrations manuelles rendent ici de grands services. Pour combattre les troubles trophiques musculaires on ajoute les pressions profondes et le pétrissage fait alternativement avec les effleurages. Les mouvements passifs et actifs sont également utiles pour entretenir la nutrition propre des organes mal irrigués. Mais ce qui constitue le principal élément du traitement kinésique des varices, c'est la marche progressive, la promenade mise en honneur par le docteur Marchais. La marche doit être cadencée, régulière et augmentée progressivement, afin que le malade puisse arriver à faire deux kilomètres de marche sans s'arrêter. La chose s'est déjà vue maintes fois et nous avons eu un variqueux qui est arrivé à faire la promenade de Passy à la gare Saint-Lazare aller et retour, à pied tous les jours.

Pour lutter contre la possibilité d'œdème ou des infiltrations articulaires, nous appliquons ici également la bande de tissu élastique de 10 centimètres de large, qui nous sert d'appareil de contention.

Dans les *ulcères variqueux* le massage méthodique combiné avec l'air chaud donne des résultats très encourageants : il agit ici par son influence sur la circulation de retour et par son action décongestionnante sur le processus inflammatoire. Par des effleurages profonds digitaux, exécutés avec les deux pouces et avec des pressions également digitales, on prépare le pourtour de l'ulcère, les tissus péri-ulcéreux, puis, avec le doigt graissé de vaseline on exécute de légers effleurages sur le fond de l'ulcère en le désinfectant préalablement ainsi que les mains du massothérapeute. Les gants en caoutchouc peuvent rendre ici d'excellents services. Pour l'ulcère même nous commençons par des effleurages circulaires sur les bords, ensuite par de légères pressions rectilignes, en partant du centre vers les bords. Ces manipulations sont faites assez vite et dans un temps limité. Insister sur le massage des muscles de la jambe, sur le massage de la circulation de retour et sur les troubles trophiques, œdèmes, s'il y en a. Terminer chaque séance de massage par une application de la bande qui comprendra le pansement préservateur de l'ulcère.

## LE MASSAGE DES PIEDS GELÉS

La massothérapie n'intervient pas à la période de troubles destructifs, inflammatoires. Elle peut rendre service un peu plus tard, quand tous les phénomènes congestifs ont disparu. Par contre, dans tous les cas de gelure de pieds sans plaies, le massage doit être utilisé *sans aucun retard*. On commencera toujours par des effleurages suivis de pressions et d'un léger pétrissage de la jambe : il faut masser toute la jambe, muscles et veines. Puis, on masse le pied par des effleurages et des pressions digitales, afin de faire disparaître les infiltrations. On insiste sur chaque orteil et, dans les cas d'yperesthésie, on débute par des manœuvres anesthésiantes : effleurages superficiels et précipités et vibration manuelle. N'utiliser la percussion que pour relever la tonicité des muscles de la jambe. Terminer par les mouvements passifs et actifs des articulations et insister surtout sur la flexion du pied.

On se trouve fort bien quand on combine le massage avec l'air chaud. D'une façon générale, il faut précéder chaque séance de massage des pieds gelés par un bain de lumière de dix minutes à un quart d'heure. Eviter toute compression du pied gelé : par conséquent, ni bande, ni enveloppement ouaté.

## *LE MASSAGE DE LA PROSTATE*

Les manœuvres massothérapiques les plus efficaces sont ici :
les effleurages et les pressions digitales, et les vibrations,
manuelles et mécaniques. Pour le D$^r$ Guépin il suffit d'exercer sur
la surface de la prostate, accessible par le rectum, « des compressions digitales » pour pouvoir évacuer « les sécrétions stagnantes
dans les culs-de-sac pathologiquement dilatés de la prostate et
des vésicules séminales ».

Pour ce faire, on introduit l'index muni d'un doigtier en caoutchouc dans le rectum, ayant soin de lubréfier préalablement
le doigt et l'anus de vaseline neutre. On commence par des effleurages circulaires à masser les tissus environnants ; puis, on
attaque la glande par des effleurages profonds, suivis de pressions,
de haut en bas, de gauche à droite et vice-versa. Les pressions
sont faites aussi profondément que possible et dans la direction
de l'autre main, qui, placée dans la région sus pubienne, permet
d'exécuter une véritable compression de la prostate. Au début du
traitement, on limite l'intervention massothérapique aux manœuvres décrites plus haut. Plus tard, quand les douleurs ont disparu et le massage est bien supporté, on ajoute les vibrations
manuelles et mécaniques. Toute la séance ne doit pas dépasser
de 3 à 5 minutes. Les vibrations mécaniques peuvent être exécutées soit avec la tige flexible de Bourcart, munie d'une boule
en caoutchouc, soit au moyen du vibrateur mécanique rectal du
D$^r$ Le Fur. On exécute les pressions et les effleurages avec douceur et d'une façon progressive. Pour rendre le massage de la
prostate plus efficace, il faut, comme le conseille le D$^r$ Salignat,
faire précéder chaque séance par un massage abdominal général, dont le but serait de rétablir la fonction des muscles abdominaux et de décongestionner les organes contenus dans cette
cavité.

Le massage ainsi fait, permet d'augmenter l'activité des
échanges nutritifs de l'organe, d'activer la résorption des exsudats et des infiltrations accumulées tant dans les interstices de

l'organe qu'à sa périphérie, de régulariser la circulation intime de la glande et de vider les conduits glandulaires des sécrétions qui les encombrent. En un mot, comme le dit Le Fur « le massage de la prostate » agit en vidant les glandes, en provoquant une décongestion de l'organe et en activant la résorption des exsudats. D'où il suit, que le massage de la prostate doit être utilisé : dans les prostatites subaiguës, dans les prostatites chroniques, dans l'hypertrophie de la prostate et chez les prostatiques jeunes. Pour que ce traitement produise ici le maximum d'effet, il faut l'appliquer le plus tôt possible et toujours avant chaque intervention chirurgicale. Souvent, grâce au massage, celle-ci peut être sinon évitée, du moins rendue plus facile. On peut utiliser le massage de la prostate avec profit dans le traitement des uréthrites chroniques, surtout si on le combine avec les lavages uréthraux. Quand au massage uréthral, son utilisation est d'une importance secondaire ; car les manipulations exécutées au moyen des béniqués ne sont que des frictions de la muqueuse uréthrale ; toutefois, on pourra se servir des béniqués pour fixer la glande pendant le massage et rendre ainsi les pressions digitales plus efficaces. Nous préférons fixer la glande au moyen de la main placée sur l'abdomen ; c'est moins nuisible pour la muqueuse de l'urèthre et plus facile pour le massage.

### LE MASSAGE FACIAL. — LE MASSAGE PLASTIQUE

Le massage de la face est admis par tout le monde dans le traitement des affections nerveuses, et nous en avons parlé plus haut, lorsque nous avons traité le massage dans la paralysie ou la névralgie faciales. Mais, lorsqu'il s'agit du massage plastique, beaucoup en discutent l'utilité. Et pourtant, le massage plastique a fait ses preuves dans le traitement des dermatoses de la face et a le mérite de nous donner un moyen sûr pour lutter contre les méthodes charlatanesques, dont le but est de faire écouler, et le plus cher possible, les nombreux produits cosmétiques de provenance et de fabrication très douteuses.

Il existe deux formes de massage plastique : la forme forte et la forme douce. Malgré l'opposition absolue entre ces deux procédés, les résultats obtenus sont les mêmes ; ils ne diffèrent que par leur durée, la forme forte est de beaucoup plus courte et de beaucoup plus difficile.

Le massage plastique fort, appelé par L. Jacquet « méthode bio-kinétique », se compose d'un fort pétrissage combiné avec des pressions profondes. Voici, d'ailleurs, la méthode telle que l'avait décrite L. Jacquet lui-même : « A coups serrés, dit-il, je presse en tous sens, entre la pulpe des doigts, les tissus de la face entière, en toute son épaisseur, cela pendant quelques minutes. Puis, je reprends le pétrissage de la peau seule, à coups menus et pressés, en procédant méthodiquement du centre vers la périphérie. Pas d'effleurages, de tapotages, de tourbillons. Au lieu de cette technique compliquée, une excitation mécanique graduelle. Tout est là : commencer faiblement, augmenter progressivement l'énergie et la durée des pressions, et aller, en huit à quinze jours, suivant le cas, au bout de sa force, c'est-à-dire faire subir aux tissus un véritable entraînement ».

Dans le procédé doux nous employons les effleurages, les pressions, de préférence digitales, le pétrissage et les vibrations, manuelles ou mécaniques. Les effleurages s'adressent à toute la surface faciale ; ils s'appliquent aussi bien aux muscles qu'aux tissus cellulaires et adipeux. Les pressions profondes permettent également de traiter tous les organes du champ massothérapique. Le pétrissage est utilisé uniquement pour les muscles. Quand aux vibrations, on les utilise ici comme sédatif et pour faire vibrer les terminaisons nerveuses.

Le massage plastique rend de grands services dans toutes les formes d'acné : acné purulente, acné hypertrophique, acné nécrotique, acné comadonnienne, acné chéloïdienne et acné du dos et de la poitrine. Il est aussi d'une très grande utilité dans le traitement des folliculites purulentes, des papulo-tubercules, des kystes sébacés, des filaments séborrhéiques et aussi dans le traitement des cicatrices.

Les séances doivent être quotidiennes et de dix minutes à un

quart d'heure. Éviter d'employer la vaseline, ni aucun corps gras
Le D^r Raoul Leroy donne la formule d'une poudre utilisée dans le
service du D^r L. Jacquet à Saint-Antoine et qui se compose de :

```
Amidon de riz . . . . . . . . . . . . . . . . .  100 gr.
Kaolin. . . . . . . . . . . . . . . . . . . . . \
Magnésie calcinée . . . . . . . . . . . . . . .  |
Talc. . . . . . . . . . . . . . . . . . . . . .  > ãã 50 gr.
Oxyde de zinc. . . . . . . . . . . . . . . . .   |
Parfum : ad libitum. . . . . . . . . . . . . .  /
```

## LE ROLE DU MASSAGE MÉTHODIQUE
### ET DE LA MOBILISATION PRÉCOCE EN THÉRAPEUTIQUE

L'étude des agents kinésiques, exposée dans les deux parties
précédentes de notre livre, suffit amplement pour démontrer le
rôle important joué par le massage et la mobilisation en thérapeutique. Cette importance fut connue, comme nous l'avons déjà
dit plus haut, dès la plus haute antiquité parmi les peuples civi-
lisés, comme chez les peuplades d'Afrique, d'Amérique et des
Iles Océaniques. Seuls nos classiques et les programmes de nos
Facultés de Médecine veulent encore ignorer sinon leur existence, du moins l'utilité et la nécessité de leur application en
médecine. Est-ce ignorance ou parti-pris ? Pour nous, il s'agit de
l'un et de l'autre. Ignorance pour les uns, parce que jusqu'à
présent fort peu de médecins ont eu la possibilité d'apprendre le
massage méthodique et les indications cliniques de ses manœuvres et de l'appliquer personnellement au traitement de leurs
malades. Parti-pris pour les autres : il y a indiscutablement parmi
nos confrères, et non les moindres, un parti-pris contre le massage et la mobilisation, car, quelques-uns d'entre eux considèrent
ces agents physiques non seulement comme des moyens thérapeutiques au-dessous de notre dignité médicale, mais aussi comme
agents thérapeutiques dangereux aux dogmes de nos Facultés.

Depuis que le massage est devenu une science thérapeutique,
basée sur une longue et laborieuse expérimentation et justifiée

par d'innombrables guérisons, certains ont vu diminuer leurs champs d'action, où leur sagacité et leur routine pouvaient s'exercer longtemps en pleine liberté. Prenons par exemple le traitement des entorses. Il n'y a pas bien longtemps que les entorses se soignaient par des appareils plâtrés et de l'immobilisation prolongée. Actuellement, tout le monde soigne les entorses par le massage, la balnéothérapie et la mobilisation ; les guérisons sont plus rapides et plus sûres. Ceci n'a pas pourtant empêché un de nos maîtres renommés d'affirmer dans une de ses récentes leçons, publiées par le *Journal des Praticiens* (juin 1921), que « le massage exagère les proliférations osseuses périarticulaires » et que la mobilisation « compromet la solidité ultérieure de l'articulation ». « Rien ne vaut, dit cet oracle officiel, le massage pour créer, entretenir et aggraver l'ostéome périarticulaire du coude ». Nous ferons remarquer à ce maître, avec tout le respect que nous lui devons, qu'il a sûrement confondu le massage méthodique avec le frottement fait soit par les filles de salles à l'hôpital, soit par les femmes de chambre ou les cuisinières de ses clients. Car, autant que nous sachions, aucun des massothérapeutes de notre connaissance n'a jamais signalé que le massage et la mobilisation « compromettent la solidité ultérieure de l'articulation ». Pour réfuter cette sortie bizarre de notre savant chirurgien contre le massage et la mobilisation, il nous suffit de citer l'opinion de deux anciens maîtres : les professeurs-chirurgiens Malgaigne et Paul Broca.

Pour Malgaigne la mobilisation occupe la place prépondérante dans le traitement des affections articulaires. « Si, dit-il, la pression n'est pas douloureuse, passez aux mouvements : c'est le meilleur moyen de calmer les douleurs des muscles et de leur rendre leur contractilité... *C'est un précieux moyen de faire des guérisons.* » (Leçons d'Orthopédie, professées à la Faculté de Médecine de Paris en 1862.)

Dans l'éloge historique sur la vie et la carrière d'Amédée Bonnet de Lyon, prononcé en 1859 à la Société de Chirurgie de Paris, le professeur Paul Broca, donne son avis sur la mobilisation dans la phrase suivante : « Qu'il me soit permis, dit-il, de dire cependant que déjà avant 1830, un médecin. dont je m'honore d'être le gendre, avait professé dans ses cliniques à l'Hôpital Saint-Louis, que le *mouvement articulaire favorise*, chez les scrofuleux, la *résolution des tumeurs blanches au déclin*. (Guermonprez. *Etudes sur le traitement des fractures*). Ainsi, Lugol et son gendre, Paul Broca, n'eurent donc pas peur « de compromettre la solidité ultérieure des articulations » par la mobilisation chez les « scrofuleux » de leur temps.

Jusqu'à présent nous avons suffisamment démontré les heureux effets obtenus par la mobilisation précoce et le massage méthodique dans le traitement d'une foule d'affections tant traumatiques, que pathologiques ; il serait inutile de discuter, preuves en main, l'absurdité des accusations portées contre ces deux merveilleux agents kinésiques. Néanmoins, nous tenons à reproduire ici deux observations, qui prouvent les résultats désastreux obtenus par les adversaires acharnés de ces agents thérapeutiques.

La première de ces observations a été publiée en 1918 dans notre article sur « les indications de la mobilisation précoce dans le traitement des blessures de guerre ? ». (*Paris-Médical*, 5 octobre 1918). Il s'agit d'un poilu du 246° d'Infanterie, âgé de 39 ans et qui le 9 mars 1917 eut un panaris au quatrième doigt de la main droite, occasionné par une piqûre de fil barbelé. Le panaris se compliqua d'un phlegmon de la gaine du doigt et d'une plaie à la paume de la main. Il fut opéré le 14 mars. Pour faciliter la guérison de la plaie on immobilisa son bras dans une écharpe, en lui recommandant de ne le mouvoir sous aucun prétexte. La plaie ne guérissait pas vite, et l'immobilisation du bras continua à être de rigueur. En juillet 1917 le poilu est envoyé en convalescence, et ce n'est que le 8 août 1917 qu'il se présenta au Service de Physiothérapie du Val-de-Grâce. Voici ce que nous avons constaté à la première consultation : 1° raideur avancée de l'articulation métacarpophalangienne du quatrième doigt ; raideur des articulations du deuxième, troisième et quatrième doigts ; 2° raideur de l'articulation du poignet, avec atrophie des muscles de la main et de l'avant-bras ; et, enfin 3° ankylose partielle de l'articulation de l'épaule droite avec atrophie du deltoïde et des autres muscles périarticulaires. Ainsi, chez ce blessé, un panaris du quatrième doigt de la main finit, grâce à l'immobilisation abusive, par déterminer une ankylose de l'épaule et transformer un bras bien portant en un membre impotent.

La deuxième observation montre que les civils ne sont pas plus à l'abri de ce préjugé absurde contre la mobilisation et le massage méthodique.

Il s'agit ici d'une jeune femme, âgée de 20 ans, qui pendant

 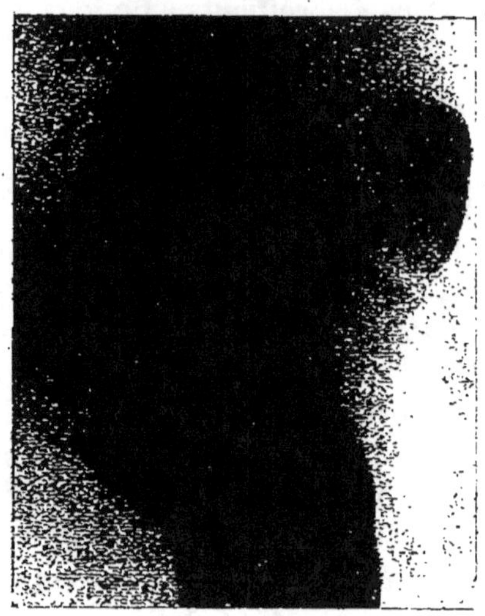

Vue de face.Vue de profil.

Fɪɢ. 99. —· Arthrite rhumatismale du genou droit de M<sup>me</sup> X., âgée de 20 ans.

Radiographies faites en juillet 1920. La maladie date depuis deux mois et demi. L'interligne articulaire est absolument nette; aucun trouble apparent des surfaces articulaires : les mouvements peuvent se faire sans aucune difficulté. L'articulation contient du liquide et est plus volumineuse que l'articulation de l'autre jambe. Ces radios présentent donc la première phase du processus ankylosant du Teissier de Lyon (voir page 2).

son voyage de noces en 1920, a été prise d'un rhumatisme articulaire subaigu de plusieurs articulations. Le médecin de la ville, où s'est trouvée à ce moment notre malade, l'immobilisa tant qu'elle présenta de la fièvre et la soigna avec le salicylate et les différents topiques. La fièvre tombe, les articulations se dégagent petit à petit sauf celle de l'articulation du genou droit.

On décide alors de reprendre le chemin de la maison, et, pour faciliter le voyage en chemin de fer, on immobilise le membre dans une gouttière plâtrée. La malade arrive tant bien que mal chez elle, où le médecin traitant et le chirurgien consultant décident de laisser la gouttière à demeure, en faisant faire une

Vue de face.            Vue de profil.

Fig. 100. — Arthrite rhumatismale du genou droit de M<sup>me</sup> X., âgée de 20 ans.

Radiographies faites en octobre 1920. On y voit encore l'interligne articulaire à peu près ininterrompue, très rétrécie, mais pouvant encore permettre des mouvements limités de l'articulation.

Ces radios présentent d'une façon caractéristique la deuxième phase du processus ankylosant de Teissier de Lyon (voir page 2) ; car il est plus que probable que l'articulation contient des fausses membranes et une transformation fibreuse très étendue.

radiographie. Nous sommes en juillet 1920. Comme le prouve la radiographie (fig. 99) l'articulation est indemne. Néanmoins, les médecins continuent à prescrire l'immobilisation. En octobre 1920 on refait une autre radiographie (fig. 100) ; l'articulation change déjà d'aspect : l'interligne articulaire se rétrécit notablement ; les surfaces articulaires deviennent plus épaisses et peu nettes. Il y a une complication : l'atrophie musculaire, qui oblige les médecins à avoir recours au massage. Naturellement, on fait venir une « masseuse » et on commence à frictionner tous les muscles. Mais, pas de mobilisation. La malade, bien portante à tous les

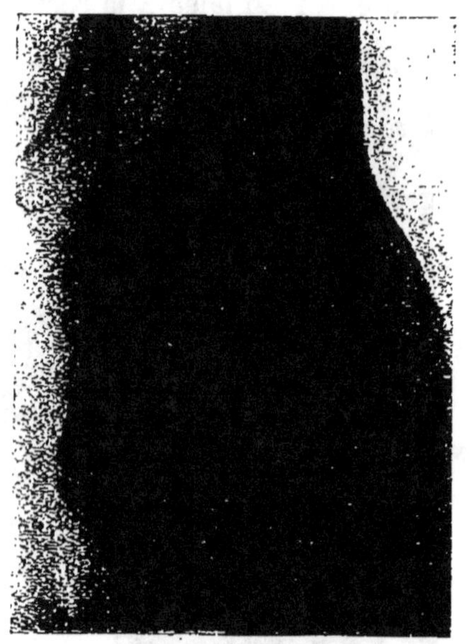
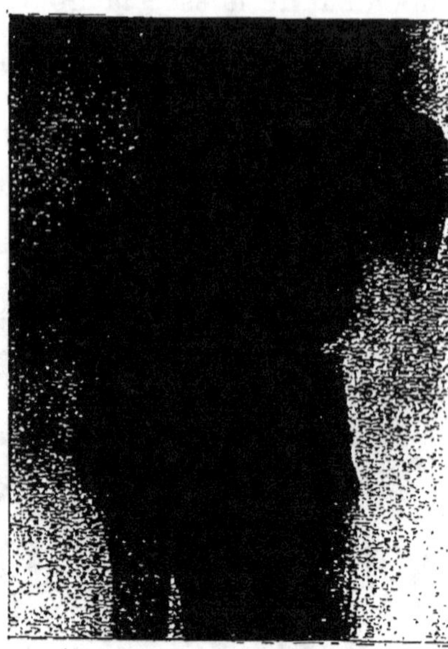

Vue de face.      Vue de profil.

Fig. 101. — Arthrite rhumatismale du genou droit de M⁽ᵐᵉ⁾ X., âgée de 20 ans.

Radiographies faites en juin 1921, un an après les premières atteintes de la maladie. L'interligne articulaire est disparue et remplacée par des formations osseuses, des travées osseuses. Aucun mouvement de l'articulation n'est possible ; l'ankylose est donc ici complète. Les radios présentent la quatrième phase du processus ankylosant décrit par Teissier de Lyon en 1841 : les cartilages s'amincissent, s'usent et finissent par se souder, d'où l'ankylose complète. — Nous n'avons pas une radiographie correspondant à la troisième phase du processus ankylosant, car il s'est écoulé entre les deux radios près de huit mois.

points de vue, s'habitue à tenir sa jambe raide, l'enveloppe soigneusement et évite tout mouvement. Pourtant, de temps en temps et surtout la nuit, elle constate qu'elle peut encore fléchir un peu la jambe sur la cuisse. Mais, comme l'immobilisation est toujours recommandée par le médecin, elle évite à mouvoir son genou, si bien qu'un matin elle s'aperçoit qu'elle ne peut plus du tout fléchir sa jambe. Tous les moyens utilisés ultérieurement pour gagner un peu de mouvements dans l'articulation sont restés sans aucun effet. Trouvant notre adresse, la malade vient nous consulter en juin 1921, plus d'un an après la première attaque. Nos efforts pour obtenir le moindre mouvement du genou sont restés vains. Nous l'avons examinée sous l'écran avec le Dʳ Haret et nous n'avons pas pu déterminer le moindre mouvement appréciable. La radiographie (fig. 101) démontre qu'il y a déjà des formations osseuses entre les surfaces articulaires et qu'en majeure partie l'interligne est effacée. Toutes les mobilisations, manuelles et mécaniques, n'arriveront plus à mobiliser l'articulation de notre cliente ; l'ankylose, hélas ! est chez elle définitive.

Cette observation est une image vivante du processus ankylosant étudié en 1841 par Teissier de Lyon et que nous avons décrit plus en détail dans le chapitre de la mobilisation méthodique. Elle nous impose aussi les conclusions suivantes : *surveillez de près vos articulations malades et procédez à la mobilisation précoce et prudente aussitôt que vous le pourrez. N'attendez pas longtemps, et souvenez-vous que l'immobilisation prolongée est le plus grand ennemi des articulations malades.* Rappelez-vous aussi que le massage méthodique et la mobilisation précoce, si vous savez les bien appliquer, vous donneront le moyen de guérir vos malades et de leur conserver leurs articulations.

Mais le massage méthodique et la mobilisation vous donneront également la possibilité de restaurer la fonction d'un membre, même si une portion de l'articulation manque. Voici deux radiographies d'un de nos blessés, soignés au Val-de-Grâce, chez lequel manque complètement l'acromion et qui a récupéré tous les mouvements du bras grâce au massage et à la mobilisation active. Le sergent D..., du 152ᵉ Régiment d'Infanterie fut blessé le 4 octobre 1916 par un éclat d'obus à l'épaule gauche. Le projectile lui a arraché l'acromion, l'extrémité externe de la clavicule et celle de l'épine de l'omoplate, en un mot toute la partie supérieure de l'articulation gléno-humérale. Quand le blessé s'est présenté la première fois à la visite du Service de Physiothérapie du Val-de-Grâce, nous avons constaté outre l'absence complète de la partie supérieure de l'articulation de l'épaule, une atrophie de tous les muscles périarticulaires et une cicatrice adhérente au niveau de la tête humérale, qui se trouvait à fleur de peau. Par le massage méthodique nous sommes arrivés non seulement à faire disparaître l'atrophie des muscles, mais aussi, à les fortifier au point qu'ils

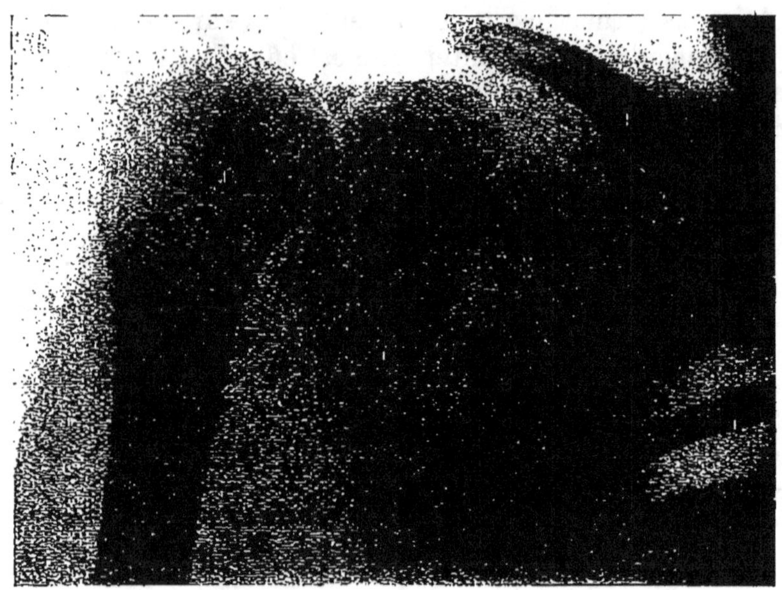

Fig. 102. — Perte de la substance osseuse de l'articulation de l'épaule dans une blessure par éclat d'obus.

Position verticale du bras du sergent D...; le membre est pendant. Radio faite à l'entrée du blessé dans le service de physiothérapie du Val-de-Grâce.

pouvaient, par leur contraction synergique, compenser l'absence des ligaments. Les tendons des muscles actifs réunis à la cicatrice adhérente nous ont permis d'obtenir un toit suffisamment résistant pour empêcher la tête de l'humérus de se déplacer en haut. Ceci a été obtenu par un traitement massothérapique progressif et par une mobilisation active graduelle. Voici, d'ailleurs, le bulletin de l'examen du blessé à sa sortie de l'hôpital : « Les mouvements du bras sont normaux; lorsque les deux bras sont portés en même temps en arrière, les deux coudes ne se trouvent pas au même niveau : le coude gauche est plus bas de 3 centimètres que le coude droit ; il est aussi à 1 centimètre plus près du tronc que l'autre coude. Au repos, les deux têtes humérales sont au même niveau. L'élévation latérale du bras s'exécute sans aucune difficulté ; les deux bras, levés verticalement, forment

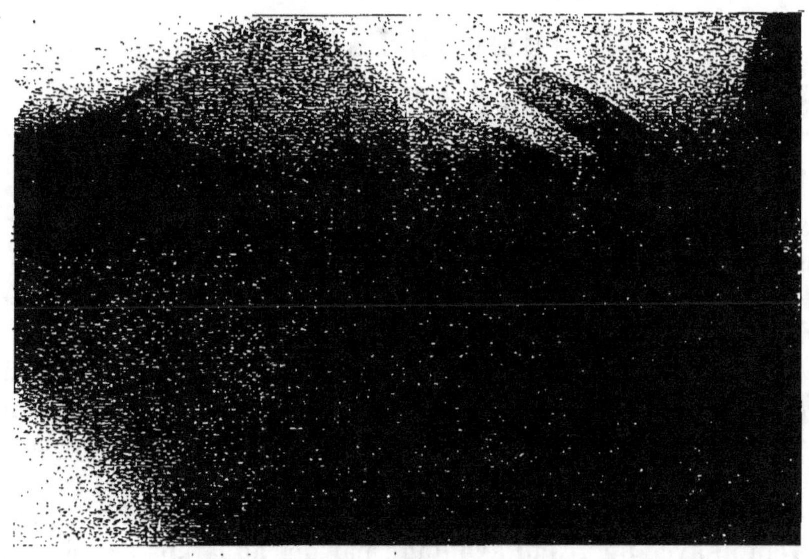

Fig. 103. — Perte de la substance osseuse de l'articulation de l'épaule dans une blessure par éclat d'obus.

Bras levé au-dessus de l'horizon. On y voit que la tête humérale conserve son contact avec a cavité glénoïde et, malgré l'absence complète de l'acromion, garde sa position naturelle. Tous les mouvements du bras se font normalement. Radio faite quelques jours avant le départ du blessé.

avec la tête deux angles différents : 48° pour le bras gauche et 35° pour le bras droit. La différence n'est pas très grande et accuse un parallélisme à peu près complet entre les deux membres supérieurs pendant leurs mouvements ; le blessé est guéri et peut reprendre le service ». (Fig. 102 et 103.)

# TROISIÈME PARTIE

## LA MÉCANOTHÉRAPIE

« La mécanothérapie, dit F. Lagrange, est l'art d'appliquer à la thérapeutique et à l'hygiène certaines machines, imaginées pour provoquer des mouvements corporels méthodiques, dont on a réglé d'avance la forme, l'étendue et l'énergie. » Ces machines peuvent être en fonte, en cuivre, en bois et même en pierre, si cela est possible. L'essentiel est qu'elles présentent un moyen de mouvement quelconque et une résistance proportionnelle en rapport avec l'affection traitée.

Le rôle que la mécanothérapie doit jouer en thérapeutique peut être rempli avec un grand avantage par des appareils simples et d'une construction facile, pourvu que la disposition de ces appareils réponde aux indications cliniques de l'affection traitée. Le but de ces appareils est de développer dans l'articulation une motilité semblable à celle produite par les machines. Nous décrirons donc ces appareils de la mécanothérapie de fortune avec les autres appareils connus sous le nom de machines.

Quel que soit l'appareil dont on se sert pour utiliser la mobilisation mécanique, il faut savoir que le mouvement mécanothérapique n'est qu'un adjuvant à la mobilisation manuelle, puisqu'aucune machine, même la plus ingénieusement construite, n'est capable de remplacer la main. Dans un rapport que nous avons présenté en 1904 à la Société de Kinésithérapie, nous avons démontré que la mécanothérapie doit être considérée comme un agent thérapeutique complémentaire aux autres agents physiques. C'est un adjuvant très précieux bien entendu, mais un adjuvant, et il est inutile d'en demander plus qu'il ne peut donner. Si la mobilisation méthodique, le massage et l'électrothérapie peuvent remplir le rôle d'un agent thérapeutique au sens propre du mot, la mécanothérapie ne devient réellement utile en thérapeutique que, lorsqu'elle est adjointe à l'un de ces agents physiques. Raisonnablement appliqués, ces appareils nous permettent d'activer le traitement et d'accélérer la guérison. Et puis, il faut convenir d'une chose, c'est que la vue des installations mécanothérapiques produit sur les malades un effet suggestif d'autant plus grand que ces installations contiennent des machines, qui brillent plus fort et qui produisent plus de bruit. Ce n'est d'ailleurs pas un défaut que d'avoir produit un effet suggestif sur les malades avant même d'agir.

Lagrange, qui connaissait très peu le massage et encore moins la mobilisation manuelle, voyait dans la mécanothérapie la quintessence de la thérapeutique par le mouvement. Il la compara à la gymnastique suédoise et en donna une étude approfondie, qui n'est autre chose qu'une étude de n'importe quelle branche de la thérapeutique par le mouvement, sauf le mot « mécanique ». Pour arriver à démontrer le dosage du mouvement par la machine, il décomposa le mouvement afin d'obtenir une synthèse qui pourrait donner le mouvement synergique. Nous verrons plus tard que le dosage du mouvement actif prend une place importante dans l'étude des exercices de la rééducation motrice comme le dosage du mouvement passif forme la base de la mobilisation méthodique. La mécanothérapie ne décompose pas le mouvement et surtout ne le synthétise point. Elle accélère un mouvement de deux groupes musculaires antagonistes, en insistant avec plus de force tantôt sur un de ces groupes, tantôt sur l'autre. Elle permet d'insister sur le mouvement avec plus de lenteur et plus longtemps qu'avec la main. Mais elle est inférieure à la mobilisation manuelle par l'absence du facteur principal de notre action directe : la sensibilité. « Un mouvement automatique, même réglé, avons-nous dit dans notre rapport cité plus haut, reste toujours automatique. La machine privée de la direction intellectuelle, est un automate et un automate absolu. »

Et il est impossible d'appliquer à ce mouvement automatique l'action physiologique du mouvement raisonné. D'abord, quelle que soit la construction mathématique d'une machine, elle ne peut d'aucune façon correspondre à la constitution naturelle d'une trochlée ou d'une articulation quelconque. Nos articulations présentent souvent une réunion de plusieurs figures géométriques, et leur mouvement suit également plusieurs directions. Prenons, par exemple, l'articulation du coude : la flexion et l'extension de l'avant-bras ne se produisent nullement suivant une ligne perpendiculaire à l'axe transversal du coude : l'avant-bras est porté en dehors du bras pendant l'extension et en dedans pendant la flexion. Suivant les individus, il s'approche de l'axe huméral chez les uns et s'en éloigne chez les autres. Alors que le mouvement de flexion et d'extension produit par l'appareil n'est qu'approximatif. La mécanothérapie réalise, par conséquent, la mobilisation approximative, qui, en kinésithérapie, rend un grand service, lorsqu'elle vient tout de suite après la mobilisation manuelle et le massage.

Les appareils de mécanothérapie se divisent en appareils actifs, passifs et appareils-instruments. Les appareils actifs comprennent la grande majorité des appareils des installations de mécanothérapie, qui sont activés par le malade lui-même. Les appareils passifs sont mus par une force motrice quelconque, vapeur, gaz, électricité, ou tout simplement par la main d'un aide. Les appareils-instruments sont tous les appareils utilisés par le médecin kinésithérapeute pour exercer un effet thérapeutique au même titre que le bistouri du chirurgien et la boîte électrique de l'électrothérapeute. Ces appareils comprennent tous les appareils utilisés pour les traitements orthopédiques, la suspension et la rééducation motrice.

Les appareils actifs forment un énorme arsenal et il est matériellement impossible de les décrire tous. D'ailleurs, une grande partie d'entre eux sont d'une utilité médiocre. Nous avons choisi ceux d'entre eux qui rendent un réel service en kinésithérapie. Pour la commodité de leur description nous les classerons suivant les régions. Ainsi, nous décrirons les appareils actifs pour les membres supérieurs, les appareils actifs pour les membres inférieurs et les appareils pour le tronc.

## LES APPAREILS ACTIFS POUR LES MEMBERS SUPÉRIEURS

*Appareils pour la rotation de l'épaule.* — L'appareil le plus simple serait une roue quelconque, la roue d'une pompe à eau par exemple, dont un des rayons porterait une série de trous, dans lesquels on fixe, au moyen d'une goupille, une poignée munie d'un manchon en bois mobile. En saisissant la poignée par le manchon on fait tourner la roue tantôt dans un sens, tantôt dans l'autre. La série de trous faits dans le rayon permet d'obtenir des cercles de différents diamètres.

En plaçant le malade latéralement soit debout, soit assis sur un tabouret, on obtient la circumduction de l'épaule.

En plaçant le malade de face, on obtient la rotation de l'épaule.

Les appareils de Schwartz, de Zander, de Krukenberg, etc., ne sont que des appareils à roue avec position fixe du malade. Ces appareils permettent, grâce à leur poids de résistance, non seulement de varier le diamètre du cercle de la circumduction, mais aussi d'augmenter ou de diminuer la force à vaincre pendant le mouvement.

Les appareils simples, dits *appareils de traction*, sont :

*L'appareil à une poulie et à contrepoïds.* — Le contrepoids glisse sur une ou deux tringles, fixées au plafond et au plancher. Une corde est attachée par une extrémité au contrepoids, et passe par-dessus une poulie fixée au plafond. L'autre extrémité porte une poignée. Le contrepoids est composé de cinq rondelles en fonte de un kilog, ce qui permet de varier la résistance suivant chaque cas.

*L'appareil à double poulie.* — Une petite planche fixée au mur, à 2 mètres et demi du sol, porte en son milieu une tige carrée, placée perpendiculairement. La tige est munie à ses deux extrémités de deux poulies, par-dessus lesquelles glisse une corde dont une extrémité porte un crochet pour les poids et l'autre extrémité une poignée pour la main ou un étrier pour le pied. La traction dans cet appareil se fait avec plus de régula-

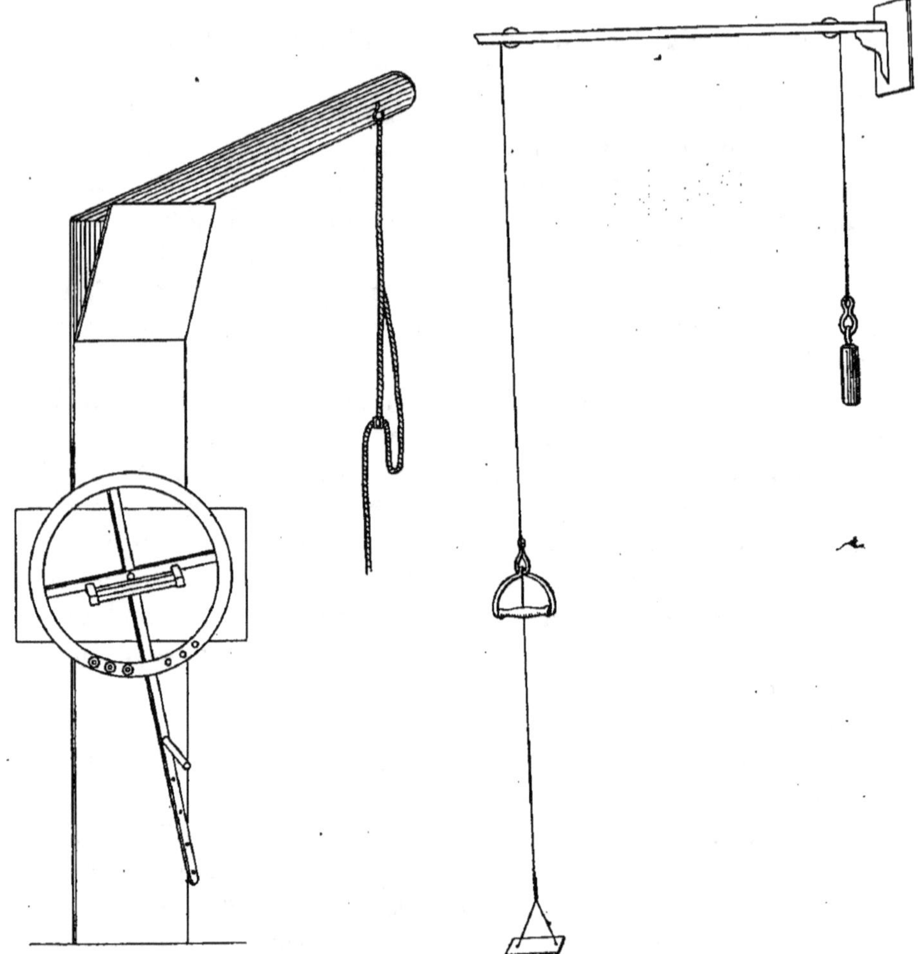

FIG. 104. — Appareil pour la rotation de l'épaule.

FIG. 105. — Appareil de traction à double poulie.

rité et permet d'obtenir une traction aussi minime que possible.

Les appareils de traction de Zander, de Hertz et d'autres, diffèrent des deux appareils précédents par la présence du poids proportionnellement plus grand, dont l'utilisation peut être dosée au moyen d'une règle graduée.

Voici comment on doit se servir de l'appareil de traction à

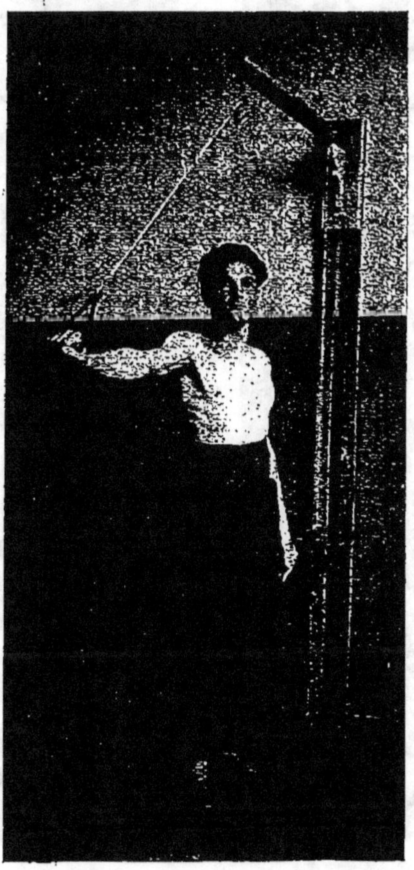

Fig. 106. — Appareil de traction à double poulie.
Exercice en position latérale.

double poulie : le malade se place face à l'appareil, saisit la poignée, l'abaisse d'abord jusqu'à la cuisse, puis la relève aussi haut que possible. Il répète cet exercice dix, vingt et même trente fois. Après, il se place de côté, saisit la poignée, l'amène vers la cuisse et la relève latéralement aussi haut que possible.

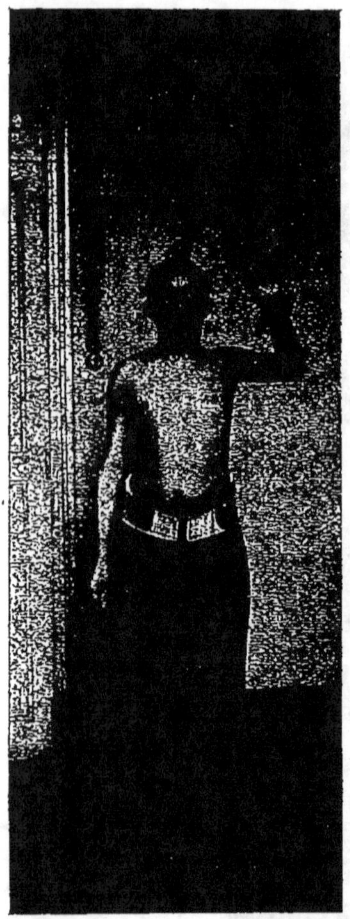

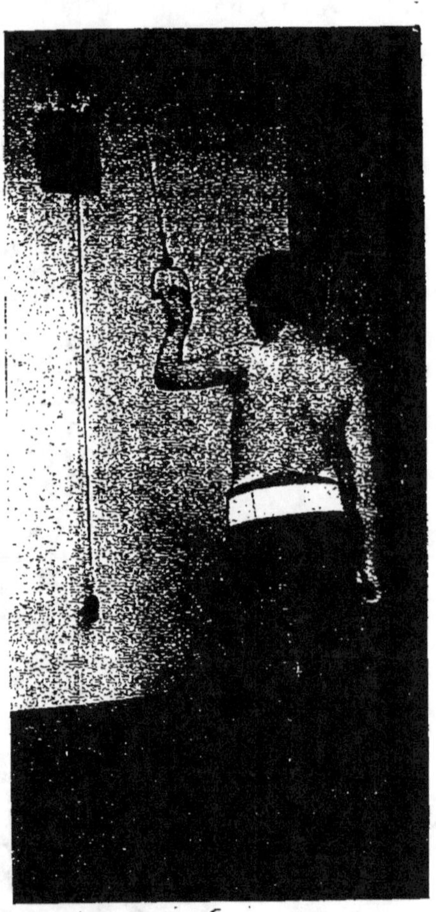

Fig. 107. — Appareil de traction à double poulie. Exercice en position postérieure.

Fig. 108. — Appareil de traction à double poulie. Exercice en position antérieure.

Il exécute cet exercice également dix, vingt ou trente fois. Enfin, il se place le dos contre le poids ; la poignée se trouve ainsi en avant ; il la relève aussi haut que possible. Dans ce mouvement le bras est attiré par le poids de bas en haut et d'avant en arrière. On peut, dans ce dernier exercice, exécuter le mouvement en

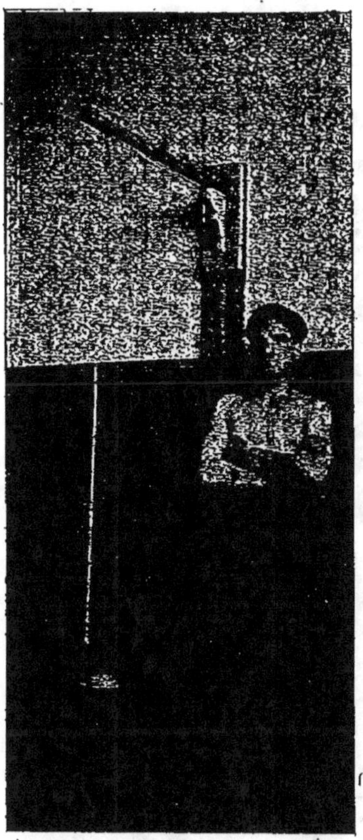

Fig. 109. — Appareil de traction à double poulie.
Exercice de flexion et d'extension de la jambe.

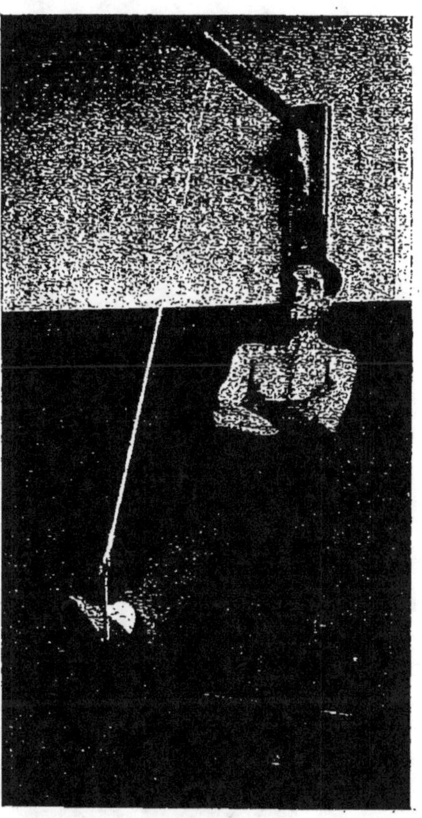

Fig. 110. — Appareil de traction à double poulie.
Exercice d'abduction et d'élévation de la jambe.

deux temps : fléchir l'avant-bras sur le bras et le tendre en arrière.

Le docteur Leri a appliqué le principe de doubles poulies à la construction d'une série d'appareils destinés à activer le mouvement de flexion et d'extension dans le traitement des paralysies des membres. Le poids est supporté par une corde qui passe

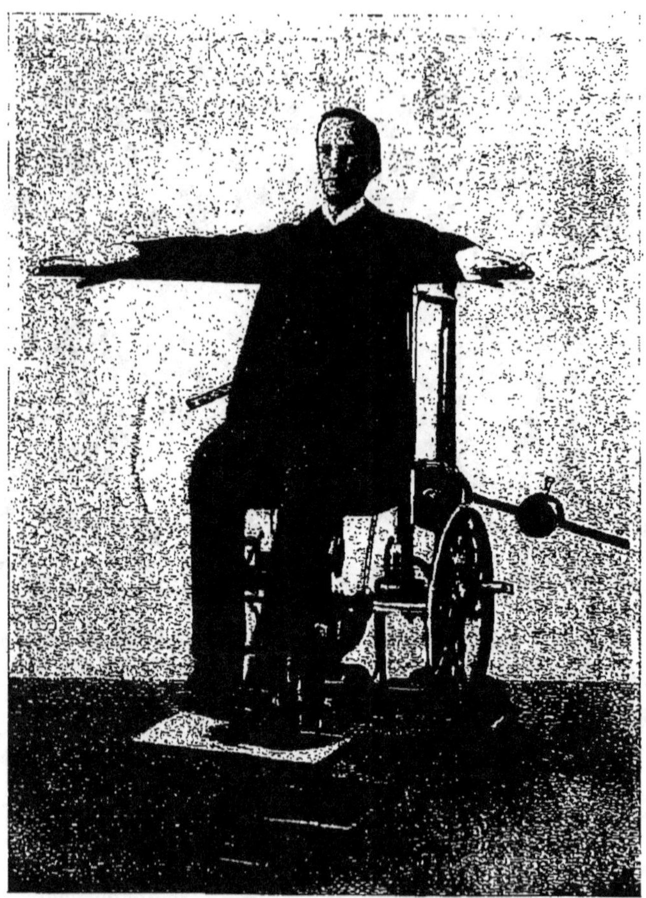

F𝐢g. 111. — Appareil pour l'abduction des deux bras étendus horizontalement.

par-dessus des poulies fixées sur une planche et qui permet ainsi d'exercer au moyen d'une planchette mobile les mouvements du pied, des doigts et même d'exécuter l'abduction et l'adduction du pied. Dans les appareils de Zander et ceux des autres fabricants la traction se régularise par des blocs en fonte qui se déplacent sur deux axes horizontaux, qu'on soulève au moyen de cordes passant par deux poulies et se terminant par deux poignées. La résistance étant variable, on peut régler à volonté la force à employer. Néanmoins, dès le début, le malade est appelé à faire un effort, parfois au-dessus de ses forces, ce qui place ces machines au-dessous des appareils de traction simples décrits plus haut.

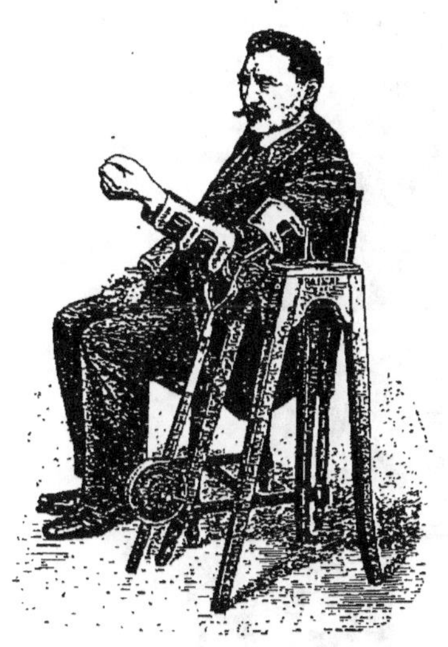

FIG. 112. — Appareil- à pendule pour la flexion et l'extension de l'avant-bras.

*Appareils pour abduction et adduction du bras.* — Un des meilleurs parmi ces appareils est celui qui est composé de deux leviers, sur lesquels se placent les deux bras du malade. Ces deux leviers se rapprochent et s'éloignent par le rapprochement et l'écartement des bras. Un système mécanique permet de varier la résistance à vaincre et, par conséquent, la force à employer.

*Appareils pour la flexion et l'extension de l'avant-bras.* — Le plus simple appareil dans ce genre est l'appareil du docteur Privat. Le malade, assis sur une chaise, a son bras couché sur une table ; on fixe à l'avant-bras, au niveau du poignet, un mouchoir ou une courroie, à laquelle on adapte une corde. Cette corde passe par une poulie fixée au plancher par une autre corde, formant avec le plancher un triangle, dont le sommet est occupé par la poulie. De cette poulie la première corde remonte en haut, passe par une seconde poulie, qui est suspendue au plafond par une troisième corde. De la deuxième poulie la première corde descend verticalement en bas. A son extrémité inférieure on ajoute différents poids. Lorsque tout est mis en place, on fait balancer le poids de l'appareil, qui entraîne dans son mouve-

ment la deuxième poulie et la corde fixée au plafond. Ces mouvements d'oscillations plus ou moins grandes produisent des
tractions sur l'avant-bras et exercent des mouvements d'extension ou de flexion, selon la position du patient.

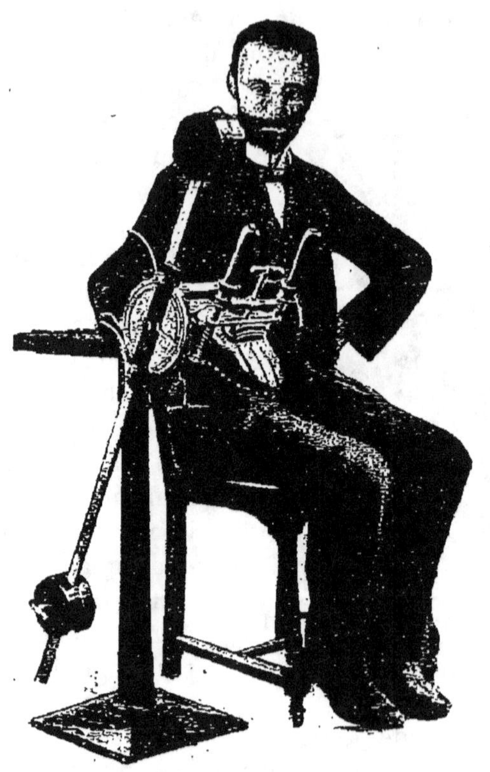

Fig. 143. — Appareil pour la flexion et l'extension du poignet.
Même appareil pour la flexion et l'extension des doigts.

Un autre appareil a été construit par le docteur Somen basé
sur la traction de l'avant-bras par un agencement d'une corde et
de poulies, fixées le long du mur. Rainal frères, de Paris, utilisent
le poids d'un balancier en fonte, placé sur de différentes hauteurs
et qui met en mouvement une gouttière métallique, dans laquelle

se place l'avant-bras. Le bras se trouve fixé dans une autre gouttière, fixée à son tour à un tabouret dont la hauteur correspond à la hauteur du coude d'un homme assis. L'appareil présente, comme celui de Krukenberg, deux leviers, dont l'un est fixe et l'autre mis en mouvement par le balancier.

Tous ces appareils dérivent de l'appareil d'Amédée Bonnet, présenté par la figure n° 128 et dans lequel le balancier est remplacé par l'avant-bras du malade.

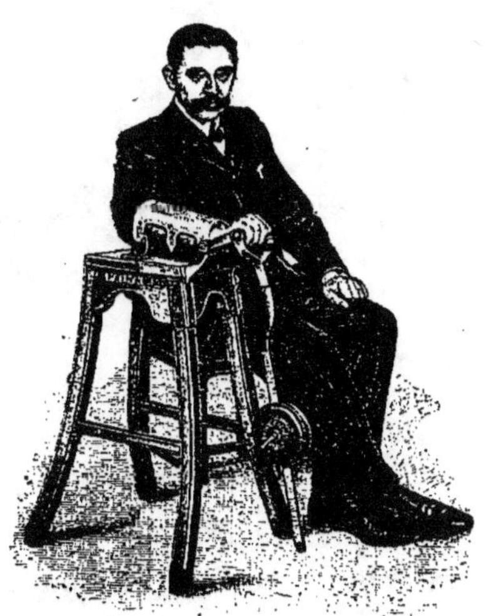

Fig. 114. — Appareil à pendule pour la flexion et l'extension du poignet.

*Appareils pour la flexion et l'extension du poignet.* — Dans tous ces appareils l'avant-bras est fixé au moyen d'une courroie sur une planchette ou un tabouret au-dessus du poignet. La main est prise dans une espèce de pince fixée à une poignée, qui se déplace de haut en bas et *vice versa* au moyen du balancier. La résistance varie suivant la place occupée par le poids du balancier ou par l'écartement de deux poids opposés.

*Appareils pour la flexion et l'extension des doigts.* — A peu près même construction et même manière d'application que l'appareil précédent. Le doigt ou les doigts à mouvoir sont pris dans une espèce de planchette trouée. L'avant-bras est fixé par des courroies à une table et le balancier entraîne dans ces déplacements les mouvements des doigts.

Le docteur Thilo, de Riga, a imaginé un petit appareil pour la flexion et l'extension des doigts et qui se compose de deux tiges en fer courbées à angle droit et réunies à leurs extrémités supérieures par un fil de fer dentelé. Le bras du malade est placé entre les deux branches horizontales, formant un quadrilatère à sa partie horizontale. On attache au doigt qu'on doit mettre en mouvement et à la phalange correspondante une forte ficelle ou

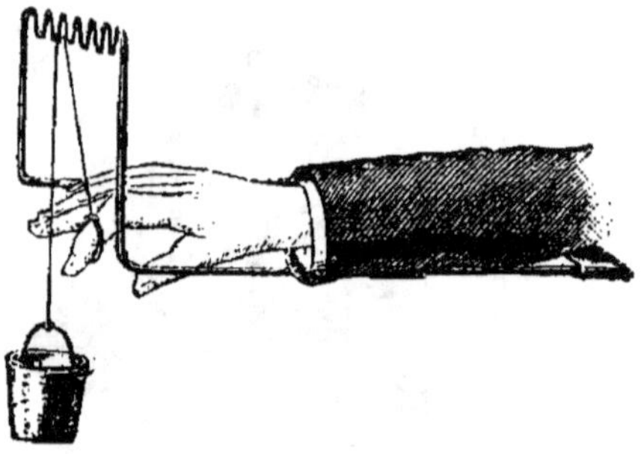

Fig. 115. — Appareil du docteur Thilo pour la mobilisation d'un doigt.

un ruban. La ficelle ou le ruban, qui passe par-dessus l'échancrure, porte un petit seau, dans lequel on met des poids variés. Le malade, en baissant son doigt, soulève le seau. Celui-ci par son poids soulève le doigt et ainsi de suite.

Nous avons modifié ce procédé, en l'utilisant pour la rééducation des extenseurs des doigts, de la façon suivante : le malade a son bras placé sur le bord d'une table, la main hors de la table. Nous attachons à la phalange correspondante une ficelle munie d'un petit récipient à son extrémité. Dans ce récipient nous plaçons différents poids, en commençant par 100 grammes et en finissant par 300 grammes et plus. Pour faire l'exercice le malade abaisse son doigt, ou ses doigts si l'on veut exercer plusieurs doigts à la fois, et puis le remonte en haut. De cette façon, il rééduque ses extenseurs, si la face palmaire de la main est tournée en bas, et ses fléchisseurs, si la face palmaire est tournée en haut.

*Appareil pour la rotation du poignet.* — L'appareil le plus simple est celui où le malade, ayant son poignet fixé sur un support, saisit une poignée en bois, fixée après un disque rotatif et

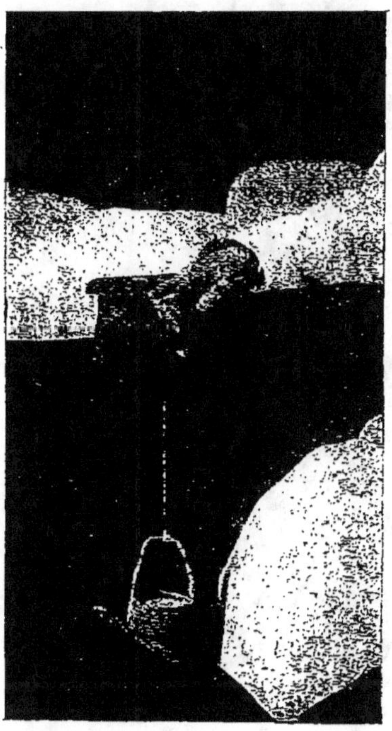

Fig. 116. — Appareil précédent simplifié pour exercer la tonicité des
muscles extenseurs des doigts.

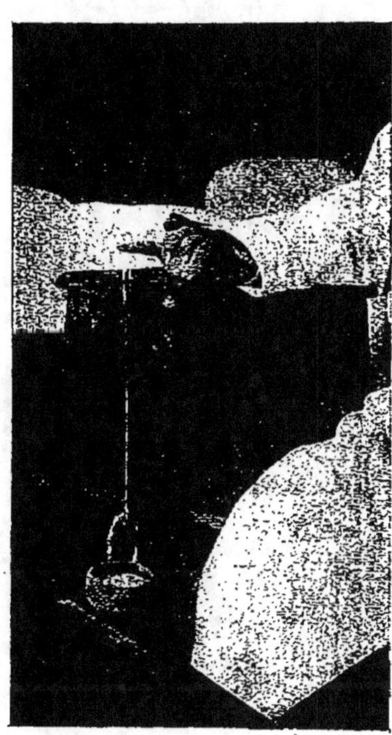

Fig. 117. — Même appareil simplifié
pour exercer la tonicité musculaire
des fléchisseurs des doigts.

le met en mouvement, tantôt dans un sens, tantôt dans l'autre. Sur le petit disque se trouvent trois pitons, qui permettent de fixer la poignée à la hauteur voulue et, ainsi, d'obtenir la circumduction du poignet dans différents cercles. Dans l'appareil de Herz le disque est remplacé par une petite roue munie d'un poids déplaçable.

*Appareil pour la rotation des doigts.* — Cet appareil ne diffère pas beaucoup des appareils ci-dessus décrits, sauf en ce qui concerne la poignée, qui est ici remplacée par un simple anneau destiné à recevoir le doigt.

*Appareil pour la supination et la pronation de la main.* — Cet

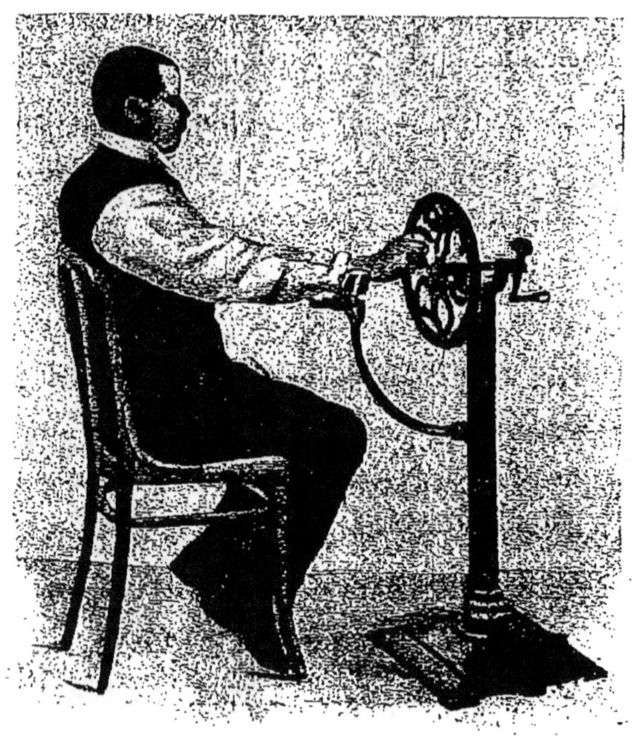

Fig. 118. — Appareil pour la rotation du poignet.

appareil est composé d'une petite roue de 40 centimètres de diamètre, qui peut être remplacée par un disque ou par une portion de roue mobile, placée sur un châssis en bois fixé au mur. La roue est fixée au châssis par un écrou et se trouve éloignée du châssis de 5 centimètres au moins. Elle est divisée par deux diamètres perpendiculaires. Le diamètre horizontal porte une poignée en bois, placée de champ. La partie inférieure de la roue est percée de 6 trous, 3 de chaque côté du diamètre vertical, destinés à recevoir des boulons métalliques ou tout simplement des poids à vis. Quand l'appareil est au repos, la poignée et, par conséquent, le diamètre horizontal se trouvent parallèlement au sol. Mais, il suffit d'introduire un ou deux poids dans les trous d'un côté pour que l'équilibre soit interrompu et l'axe horizontal de la roue s'incline du côté où se trouvent les poids. Pour rétablir l'équilibre, il faut appliquer une force équivalente en sens opposé. Il en résulte que, s'il s'agit d'augmenter la supination de la main droite, il faut placer les poids dans les trous du côté gauche et

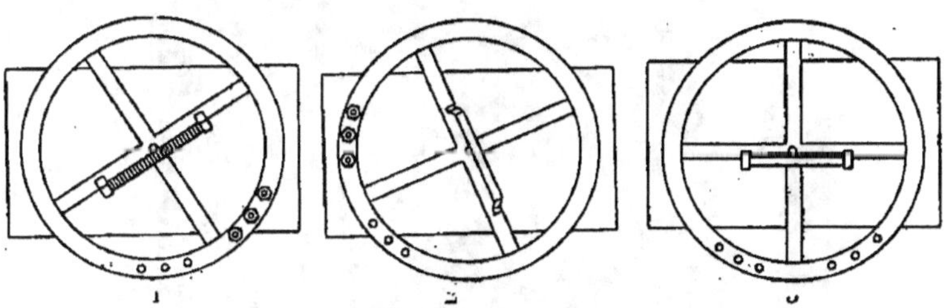

FIG. 119. — Appareil en bois pour la supination et la pronation progressive
de la main.
1° Appareil au repos.
2° Actif pour la supination de la main gauche.
3° Actif pour la supination de la main droite.

faire mouvoir la poignée de gauche à droite. Si, au contraire, il s'agit d'une augmentation de la supination de la main gauche, il faut placer les poids à droite et faire tourner la roue de gauche à droite. Pour activer la pronation il faut faire les mouvements de la roue en sens contraire : pour la pronation de la main droite les poids sont placés à droite et pour la pronation de la main gauche ils sont à gauche. D'où il résulte, que l'appareil est actif dans le premier cas pour la supination et passif pour la pronation ; il est actif dans le deuxième cas pour la pronation et passif pour la supination. Les mouvements de l'appareil sont subordonnés aux poids ; en variant ceux-ci, on arrive à activer la force musculaire et à corriger ainsi la rotation de l'avant-bras.

L'appareil a encore une autre application très importante : il peut servir pour activer la rotation de la tête humérale et remplace partiellement la manœuvre de la rotation de la tête de l'humérus,

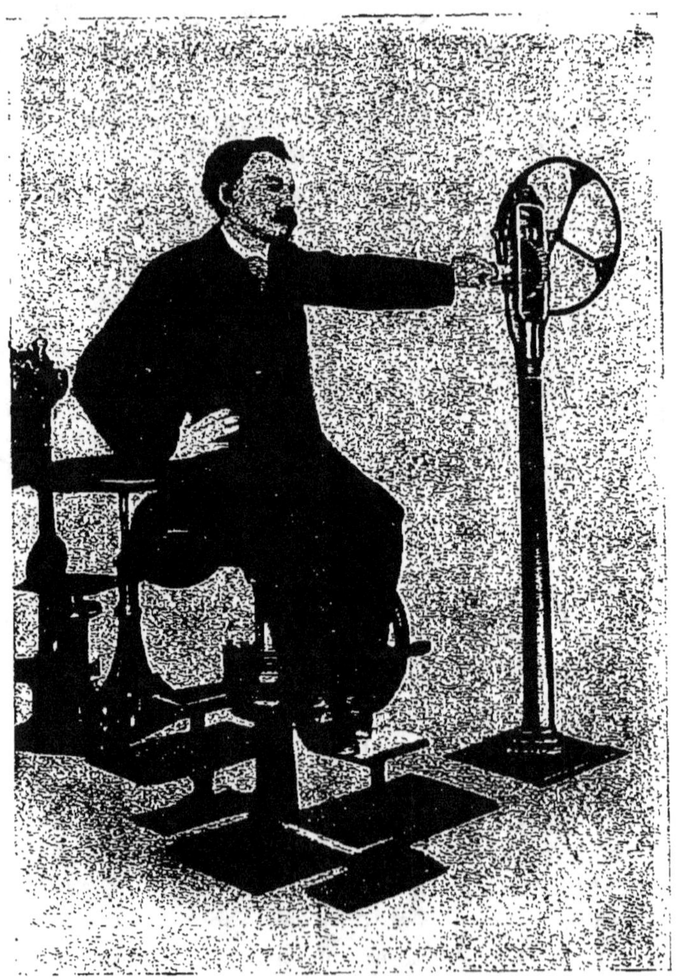

FIG. 120. — Appareil pour les mouvements de pronation et de supination avec roues dentées, produisant aussi la rotation de la tête humérale.

que nous avons décrite dans le chapitre de la mobilisation méthodique de l'épaule. Mais, pour que cette rotation soit faite correctement, il faut que le malade raidisse le bras. En faisant tourner la roue dans un sens et dans l'autre on contribue à rompre les fausses membranes de l'articulation et d'accélérer la guérison.

De ce qui précède il en résulte que, lorsqu'on fait manœuvrer l'appareil avec l'avant-bras fléchi sur le bras, on obtient le mouvement de la rotation de l'articulation radio-cubitale ; lorsqu'on fait

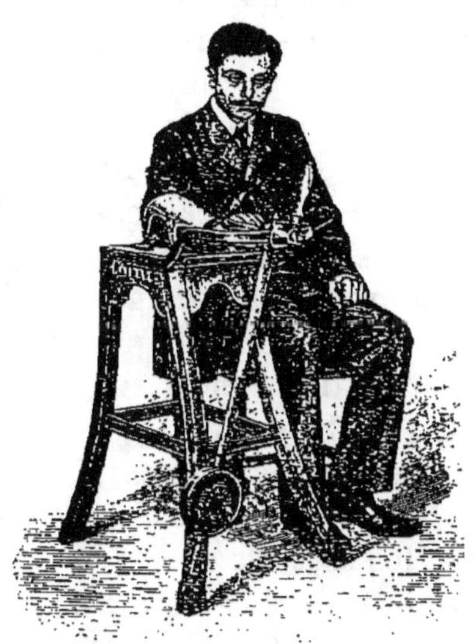

Fig. 121. — Appareil à pendule pour la supination et la pronation.

tourner la roue avec le bras en extension, on obtient la rotation de l'articulation gléno-humérale.

Dans l'arsenal de la machinothérapie on trouve une foule d'appareils destinés à produire la supination et la pronation de l'avant-bras, où le mouvement est produit par le balancier sur lequel se déplace à volonté un poids fixé au moyen d'une vis ; le balancier remplace dans ces appareils notre petite roue et présente le désavantage d'être plus lourd et, par conséquent, plus difficile à utiliser pour les muscles rotateurs de l'avant-bras, dont la tonicité est très faible. Nous donnons ici la reproduction de l'appareil de Schwarz et Cie. Tous les autres appareils de la machinothérapie lui ressemblent.

*Deux petits appareils pour mobiliser les doigts.* — Parmi ces appareils peut prendre place tout objet qui entraîne un mouvement de flexion et d'extension des doigts, comme par exemple la balle en caoutchouc très peu gonflée, l'éponge, les pincettes, la pince, la massue, etc. Mais deux petits appareils rendent ici un service très appréciable. Ce sont : la poignée à ressort et le bâton avec un poids suspendu. La poignée à ressort présentée ci-contre doit être très facile à manier et ne doit pas présenter de rigidité dans le jeu de ses ressorts. Elle est utilisée chaque fois qu'il faut développer une force progressive dans les mouvements des doigts. Pour la flexion on introduit les doigts entre la tige en bois et l'anse métallique percée de trous ; l'autre tige appuie sur la paume de la main ou bien est tenue par le pouce. On serre progressivement,

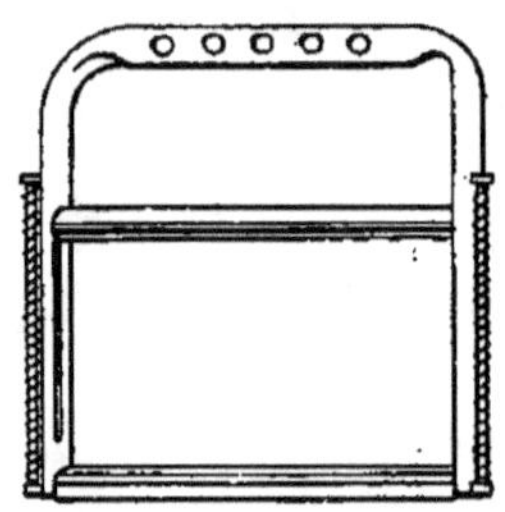

Fig. 122. — Poignée à ressort pour mobiliser les doigts.

en tâchant de rapprocher les deux tiges en bois. La résistance est ici présentée par les ressorts.

L'appareil à poids suspendu est formé d'un bâton en bois ou en métal. Le poids est suspendu au moyen d'une forte ficelle au milieu du bâton. En saisissant le bâton par les deux mains on enroule la ficelle autour de lui jusqu'à ce que le poids touche le bâton ; puis on le déroule lentement. On peut saisir le bâton de haut en bas et de bas en haut, ce qui fait travailler graduellement les fléchisseurs et les extenseurs des doigts.

## LES APPAREILS ACTIFS POUR LES JAMBES

*Appareil pour l'abduction et l'adduction des jambes.* — Cet appareil a à peu près la même construction que l'appareil pour l'écartement et le rapprochement des bras ; il est un peu plus bas et permet au malade d'approcher et d'éloigner les jambes en position assise. Les Instituts Zradar en possèdent un excellent échantillon.

*Appareil pour la rotation de la hanche.* — Le principe de cet appareil est de transformer le mouvement d'abduction et d'adduction du pied en rotation de l'articulation de la hanche. Pour ce faire, il suffit de mettre la jambe en pleine extension. Ce principe est basé sur la fonction physiologique de rotateurs des membres inférieurs. Mettez-vous debout, en position rectiligne, les mains sur les hanches; raidissez vos jambes et faites tourner vos pieds de dedans en dehors sans déplacer les talons; vous sentirez l'action

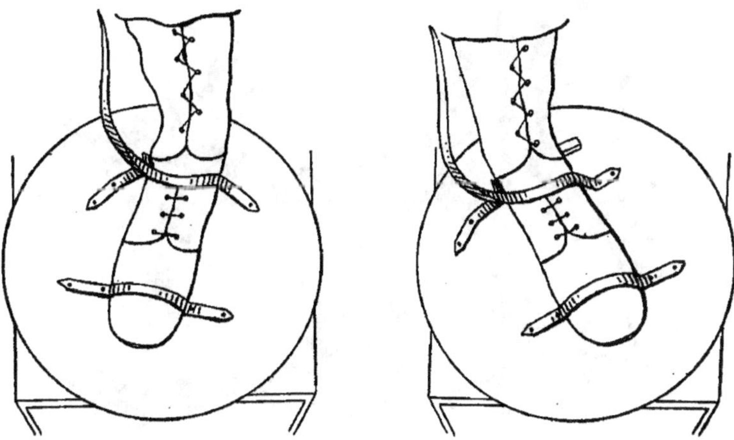

Fig. 123. — Appareil pour la rotation de la hanche avec disque en bois.

se localiser dans les articulations coxo-fémorales. Appliquez vos mains sur les groupes fessiers et vous les sentirez se contracter à chaque mouvement. Pour réaliser l'application de ce principe nous avons construit un appareil en forme de disque de 35 à 40 centimètres de diamètre, très mobile et monté sur un châssis en bois, fixé contre le mur à la hauteur d'une chaise ordinaire. Le disque porte une petite planchette, où s'appuie le talon, et une courroie pour fixer le pied. Le malade est assis avec la jambe raidie; il fait mouvoir le disque de droite à gauche et inversement. Les mouvements se transmettent par l'intermédiaire de la jambe en extension à l'articulation coxo-fémorale et produisent la rotation de la tête fémorale dans les deux sens opposés.

Tous les appareils ayant pour but de produire la rotation de la hanche sont basés sur le même principe, sauf que la résistance à vaincre diffère suivant la place où se trouve fixé le poids, qui présente la résistance.

*Appareil pour la circumduction de la hanche.* — Supposons, maintenant, que nous avons fixé à la circonférence du disque de

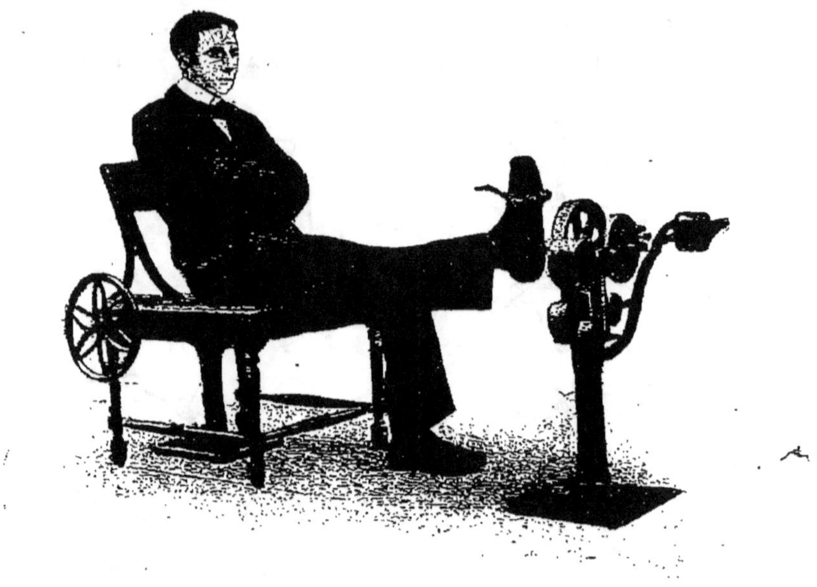

FIG. 124. — Appareil pour la rotation de la jambe en extension.

l'appareil précédent un petit disque ou une planchette mobile, de telle sorte que le pied qui se trouve fixé sur cette planchette puisse toujours conserver la position verticale. Les mouvements du disque entraîneront le pied et la jambe du malade suivant des circonférences différentes et se transformeront en cercles de circumduction. Nous avons construit un appareil qui répond à ces vues et qui, grâce à une coulisse placée dans le diamètre vertical du disque, permet d'obtenir des cercles de plus en plus grands. Cet appareil est composé de trois pièces : la première est fixée au mur à la hauteur d'une chaise ; la deuxième est fixée à la première au moyen d'un axe, autour duquel elle peut évoluer, comme le disque de l'appareil ci-dessus. Sur cette pièce nous avons fixé une coulisse sur le diamètre vertical, qui reçoit le curseur de la troisième pièce. Ce curseur est muni d'une large vis à patte, qui permet de le fixer à la hauteur voulue. Le curseur est, d'autre

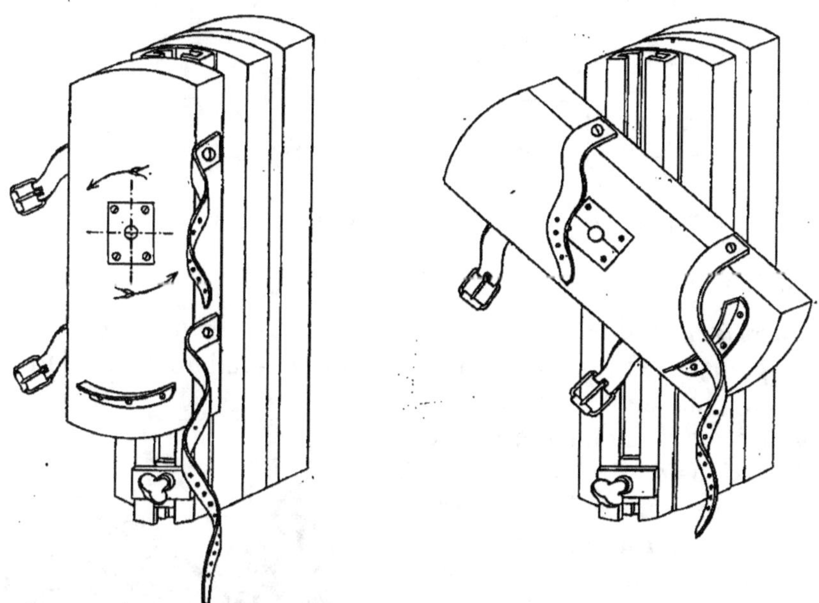

Fig. 125. — Appareil pour la circumduction de la hanche.
Face antérieure.

part, muni d'un prolongement métallique, percé à son extrémité d'un trou, dans lequel vient s'emboîter une petite tige courte, qui supporte la troisième pièce. La tige roule librement dans le trou du curseur, ce qui permet à la troisième pièce de se trouver toujours dans la même position verticale.

Le mécanisme simple que nous venons de décrire donne la possibilité de fixer la troisième pièce près du centre de la deuxième ou à sa périphérie ; d'où la variation de cercles depuis le plus petit jusqu'au maxima. En plaçant le malade sur une chaise et en attachant son pied à la troisième pièce, nous obtenons la circumduction de la hanche dans les deux sens opposés.

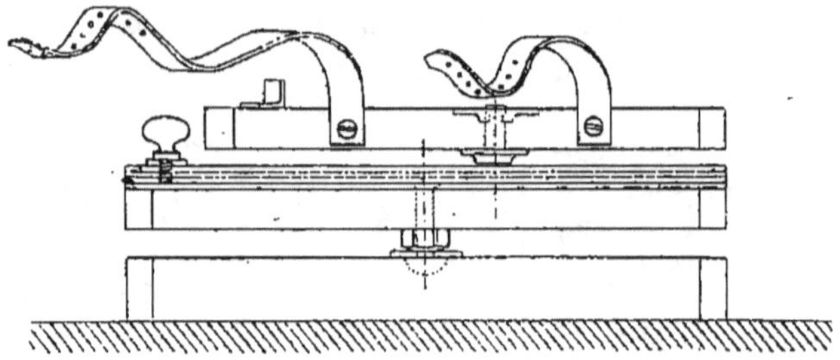

FIG. 126. — Appareil pour la circumduction de la hanche
Face latérale.

*Appareil pour la flexion et l'extension de la jambe.* — En remplaçant le bras par la cuisse dans l'appareil du docteur Privat, décrit plus haut, nous pouvons obtenir les mouvements de flexion et d'extension de la jambe sur la cuisse de la même façon que nous avons obtenu la flexion de l'avant-bras. On peut aussi obtenir la flexion et l'extension de la jambe sur la cuisse par l'appareil de traction à double poulie, décrit plus haut.

Rainal frères, Zander, Schwartz, etc., ont construit une série d'appareils dont le but est de produire la flexion et l'extension de la jambe sur la cuisse au moyen du mouvement de balancier. Le meilleur de ces appareils est celui de Krukenberg ; il est basé sur le mouvement d'un balancier

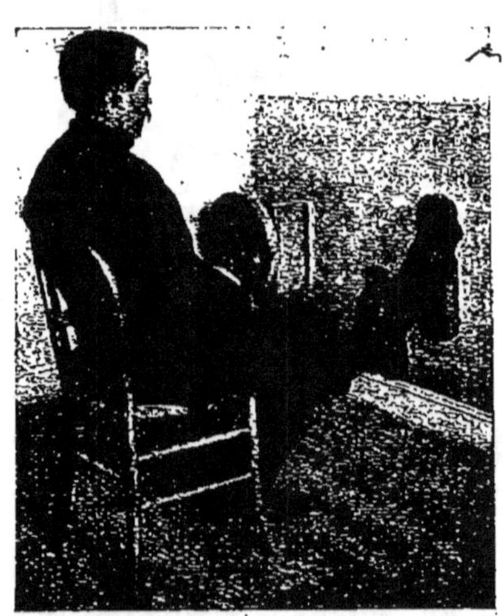

FIG. 126 *bis*. — Appareil pour la circumduction de la hanche.
En fonction :
Circumduction de la hanche gauche.

fixé à une roue, qui met en mouvement une tige horizontale en acier, soutenue par deux supports métalliques et qui se termine par un levier muni de deux pelotes courbées, où on place la jambe. Sur un des deux supports, celui qui se trouve près du levier, est fixée une troisième pelote pour attacher la cuisse. Le levier, étant parallèle au balancier, suit le mouvement de la roue, percée d'une série de trous, ce qui règle la force et l'amplitude du mouvement.

*La banquette à roulette pour la flexion et l'extension de la*

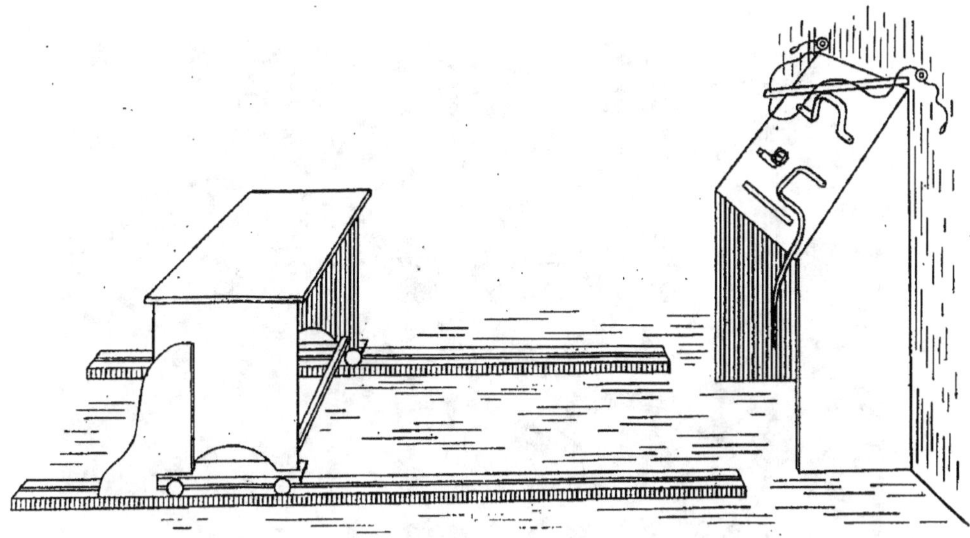

Fig. 127. — Banquette à roulette pour la flexion et l'extension de la jambe.

*jambe.* — Cet appareil est composé de deux parties : la première est une simple banquette, qui roule sur deux rails ; la deuxième est formée d'un coffre en bois, fixé contre le mur et dont la partie supérieure inclinée sous un certain angle possède deux courroies, destinées à fixer le pied du malade assis sur la banquette. Outre cela, le coffre possède une poignée suspendue au mur et au-dessus du pied, afin de permettre au malade de s'approcher vers le coffre, si la force des muscles de ses jambes ne suffisent pas. Le malade s'approche du coffre au moment de la flexion et s'en éloigne au moment de l'extension de la jambe ; les rails régularisent le dépla-

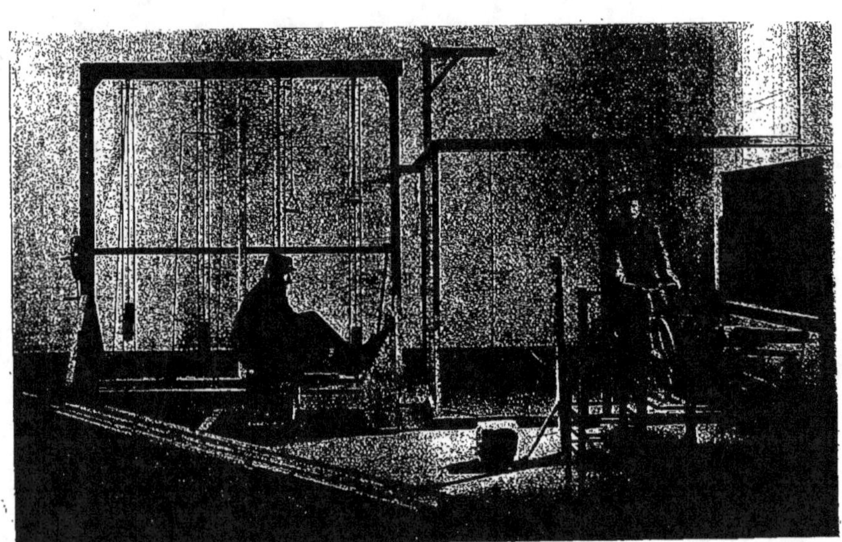

Fig. 128. — Vue d'ensemble d'une installation de mécanothérapie avec des appareils de fortune
dans une formation militaire des environs de Paris.

cement de la banquette et rendent les mouvements plus réguliers.

*La bicyclette de chambre.* — Pour activer le mouvement de flexion et d'extension des membres inférieurs, on se sert, soit d'une bicyclette montée sur supports fixes, qui relèvent seulement la roue postérieure du vélo, et qui est munie en même temps d'un frein pour varier la résistance, soit d'une bicyclette de chambre avec siège séparé. Dans cette dernière les mouvements des jambes sont produits par un axe brisé et la résistance par des poids placés dans une petite boîte en bois, suspendue latéralement.

Dans les autres appareils de ce genre les pieds sont attachés à deux planches horizontales qui se meuvent au moyen d'une roue réglée et placée au milieu d'elles.

La bicyclette de chambre, quelle que soit sa construction, a un avantage indiscutable sur la bicyclette montée, parce qu'elle présente plus de stabilité pendant le mouvement et le blessé est assis en dehors de parties mobiles. Ceci permet de mieux régler la résistance à vaincre et de ne pas charger les pièces en mouvement par le poids inutile du corps du malade.

*Appareil pour flexion et extension des pieds.* — L'appareil le plus rudimentaire serait la pédale d'une machine à coudre, qu'on a voulu vulgariser tout récemment. Elle a un grand défaut, c'est que les mouvements sont très limités et n'ont aucune résistance tant que la pédale ne fait pas marcher la machine à coudre.

Les pédales du docteur Krukenberg sont mises en mouvement par le balancier; le mouvement est réglé par l'emplacement du poids sur la pendule. On peut facilement construire un appareil pour la flexion et l'extension du pied, en réunissant le mouvement d'une pédale libre à une résistance quelconque, comme cela existe dans l'appareil précédent, ou dans le suivant construit par Knoke-Dressler.

*Appareil pour la rotation du cou-de-pied.* — Le mouvement rotatif dans cet appareil est produit par un agencement de roues dentées, qui entraînent le pied dans des cercles de circumduction variables. Le pied du malade est fixé sur une planchette au moyen d'une patte à vis. Les cercles sont réglés au moyen d'une tige horizontale divisée en dix parties et qui se déplace dans un anneau muni d'une clef à vis. Les divisions de la tige horizontale règlent le rayon du cercle à parcourir par le pied.

*Appareil pour l'abduction et l'adduction du pied.* — Le disque qui a servi pour la rotation de la hanche sert, comme nous l'avons déjà expliqué plus haut, également pour les mouvements d'abduc-

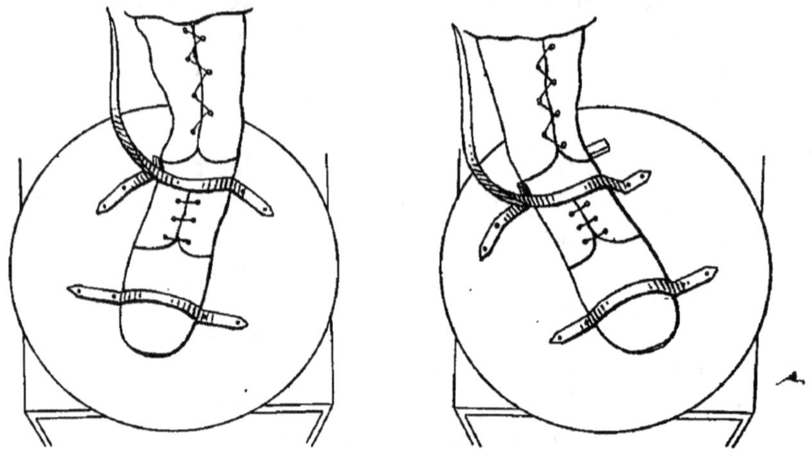

FIG. 129. — Appareil pour l'abduction et l'adduction du pied avec disque en bois.

tion et d'adduction du pied ; il suffit seulement de placer la cuisse sur un tabouret ou sur un petit banc et de la fixer légèrement fléchie au moyen d'une courroie ou d'une bande. Inévitablement ces mouvements entraînent quelques mouvements de la rotation de la hanche.

La mécanothérapie murale de M. Bégonin, composée de la même façon que quelques-uns de nos appareils de fortune, est formée d'un appareil fixé au mur et qui permet de mobiliser plusieurs articulations sur place. La mise en marche de cet appareil est plus compliquée que celle des machines Zander, Schwartz, etc., mais la place restreinte qu'il occupe le rend très utile en pratique.

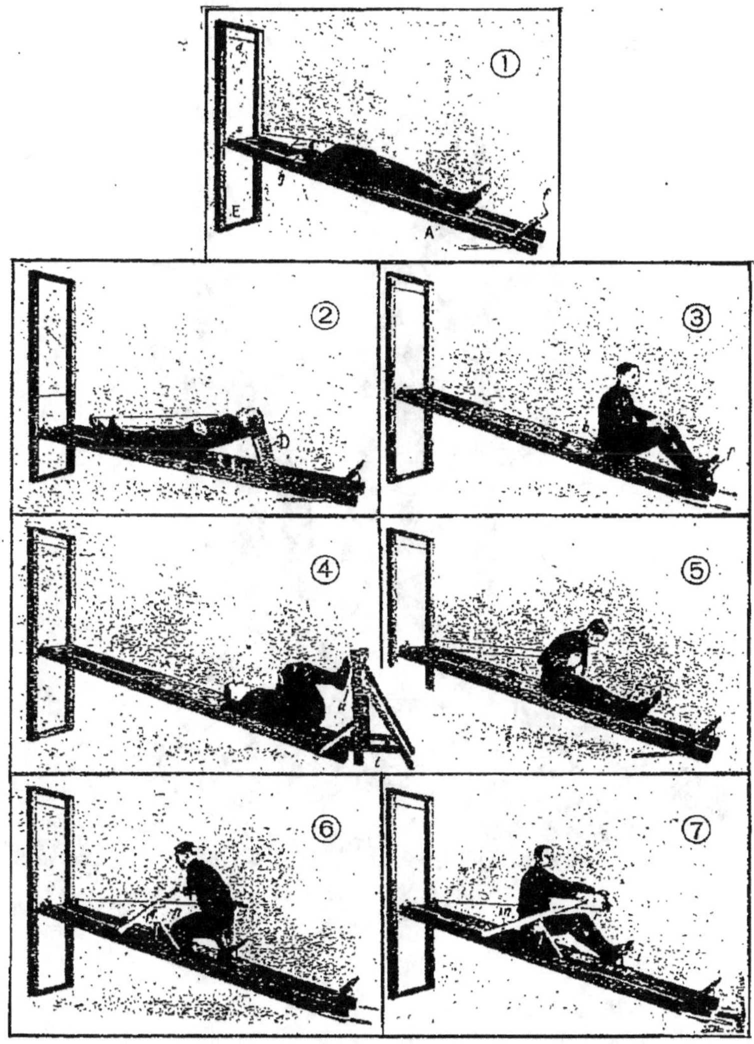

Fig. 130.

1 et 2. — Flexion, traction, extension et abduction des membres supérieurs ;
3. — Flexion et extension des membres inférieurs ; 4. — Mobilisation de la
hanche ; 5. — Flexion et extension du tronc ; 6. — Mouvement du rameur
inversé ; 7. — Gymnastique générale, mouvement du rameur.

Parmi les appareils actifs il faut encore retenir le plan incliné de
M. le Mᵉ Pˡ Hirtz, actuellement chef du Service de Physiothérapie
et professeur au Val-de-Grâce. Il est composé d'une plate-forme

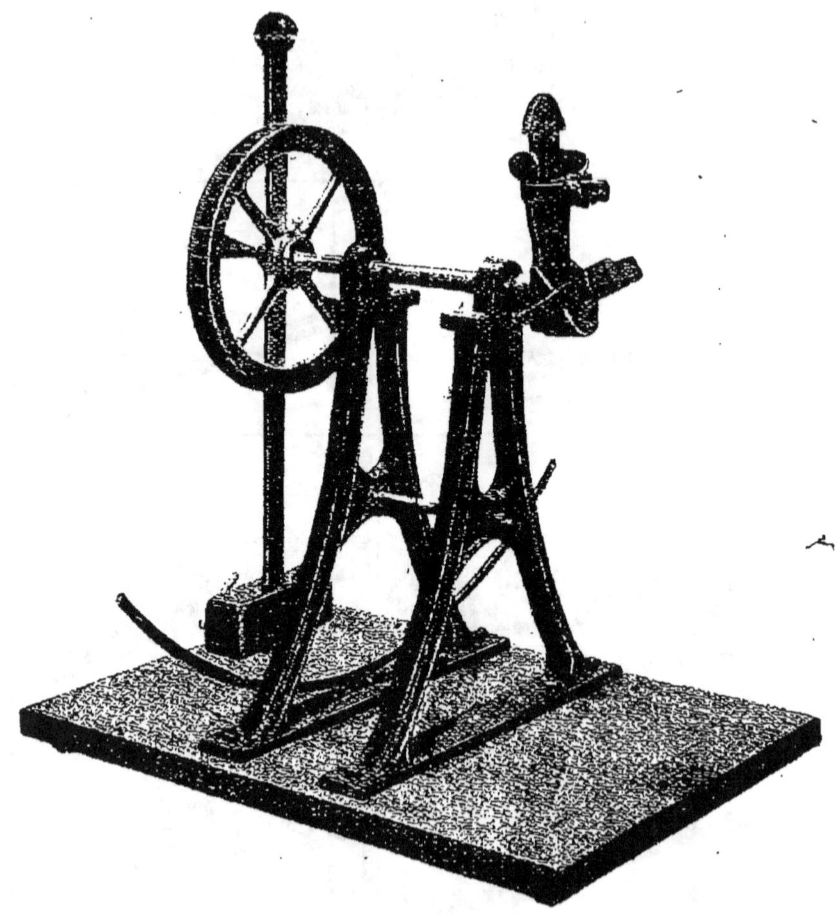

Fɪɢ. 131. — Appareil pour l'abduction et l'adduction du pied avec balancier.

munie de galets et qui roule sur des rails d'un châssis, dont l'inclinaison est obtenue par une barre horizontale engagée dans les trous
de deux montants verticaux fixés à un mur. Avec cet appareil on
peut exécuter : la flexion, l'extension et l'abduction des membres

supérieurs ; la flexion et l'extension des membres inférieurs la mobilisation de la hanche ; la flexion et l'extension du tronc, et tous
les mouvements du rameur. Dans ce dernier cas cet appareil rend
des grands services au point de vue sportif. La résistance est ici
produite par le poids du corps et par l'inclinaison variable du
plan.

### LES APPAREILS PASSIFS

Les mêmes appareils mus par une force motrice quelconque se
transforment en appareils passifs. Les établissements de mécanothérapie en sont munis amplement. La résistance de ces appareils
est la même que dans les appareils précédents et leur réglage
demande un peu plus d'attention.

La force motrice peut être différente. Parfois le malade peut
remplacer la force motrice par un de ses membres bien portants
et faire agir l'appareil lui-même. Amédée Bonnet a fabriqué
quelques-uns de ces appareils avant toute fabrication étrangère.
Dans ces appareils le malade remplace le balancier et ramène le
membre à son point de départ. Nous empruntons au docteur
Guermanprez les deux figures qui présentent les appareils passifs
d'Amédée Bonnet pour la flexion et l'extension du genou et du
bras et qui servirent le point de départ de la mécanothérapie
moderne. La cuisse est placée dans une gouttière, qui, au moyen
de charnières, s'articule avec une autre gouttière pour la jambe
et se termine par un étrier muni d'une corde qui passe au-dessus
d'une poulie. La poulie est fixée à l'extrémité d'un long étrier,
également métallique, et qui est soutenu par un support placé sur
le sol. La gouttière, qui contient la jambe, porte un troisième
étrier, placé verticalement et qui se termine par une manette.
Ainsi disposé, le malade tire avec une main la corde et avec
l'autre main il manœuvre la manette. Les deux mouvements combinés produisent l'extension et la flexion de la jambe sur la cuisse.

Nous avons déjà parlé plus haut d'un appareil d'Amédée Bonnet
pour la flexion et l'extension de l'avant-bras sur le bras mis en

mouvement par la main bien portante du malade. La figure que nous reproduisons ici suffit pour expliquer l'usage de cet appareil.

L'appareil à roues dentées, que nous avons décrit pour la rotation du pied, porte à sa partie supérieure un petit volant qui permet d'obtenir la rotation passive du pied dans les deux sens.

L'arthromoteur du docteur Scholder, de Lausanne, du docteur

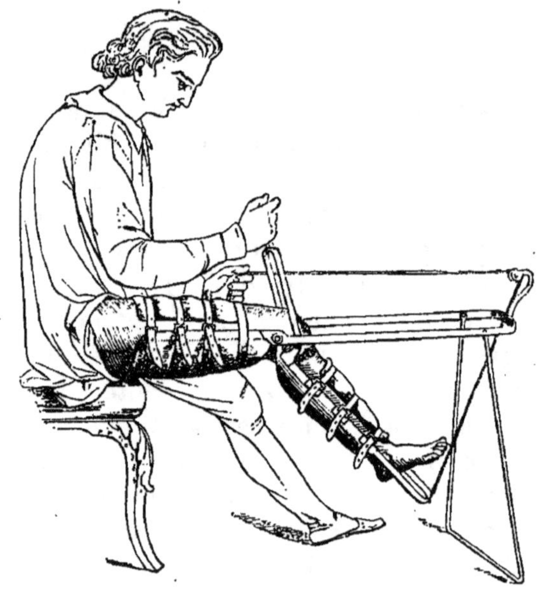

Fig. 132. — Appareil passif d'Amédée Bonnet pour la flexion et l'extension de la jambe (1853).

Bidou, de Grenoble, donnent aussi une série de mouvements passifs des articulations.

L'appareil à traction à double poulie, décrit plus haut, nous permet également d'obtenir la mobilisation passive progressive.

Pour le bras, en cas d'ankylose de l'épaule, le malade est placé entre les deux poulies. Le bras malade est attaché au crochet, qui porte les poids, au moyen d'un mouchoir ou d'une bande soit au-dessus du coude, soit au-dessus du poignet. En appuyant avec l'autre main sur la poignée de l'appareil, il imprime à la corde un mouvement de va-et-vient, qui permet ainsi de relever

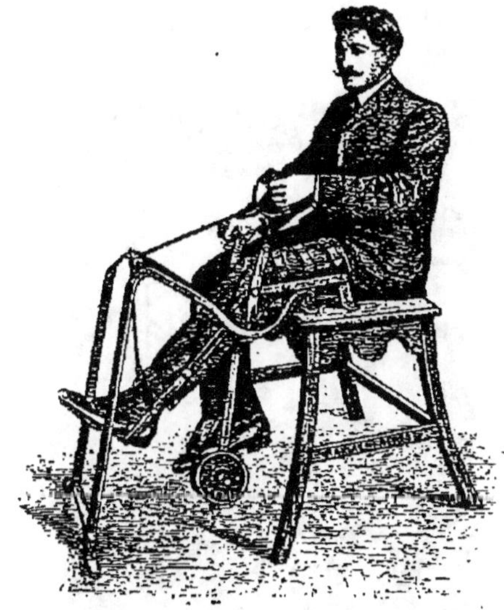

Fig. 133. — Appareil d'Amédéc Bonnet modifié pour la flexion et l'extension de la jambe, modifié par Rainal.

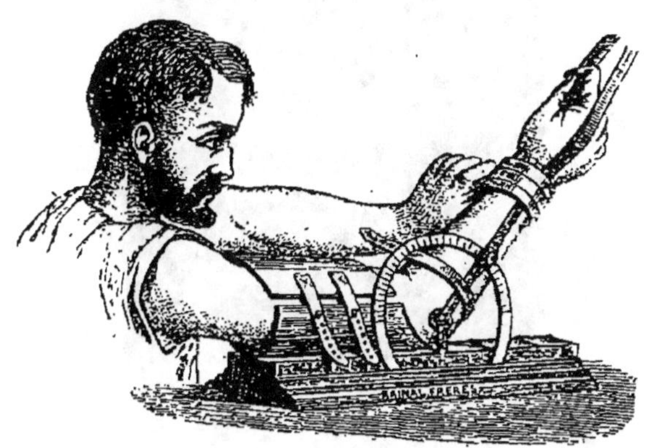

Fig. 134. — Appareil passif d'Amédée Bonnet pour la flexion et l'extension de l'avant-bras.

le bras malade aussi haut que possible et d'une façon progressive.

Pour la jambe nous mettons notre malade sur une chaise un peu en dehors de l'appareil et nous attachons, au moyen d'un

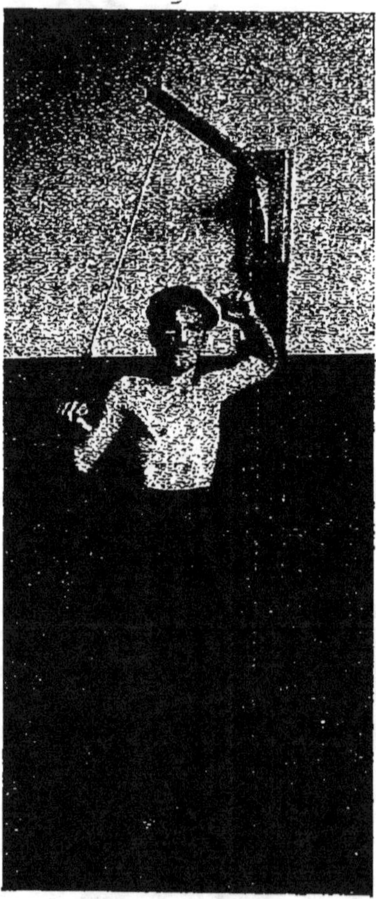

Fig. 135. — Mobilisation passive de l'épaule avec l'appareil à double poulie.

mouchoir ou d'une bande, sa jambe soit au niveau de la cuisse, soit au niveau du cou-de-pied. En tirant sur la poignée de l'appareil, le malade relève sa jambe en produisant ainsi la flexion de al cuisse sur le bassin. En fixant la cuisse du malade sur un tabouret ou sur une planche, nous pouvons ainsi obtenir avec le même appareil l'extension et la flexion de la jambe sur la cuisse.

Ainsi, les appareils passifs en mécanothérapie ne sont que la reproduction des appareils actifs. Mais comme leur efficacité est

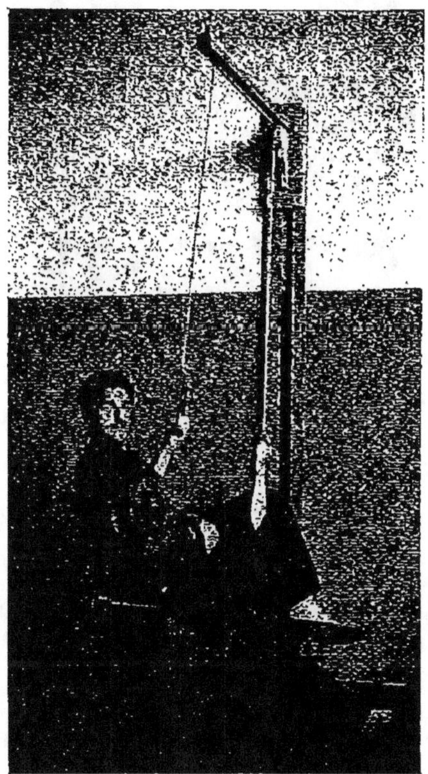

Fig. 136. — Mobilisation passive de la hanche avec l'appareil à double poulie.

de beaucoup inférieure à l'efficacité de la mobilisation à la main, ils doivent être toujours remplacés par la mobilisation méthodique, qui est le véritable facteur utile du traitement physique d'ordre passif.

*Les appareils-instruments.* — Il nous serait difficile de passer ici en revue tous ces appareils, qui comprennent les appareils utilisés en orthopédie, en suspension, en gymnastique et en rééducation. Nous ne parlerons dans ce paragraphe que de quelques appareils orthopédiques.

Les appareils orthopédiques se composent des appareils de redressement, des appareils de gymnastique et des appareils d'extension. Les appareils de redressement tiennent la place pré-

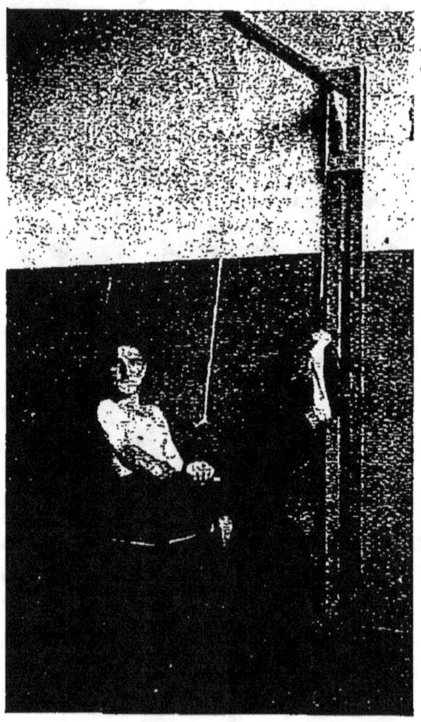

Fig. 137. — Mobilisation passive de la hanche avec l'appareil à double poulie.

pondérante. Parmi ces appareils citons : le lit orthopédique de Pravaz, le lit de Chipault, lit à réclinaison de Redard, appareil de Beely, appareil à suspension latérale de Redard, la chaise de Zander, appareil de René Mesnard, appareil de Zigler, appareil de redressement de Hoffa et l'appareil de rachylisis de Barwell.

Nous avons construit un appareil de redressement, qui est une sorte de combinaison de l'appareil de Barwell et de la chaise orthopédique de Zander. Notre appareil, *la cage orthopédique*, est formé de quatre potences en bois réunies entre elles en haut et en

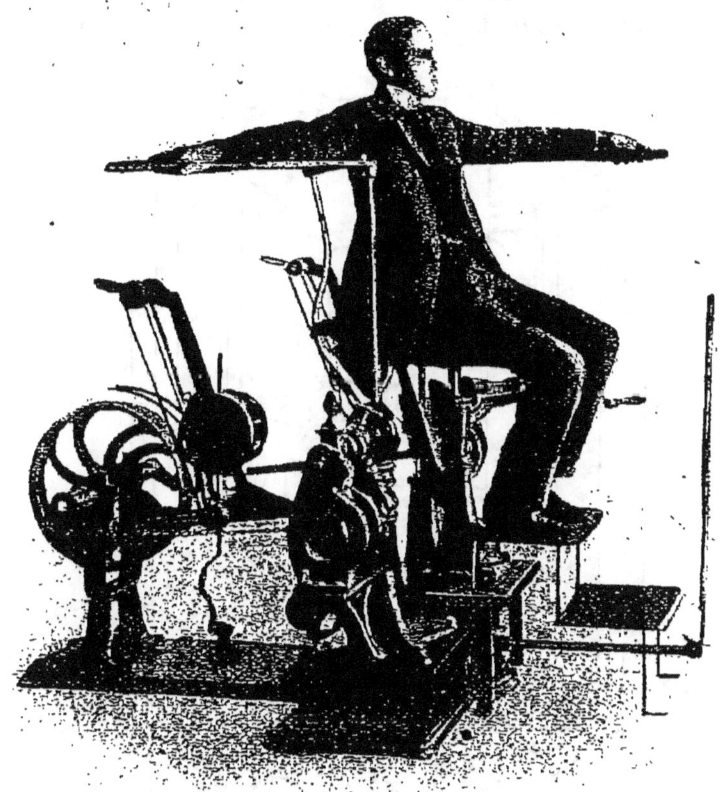

Fig. 138. — Type d'appareil passif, construit par Rossel, Shwartz et C$^{ie}$, pour l'abduction et l'adduction des bras. Cet appareil est mis en mouvement par l'électricité. On y remarquera la complication de la machine, destinée à reproduire les deux mouvements simples d'écartement et de rapprochement des bras.

La multiplication des accessoires rend ces machines difficilement maniables et les résultats obtenus ne sont nullement en rapport avec le prix qu'elles coûtent.

bas par deux cadres également en bois. Un des côtés de la cage est plus large que l'autre. Sur le cadre supérieur se trouve fixée

une planchette destinée à recevoir le crochet à vis. A cinquante
centimètres du sol se trouve le siège. Celui-ci est formé d'une large
planche, occupant toute la largeur de la cage et fixée par une de

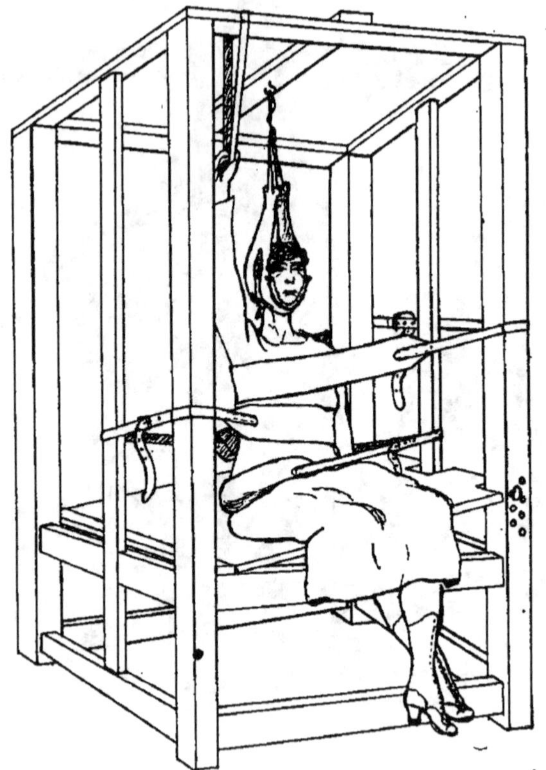

Fig. 139. — La cage orthopédique.
La mise au point d'une scoliose gauche.

ses extrémités au moyen de charnières à un des deux côtés
étroits de l'appareil. L'autre côté de la planche est mobile et peut
se poser sur une forte tringle en fer, placée au travers des trous,
percés dans les deux potences du côté opposé où est fixée l'autre
côté du siège. Cette disposition permet de donner au siège l'inclinaison voulue.

Le redressement s'exécute au moyen de sangles solides et larges de 8 centimètres et longues de 140 centimètres. Le malade est placé sur le siège, dont l'inclinaison est déterminée d'avance. S'il s'agit d'une déviation scoliotique droite, le malade est placé sur le siège de façon que son côté gauche se trouve du côté de la partie déclive et son côté droit du côté de la partie relevée du siège. La tête du patient est suspendue au moyen d'une mentonnière après le crochet à vis, placé à la partie supérieure de la cage. Avec une sangle capitonnée nous embrassons la hanche gauche du malade, que nous fixons au moyen de courroies, qui terminent la sangle, contre les potences opposées et presque au ras du siège. Une autre sangle embrasse le tronc du patient au niveau de la convexité et va se fixer par ses courroies terminales aux potences opposées. La troisième sangle embrasse le tronc du malade à la partie supérieure au-dessous de l'aisselle gauche. Pour que les angles ne puissent pas glisser le long des potences, nous avons fixé sur ces dernières une série de clous-crochets, sur lesquelles nous fixons les courroies de nos sangles. Les bras du malade sont soulevés et se trouvent au-dessus de la sangle supérieure. L'appareil ainsi composé forme une réunion de la chaise orthopédique de Zander et de l'appareil de traction de Barwell.

Voici comment agit la disposition de notre cage orthopédique : La tête étant tirée en haut et le bassin fixé par la première sangle, la colonne vertébrale est tirée aussi droite que possible. La deuxième sangle, qui appuie sur la convexité de la courbure dorsale, pousse celle-ci de dehors en dedans ; la troisième sangle agit dans le sens contraire. Il en résulte que la colonne vertébrale est soumise à une action de trois forces : celle du milieu redresse la courbure principale, les deux autres compensent en sens contraire l'action de la sangle précédente. Parfois, surtout dans les scolioses avancées, on place sur la convexité de la courbure dorsale deux sangles l'une après l'autre, afin d'agir sur une surface plus large. Au bout de quelques séances on aperçoit que le côté opposé à la courbure forme une voussure, rappelant en partie la voussure de redressement dans la méthode d'Abott.

Les séances ne doivent pas dépasser un quart d'heure à

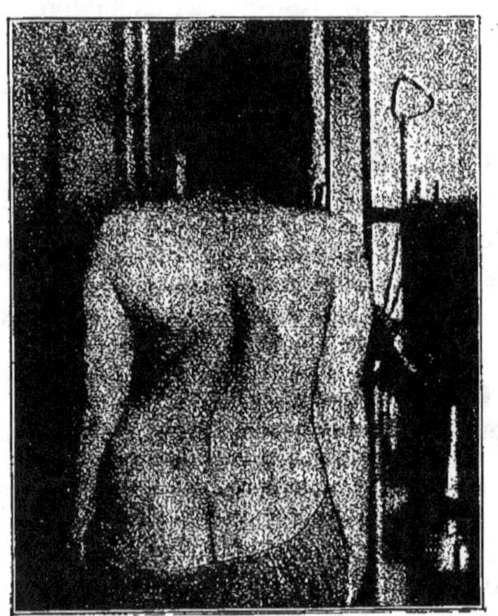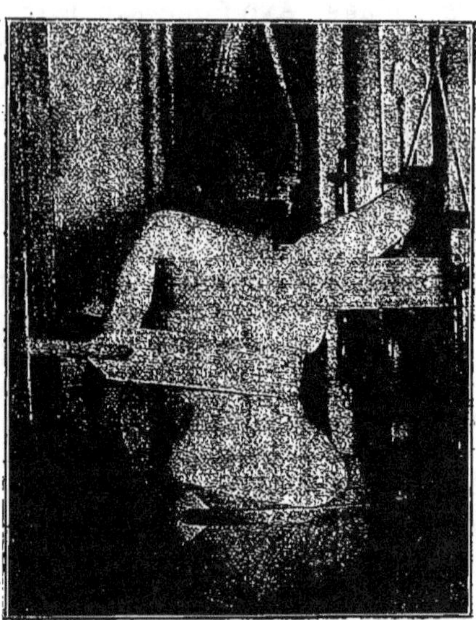

Fig. 140. — Scoliose avancée, et son redressement par la mise au point dans la cage orthopédique.

20 minutes. On commence par des séances de 5-10 minutes. Le malade doit respirer lentement et ne pas causer pendant la séance du redressement. La cage orthopédique nous rend un grand service et permet de raccourcir considérablement le temps du traitement des scoliotiques, qui sont préalablement soumis à la gymnastique, au massage et à l'extension.

# QUATRIÈME PARTIE

## LA RÉÉDUCATION MOTRICE

La rééducation motrice comprend deux parties : la rééducation des mouvements pour les membres supérieurs et la rééducation de la marche. On désigne souvent la rééducation motrice par la rééducation tout court. En effet, outre la rééducation motrice nous avons également la rééducation psychique. Cette dernière faisant partie de la psychothérapie, nous n'en dirons que quelques mots. Donc, ce que nous devons étudier au point de vue de la kinésithérapie, c'est la rééducation motrice.

Le professeur Raymond, à qui appartient le terme « Rééducation », en donna la définition, que nous considérons comme classique. D'après lui, « la rééducation est une gymnastique raisonnée destinée à rétablir les rapports normaux entre la perception consciente et la volonté ».

Aussi paradoxal que cela paraisse, il n'en est pas moins vrai que les premiers principes d'application graduée des exercices au traitement des affections nerveuses remontent à la plus haute antiquité. Le Père Amiot donne dans ses mémoires sur l'*Histoire de l'Empire Chinois*, la description de quelques attitudes, que les bonzes Tao-Ssé utilisèrent pour soigner les maladies diathésiques, les paralysies, les lumbagos, etc. Ces attitudes forment la principale partie de la méthode de Cong-Fou dont nous avons parlé plus haut. Réunies aux différentes prières de leurs rites, elles permirent longtemps de rendre service aux malades de l'Empire Céleste et de jouir d'une telle réputation, que des milliers et des milliers de malades se rendent encore à la ville célèbre de Tien-Ssé, dans le département de Kou-Tchéou-Fou (province de Kou-Sou), pour implorer un soulagement aux renommés bonzes de Tao-Ssé.

Plus tard, les exercices gradués se rencontrent chez les brahmanistes, qui les utilisent pour traiter par la retenue du souffle, de l'halcine et par des mouvements progressifs de la respiration, les affections de la bouche, de la gorge, de la poitrine, de l'estomac, etc.

La méthode de Ling, gymnastique suédoise, utilise également les exercices méthodiques pour la thérapeutique d'une foule d'affections nerveuses. Mais, cette gymnastique tient peu de compte des éléments de chaque syndrome et, par l'uniformité de ses mouvements, elle forme plutôt un ensemble systématique d'exercices qu'une méthode raisonnée de thérapeutique.

C'est, indiscutablement, au docteur Frenkel, de Suisse, qu'appartient l'initiative de l'application raisonnée des exercices gradués au traitement symptomatologique de l'ataxie locomotrice. Comme toute méthode d'initiative, celle du docteur Frenkel, qui s'adressa au traitement de l'ataxie tabétique, manque de précision dans son application et présente de multiples difficultés dans son exécution.

La rééducation des mouvements et la rééducation de la marche ne signifie pas seulement faire mouvoir un ataxique. Elle comprend le choix d'une série d'exercices appropriés à chaque cas et qui sont nécessaires pour créer chez l'ataxique une aptitude spéciale, indispensable pour exécuter les différentes phases de n'importe quel mouvement. D'où il résulte que, telle série d'exercices capables de provoquer la coordination des mouvements chez tel ataxique tabétique, ne sont pas toujours en mesure de donner le même résultat chez un autre malade. Ceci s'explique du reste très facilement par la variation des formes d'ataxie tabétique. Cette variation impose au rééducateur une analyse minutieuse des troubles moteurs, présentés par chaque ataxique. Plusieurs cas peuvent se présenter suivant les périodes de l'évolution des troubles moteurs du tabétique. On a ainsi déterminé approximativement trois périodes d'ataxie : la période d'impotence, la période purement ataxique et la période préataxique. Mais, au point de vue rééducatif, nous admettons pour l'ataxie tabétique trois formes : la forme impotente, la forme dite ataxie au début et la forme de l'ataxie proprement dite. Cette dernière présente de son côté trois degrés, que nous nommons pour la commodité du traitement: l'ataxie au premier, au deuxième et au troisième degré. Toutes ces divisions sont loin d'être tranchées entre elles et il est souvent impossible de tracer les frontières entre deux formes d'ataxie locomotrice. Le choix des exercices dépend donc de la forme de l'ataxie et du degré de son développement.

Ce que nous venons de dire pour l'ataxie locomotrice, nous pouvons le répéter pour n'importe quelle affection nerveuse : le choix des exercices rééducatifs dépend de la forme, du degré et de l'évolution de chaque maladie.

Bien que la rééducation motrice ne soit appliquée au traitement des affections nerveuses et principalement de l'ataxie tabétique que relativement depuis peu de temps, il existe déjà plusieurs théories pour expliquer son action sur le mécanisme même de l'incoordination des mouvements. De toutes ces théories, trois seulement méritent d'être citées.

La première est celle de notre regretté maître, M. le professeur Raymond, qui fut le véritable promoteur de la rééducation, car c'est grâce à son autorité scientifique, que la rééducation motrice prit place parmi les agents thérapeutiques des maladies nerveuses, et c'est aussi grâce à lui que fut fondé, à la Clinique Charcot de la Salpêtrière, le service de rééducation, qui a rendu de grands services aux malades atteints de troubles moteurs d'origine nerveuse.

« L'éducation des muscles dans le sens de la coordination, dit-il, se fait sous la direction et par l'intermédiaire de l'encéphale ; elle suppose donc intactes les fonctions encéphaliques, conscience et volonté, qui président à cette éducation. Le rétablissement de la coordination ne saurait se faire chez le tabétique qui présente des troubles intellectuels. » (*Leçons de clinique des maladies du système nerveux*, 1897.)

Le professeur Grasset est l'auteur de la deuxième théorie. Pour cet estimé neurologue français, la rééducation n'est qu'une éducation de la moelle épinière par le cerveau. « Comme chacun l'a fait au début de sa vie, l'ataxique réapprend, sous la direction assidue du médecin, à faire tous ses mouvements avec son cerveau, avec son psychisme supérieur. Comme au début de la vie, cette action cérébrale développe dans la moelle un nouveau système de fibres actives, un nouvel appareil de conduction et de coordination. On arrive ainsi à refaire avec son cerveau les mouvements perdus ; et même, quand le progrès est suffisant, le cerveau, qui a tout fait et tout conduit jusque-là, peut arriver à s'abstenir, au moins par moments ; la suppléance médullaire s'est reconstituée et le tabétique peut recommencer à marcher et à agir automatiquement, sans y penser chaque fois. » (*Sur le traitement du tabes*. Rapport au Congrès international de médecine de 1897.)

La troisième formule appartient à notre ami, le docteur Hirschberg, qui, le premier, introduisit en France la méthode rééducative du docteur Frenkel pour le traitement de l'ataxie des tabétiques. Partageant d'une façon absolue les idées de ce dernier sur la nature sensitive de l'incoordination, le docteur Hirschberg détermine l'action de la rééducation chez les tabétiques par son action sur les troubles sensitifs musculo-articulaires. « La rééducation, dit-il, dans son intéressant travail sur le traitement de l'ataxie dans le tabes dorsal, enseigne à l'ataxique comment il doit s'y prendre pour déjouer les troubles de sa sensibilité musculo-articulaire et arriver à coordonner ses mouvements avec une sensibilité défectueuse. Les limites de l'amélioration de l'incoordination chez un tabétique, par la méthode de Frenkel, sont données par les troubles de la sensibilité musculo-articulaire. » (*Archives de Neurologie*, 1896.)

Ainsi, les trois définitions précédentes sont à peu près les seules qui donnent l'explication scientifique de l'action thérapeutique de la rééducation : la théorie encéphalique du professeur Raymond, la théorie encéphalo-médullaire du professeur Grasset et la théorie sensitive du docteur Hirschberg. Pour nous, ces trois théories prises séparément sont trop exclusives et ont le tort de vouloir limiter l'action de la rééducation à telle ou telle région anatomiqué. Elles ont le tort aussi d'isoler cette action et de lui donner un cachet spécial, alors qu'en réalité la rééducation agit à la fois sur l'encéphale, sur les fibres conductrices de la moelle et, par l'intermédiaire de celle-ci, sur les muscles. La rééducation motrice a donc pour but de rétablir les fonctions perdues de tous les organes lésés ; elle arrive, par une série d'exercices appropriés, à créer des nouveaux centres de perception dans l'encéphale, des nouvelles voies de conductibilité dans la moelle ; elle restaure les anciennes fibres conductrices bulbo-médullaires, elle refait le travail régulier des muscles et, de cette façon, rétablit les mouvements des articulations. D'où il résulte que *le mécanisme de la rééducation est un mécanisme complexe, comprenant dans son champ d'influence tous les organes qui forment le mécanisme même de la coordination : le cerveau, le bulbe, la moelle épinière, les nerfs centrifuges, les nerfs centripètes, les muscles, les articulations,* etc. Pour que la rééducation puisse produire tout ce qu'elle peut donner, il faut que le cerveau apprenne à commander les mouvements voulus en même temps, que la moelle s'habitue à transmettre ces commandements aux organes périphériques, avec succession rythmée, afin que les muscles puissent exécuter ces mouvements avec la synergie et l'harmonie des mouvements coordonnés. *D'où nous tirons la conclusion que la rééducation motrice a pour but de restaurer l'harmonie qui doit exister entre les fonctions spontanées de trois principaux facteurs du mécanisme des mouvements coordonnés ; le centre encéphalique, le centre médullaire et la contraction musculaire.* Lorsque ces trois organes fonctionnent normalement, ils arrivent à recréer le mouvement voulu, le mouvement intentionnel, et finissent par le rendre aussi coordonné qu'à l'état normal. La diminution de la sensibilité musculo-articulaire contribue, évidemment, à augmenter dans un certain degré l'incoordination des ataxiques ; mais elle ne la tient point sous sa dépendance exclusive.

Pour ne pas nous encombrer de la description de toutes les méthodes rééducatives existantes, nous donnerons ici celle de la méthode que nous avons établie à la Clinique de Maladies nerveuses de la Salpêtrière et qui nous a toujours donné d'excellents résultats. Pour mémorer la Clinique Charcot, où cette méthode prit naissance, nous décidâmes, notre regretté maître, M. le professeur Raymond, et nous, de l'appeler « la méthode de Rééducation de la Salpêtrière ». C'est sous ce titre que nous allons l'étudier ici, comme nous l'avons déjà fait dans le *Journal de Physiothérapie* en 1910, dans la *Revue de Médecine suisse* en 1913 et dans les *Annales de Médecine physique* d'Anvers en 1914.

*La méthode rééducative de la Salpêtrière.* — Cette méthode se distingue des autres par sa grande simplicité. Elle n'exige pas un embarras d'outillage encombrant ni d'appareils compliqués. Elle s'adresse aussi bien à une clientèle hospitalière qu'à une clientèle de la ville ; et dans les deux cas elle donne le maximum d'effet dans le minimum de temps.

En principe cette Méthode de rééducation permet d'utiliser les objets ordinaires qui nous entourent, tels que la canne, la chaise, le tabouret, les boîtes, etc. Quant aux appareils, que nous utilisions à la Clinique Charcot de la Salpêtrière, ils se réduisent aux suivants : le tapis noir divisé en carrés égaux, un plan incliné, des bancs dont la hauteur varie de 5 centimètres en 5 centimètres, une échelle horizontale, un chariot roulant et un jeu de planches numérotées et disposées en deux étages.

Le tapis noir est formé par une toile cirée noire de 80 centimètres de large sur 5 à 6 mètres de long. Nous faisons dessiner sur ce tapis deux rangées de carrés, dont chacun a 25 centimètres de large et 30 centimètres de long. Ces carrés, dessinés en blanc, portent des numéros : les numéros impairs à gauche et les numéros pairs à droite. Le reste du tapis, ayant 30 centimètres en largeur, est divisé en trois bandes longitudinales de 10 centimètres chacune ; la bande du milieu est peinte en blanc.

Le plan incliné a la forme trapézoïde : deux parties, inclinées de bas en haut, se réunissent au milieu qui est la partie la plus élevée, en un plateau de 40 centimètres de large. Le malade monte sur une moitié du plan, se repose sur le plateau et redescend par l'autre moitié. Chaque partie du plan est divisée au milieu par un trait longitudinal, de sorte que le malade puisse poser ses pieds de chaque côté du milieu du plan incliné.

Les petits bancs, au nombre de quatre ou cinq, ont différentes hauteurs : le plus grand a 50 centimètres, le plus petit 25 centimètres. On peut remplacer ces bancs par des chaises de différentes hauteurs : 50 centimètres, 45 centimètres, 40 centimètres, 30 centimètres et 25 centimètres. Comme chaises utilisées pour les exercices, nous préférons des chaises empaillées dont les pieds sont réunis entre eux transversalement, par deux barreaux ordinaires.

Le chariot est en bois ordinaire et est formé de deux parallélo-

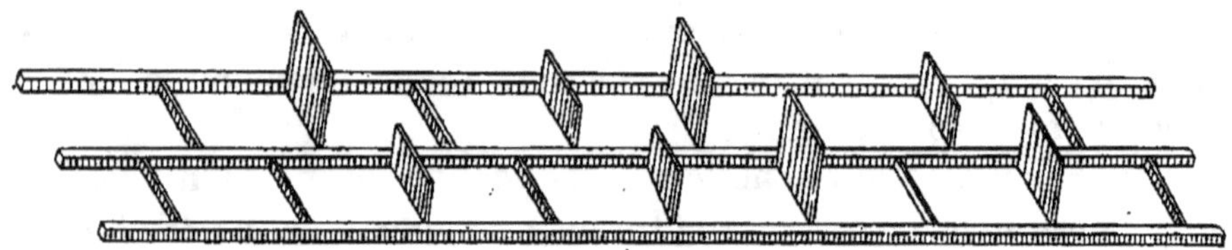

FIG. 141. — Échelle horizontale.

grammes réunis entre eux par quatre pieds ; il forme un fer à cheval. Au milieu du quadrilatère supréieur se trouvent les deux poignées qui se déplacent de haut en bas et de bas en haut grâce à deux chevilles en fer. Celles-ci traversent les barres latérales du quadrilatère supérieur et fixent ainsi les poignées. Quatre roulettes permettent au chariot de se déplacer dans tous les sens. Le malade entre dans le chariot par le côté ouvert ; la largeur du chariot est calculée de manière à permettre de placer librement dans son intérieur une chaise ordinaire.

Enfin, l'échelle horizontale de 3 à 5 mètres de long est composée de trois longues barres en bois simple de 5 centimètres de hauteur. Ces barres sont réunies entre elles par des tasseaux démontables, de façon à former deux rangées de cases, dont chacune a 30 centimètres de long sur 25 centimètres de large. Les tasseaux sont disposés detelle manière, que chaque case d'une rangée se termine au milieu de la case de l'autre rangée. Cette disposition permet de raccourcir notablement la longueur du pas rééduqué ; ceci a une grande importance, surtout au début des exercices avec l'échelle horizontale. Les tasseaux peuvent être remplacés par des planchettes de différentes hauteurs, afin de forcer la flexion de la cuisse sur le bassin. Tout le monde connaît enfin la canne-béquille avec bout caoutchouté.

Le jeu des planchettes numérotées est formé d'un cadre en bois, divisé en deux étages et comprenant chacun huit planchettes suspendues à leur extrémité supérieure. Les planchettes sont numérotées de 1 à 16 — 8 par étage — et très mobiles. Derrière chacune des deux séries de planchettes se trouve un gros fil de fer, qui sert pour arrêter la planchette dans son mouvement et pour la renvoyer en avant.

On a critiqué l'utilité des appareils dans la rééducation, et plusieurs rééducateurs les ont même accusés de crimes épouvantables. Il est certain qu'il est erroné de croire que l'emploi des appareils seuls suffirait à faire marcher un ataxique ou un paralytique. Néanmoins, leur emploi a son utilité, car ils permettent d'entraîner plus facilement le malade dans l'exécution des exercices indiqués. D'une part, ils facilitent le mode d'exercice et raccourcissent ainsi le temps de la rééducation ; d'autre part, ils inspirent aux malades plus de confiance dans les exercices et diminuent notablement leurs appréhensions, d'où diminution sensible des phénomènes psychiques. Il en résulte donc que les appareils ci-dessus décrits deviennent les outils nécessaires, nous dirons même indispensables, à tous ceux qui font de la rééducation motrice de l'ataxie.

Les principes fondamentaux de la méthode de rééducation consistent à rééduquer chez chaque malade les trois mouvements principaux de notre vie physiologique : les mouvements simples, les mouvements composés et les mouvements qui forment les actes de notre vie commune. D'où il suit, que la rééducation motrice par la Méthode de la Salpêtrière comprend : les exercices destinés à rééduquer les mouvements simples : la flexion, l'extension, l'abduction, l'adduction, la rotation ; les exercices pour rééduquer les mouvements composés, comme la stabilité, l'équilibre du tronc, la régularité du pas, etc., et, enfin, les exercices dont le but serait d'établir les fonctions motrices de la marche, de l'écriture, de la préhension, des actes professionnels, etc.

Ordinairement, on est tenté de penser que chacun de ces mouvements ne se produit que par la contraction d'un muscle. En réalité, tout un groupe de muscles participe à chaque mouvement simple ; néanmoins, un de ces muscles domine, par sa contraction, l'exécution du mouvement. Ainsi, la flexion de l'avant-bras sur le bras se fait par la contraction du biceps brachial, du coraco-brachial, du brachial antérieur, du long supinateur et du cubital antérieur. Quand l'avant-bras se fléchit sur le bras par sa face antérieure, le muscle principal, dont la contraction domine le mouvement, est le biceps brachial. Quand l'avant-bras se fléchit sur le bras en demi-pronation, c'est le long supinateur qui prédomine. D'où il suit, que pour rééduquer le biceps brachial, il faut procéder aux exercices de flexion de l'avant-bras sur le bras par sa face antérieure ; et, inversement, pour rééduquer le triceps brachial, il faut insister sur les exercices d'extension de l'avant-bras par sa face postérieure. Le cas se présente encore souvent dans l'hémiplégie, où la contracture du biceps annule l'extension de l'avant-bras sur le bras. Ici, on entraîne progressivement l'avant-bras par les contractions successives du triceps, le malade étant couché et l'avant-bras placé sous différents angles.

### LA RÉÉDUCATION DES MEMBRES INFÉRIEURS

La rééducation motrice des membres inférieurs par la Méthode de la Salpêtrière comprend deux parties : la première est composée des exercices, destinés à rééduquer les mouvements simples et composés ; la deuxième partie contient les exercices dont le but est de rééduquer la stabilité du malade, l'équilibre de son torse, la régularité de ses pas, en un mot, les exercices destinés à rééduquer la marche du malade interrompue par les troubles moteurs de ses membres inférieurs.

Les premiers exercices sont ceux qui se font en décubitus.

Ces exercices se divisent en trois séries :

1° Exercices des mouvements simples en décubitus : flexion et extension des membres inférieurs ;

2° Exercices des mouvements simples en décubitus avec appareils ;

3° Exercices des mouvements coordonnés en décubitus.

*Les exercices des mouvements simples en décubitus.* — Le malade les exécute en quatre temps : 1° flexion de la cuisse sur le bassin, 2° extension de la jambe sur la cuisse avec éléva-

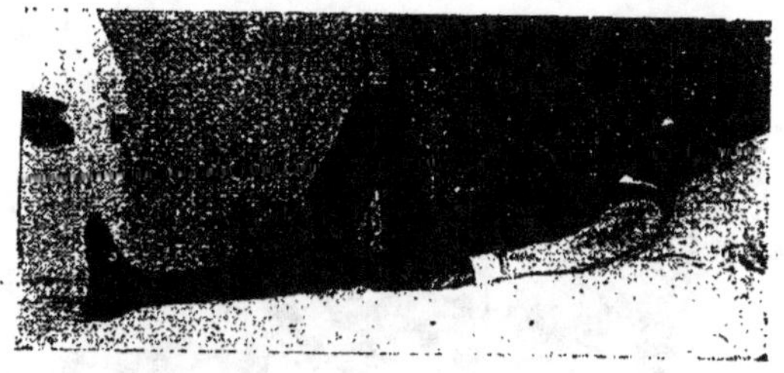

Fig. 142. — Exercices des mouvements simples en décubitus. (1ᵉʳ Temps.)

tion du membre en l'air, 3° flexion de la jambe sur la cuisse et 4° extension de la jambe avec occupation de la position primitive. Ces exercices doivent se faire sans brusquerie, graduellement. D'abord avec une jambe, ensuite avec l'autre jambe et, enfin, avec les deux jambes ensemble. Dans ce dernier mouvement, on peut compléter l'exercice par le croisement des pieds, par la pose du pied d'une jambe sur le genou ou les orteils de l'autre jambe, etc.

*Les exercices des mouvements simples en décubitus avec appareils* se font à l'aide d'une canne ou d'un bâton soutenu par le rééducateur au-dessus des pieds du malade. Ici également quatre temps : 1° flexion de la cuisse sur le bassin, 2° extension de la jambe et pose du pied sur la canne, 3° flexion de la jambe sur la cuisse et 4° reprise de la position de départ. Dans cet exercice le rééducateur varie, suivant le besoin, la hauteur de la canne et

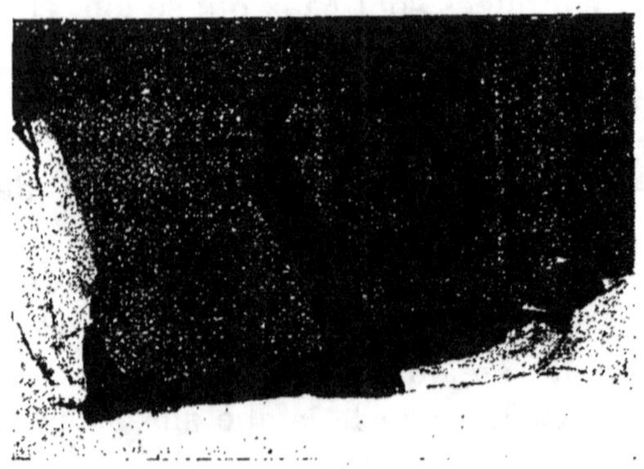

FIG. 143. — Exercices des mouvements simples en décubitus. (2⁰ Temps).

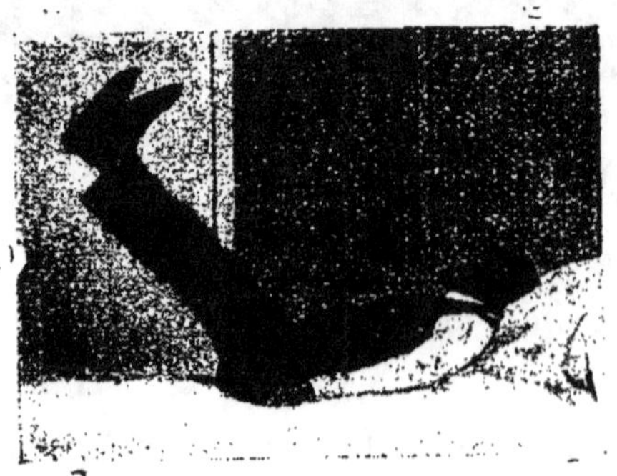

FIG. 144. — Exercices des mouvements simples avec les deux jambes.
(2⁰ Temps.)

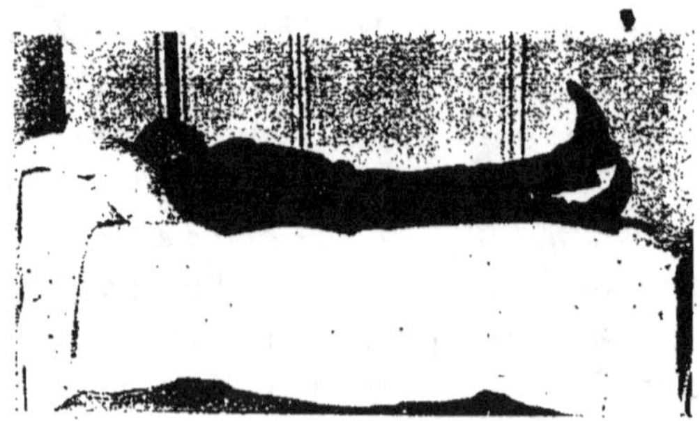

FIG. 145. — Exercices des mouvements simples en décubitus.
Pose du talon d'un pied sur la pointe de l'autre.

la distance entre ses deux mains. On peut utiliser ici soit une simple chaise, soit un escabeau, soit la planche échancrée de Belougou ou bien la barre transversale de Frenkel. Quel que soit l'appareil qu'on utilise, le but de ces exercices est d'apprendre à l'ataxique à poser son pied sans secousse et d'une façon graduelle.

*Les exercices des mouvements coordonnés en décubitus* ont pour but d'apprendre au malade à toucher avec son gros orteil ou avec son talon l'objet indiqué et placé à la portée de sa jambe. Pour ce faire, nous utilisons la main, une boule suspendue, une planche colorée, ou bien une série de petits ballons différemment colorés. Le patient doit s'habituer à exécuter cet exercice en deux temps : 1° élévation de la jambe en extension et 2° mise en contact du gros orteil avec l'orteil ou l'endroit indiqué. Dans cet exercice le malade doit s'appliquer à toucher l'endroit désigné sans effort ni précipitation.

L'expérience nous a montré que ces exercices suffisent largement pour entraîner l'ataxique en décubitus. D'une façon générale cette période n'est pas de longue durée et nous passons assez vite aux exercices suivants. Aussitôt que le malade arrive à se tenir assis sur son lit ou sur une chaise, nous passons immédiatement à la rééducation des mouvements simples en position assise.

*La rééducation des mouvements simples en position assise* se compose aussi des exercices de flexion et d'extension en quatre temps, comme pendant le décubitus. Nous plaçons notre malade sur une chaise ordinaire de telle sorte que ses jambes fléchies à angle droit se trouvent juste au milieu de la chaise, les talons réunis et les pointes des pieds écartées. Les pieds forment ainsi un angle dont la bissectrice se confond avec l'axe de la chaise. Le dos du malade est bien appuyé contre le dossier de la chaise. On commence d'abord l'exercice avec une jambe, ensuite avec l'autre et, enfin, avec les deux jambes. L'exercice lui-même s'exécute en quatre temps : 1ᵉʳ temps : flexion de la cuisse sur le tronc avec élévation du genou ; 2ᵉ temps : extension de la jambe sur la cuisse, le membre étant tenu droit dans le même plan de section ; 3° temps : flexion de la jambe sur la cuisse avec genou élevé, et 4ᵉ temps : pose du pied à son point de départ. Au début le malade pourra prendre un appui sur la chaise. Plus tard, il exécutera l'exercice avec les mains sur les hanches. On fait répéter ces exercices dix, quinze ou vingt fois de suite.

Après un certain temps de repos — de 2 à 3 minutes — on fait

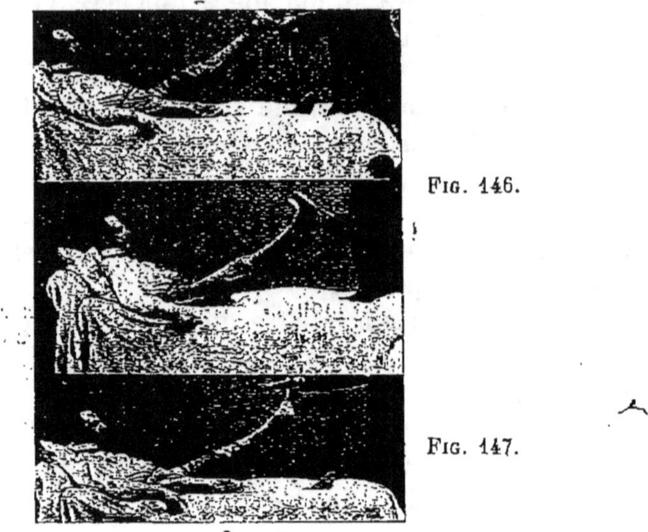

Fig. 146.

Fig. 147.

Fig. 146. — Exercices des mouvements simples en décubitus avec une canne ou avec la main. (2ᵉ Temps.)

Fig. 147. — Exercices des mouvements coordonnés en décubitus. (2ᵉ Temps.)

allonger les jambes du malade en deux temps : flexion des cuisses sur le tronc et extension des jambes sur les cuisses. Ceci fait, on lui recommande de les écarter et de les rapprocher sous commandement ; puis, on fait croiser une jambe sur l'autre, ou bien on fait poser le talon d'un pied sur la pointe de l'autre et inversement. Tous ces exercices doivent s'exécuter sans brusquerie, sans effort, ni projection exagérée des pieds.

Lorsque tous ces exercices des mouvements simples sont exécutés par le malade avec régularité, nous passons, comme nous

l'avons déjà dit, aux exercices des mouvements composés, dont
le plus important sera le mouvement de se lever de la chaise et

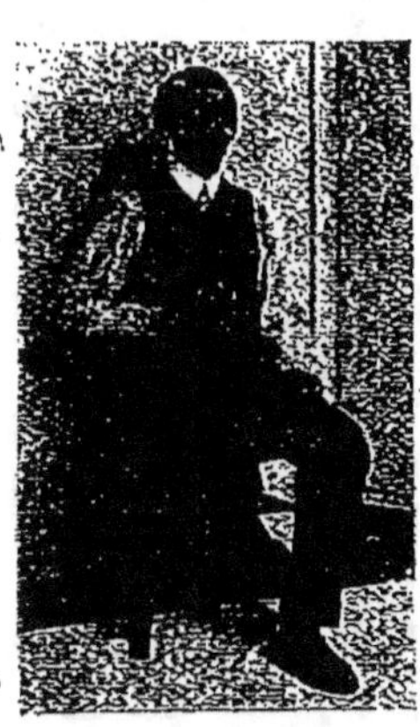

Fig. 148. — Exercices des mouvements simples en position assise.
(1er Temps.)

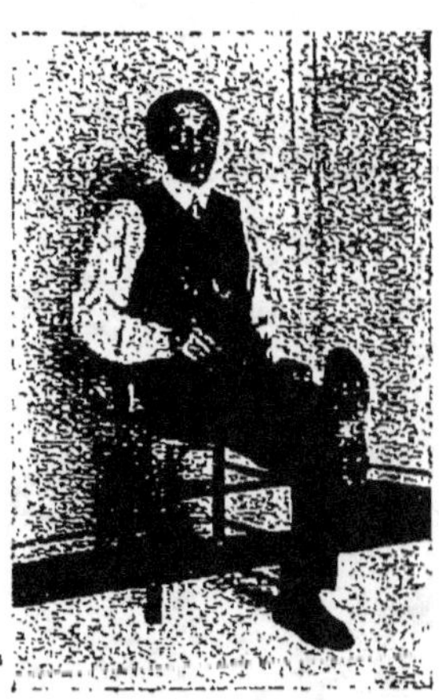

Fig. 149. — Exercices des mouvements simples en position assise.
(2e Temps.)

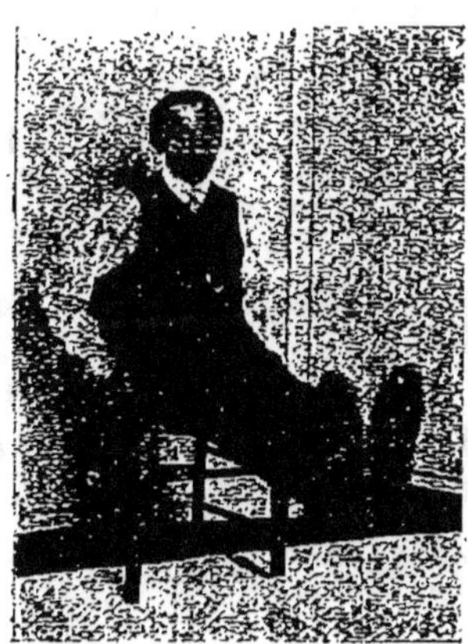

Fig. 150. — Mêmes exercices avec les deux jambes. (2e Temps.)

de se tenir debout une fois levé. Pour l'ataxique c'est le point
capital de la rééducation et nous affirmons d'une façon absolue,
que tant que l'ataxique est dans l'impossibilité de se lever seul

de la chaise et de se tenir debout, il ne peut être question de rééducation de sa marche. Vous pouvez trouver des ataxiques

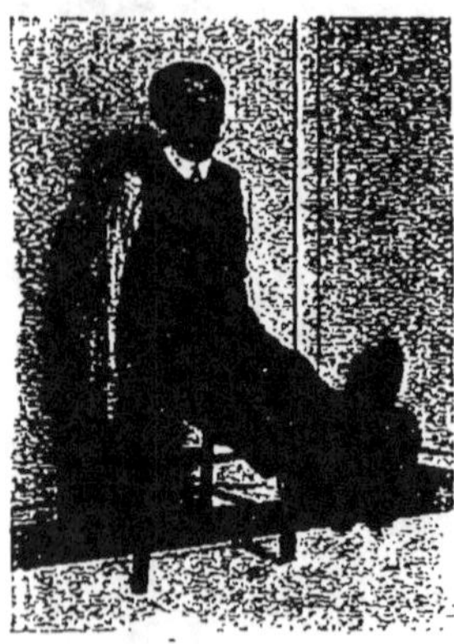

FIG. 151.—Exercices de mouvements simples en position assise : Croisement des jambes.

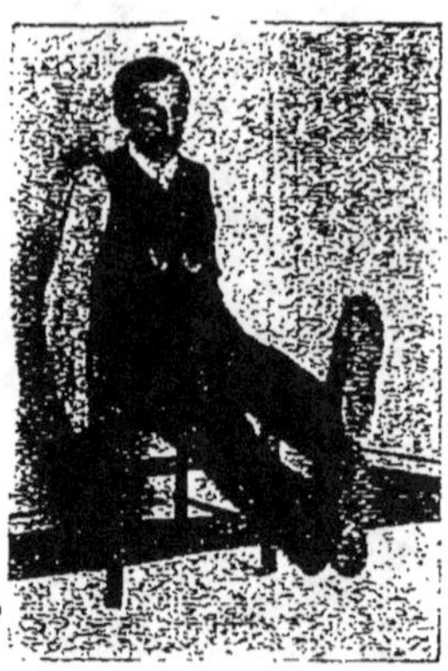

FIG. 152. — Mêmes exercices. Pose du talon d'un pied sur la pointe de l'autre

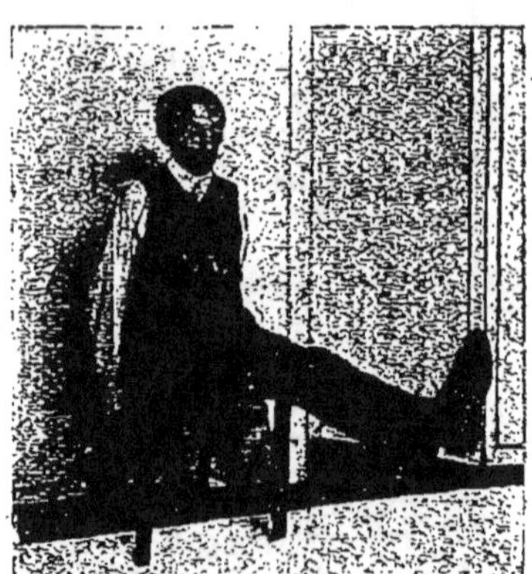

FIG. 153. — Mêmes exercices.
Écartement et rapprochement des jambes en extension exécutés au 2ᵉ temps.

qui commencent à marcher plus ou moins bien, sans appui ni soutien, mais qui ne peuvent se lever de leur chaise seuls. Ne vous occupez pas de leur marche et attachez-vous à leur

P. KOUINDJY.                    16

apprendre à se lever d'une chaise, à s'y asseoir et à se tenir debout. De là dépend leur marche et le succès de la rééducation.

Pour ce faire, nous employons deux séries d'exercices : les exercices avec le chariot roulant et les exercices avec une chaise ordinaire comme appui.

*Exercices pour se lever et s'asseoir avec le chariot roulant.* —

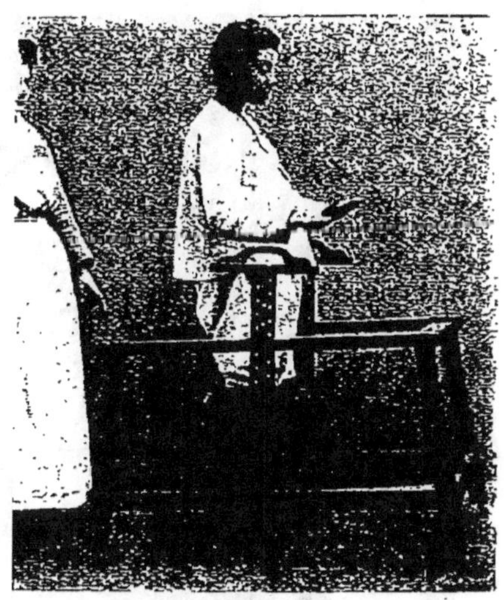

Fig. 154. — Exercices pour se lever et s'asseoir avec le chariot roulant et pour se tenir debout sans s'appuyer.

Le malade assis sur sa chaise se trouve juste au milieu du chariot. Cet appareil en bois a une forme d'un tronc de pyramide rectangulaire, plus large à la base qu'à sa partie supérieure. Il est posé sur quatre roulettes mobiles. Un des côtés de cet appareil est ouvert ; c'est par ce côté qu'on fait entrer le malade. Celui-ci saisit les deux poignées du chariot, pose ses pieds dans la même position que dans l'exercice précédent, et, par un léger effort, en inclinant légèrement le tronc en avant, doit arriver à se mettre debout d'un seul coup. Pour s'asseoir, il fléchit doucement les genoux — et les deux genoux à la fois — et s'assoit graduellement sans osciller le bassin dans un sens ou dans l'autre. Ensuite, lorsqu'il arrive à se lever convenablement avec les deux mains, il se lève tantôt avec la main droite, tantôt avec la main gauche et, définitivement, sans se tenir aux poignées. Celles-ci peuvent, de leur côté, se déplacer de haut en bas et se fixer à la portée de chaque malade.

*Exercices pour se lever et s'asseoir avec une chaise-appui.* —

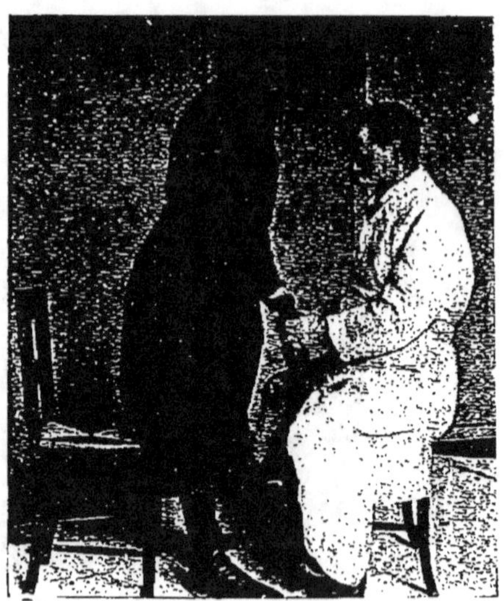

Fig. 155. — Exercices pour se lever et s'asseoir avec une chaise-appui.

Le malade est assis sur sa chaise, comme dans l'exercice des mouvements simples en position assise. On place devant lui une chaise ordinaire. Au début de l'exercice il est indispensable que le rééducateur se mette lui-même à cheval sur cette chaise, face au malade. Ceci lui permettra de suivre le moindre mouvement de l'ataxique et de lui porter aide le cas échéant. Le malade saisit des deux mains le barreau supérieur du dossier de la chaise, sur laquelle est assis le rééducateur ; en inclinant légèrement le tronc en avant, il doit se lever progressivement et se mettre debout sur les deux jambes à la fois. Il doit ensuite s'asseoir graduellement, en fléchissant les deux jambes à la fois. Souvent on est obligé de répéter cet exercice maintes fois, car la flexion des deux jambes ne se fait pas toujours en même temps. Il en résulte un retard et une perturbation dans les mouvements des deux jambes : quand une jambe est déjà complètement fléchie, l'autre est encore en mi-extension. D'où déséquilibre et chute possible du malade.

Quand le malade arrive déjà à se lever facilement avec ses deux mains, on le fait se lever avec la main droite, avec la main gauche, et enfin sans mains. A ce moment le rééducateur quitte la chaise et laisse le malade répéter la série des exercices avec la chaise-appui seule. Une fois debout, on ordonne au malade d'exécuter quelques mouvements de gymnastique avec ses membres supérieurs : levez les deux bras en l'air, écartez-les, croisez les en avant, en arrière, avancez-les devant vous, levez-les poings fermés, etc. Ces mouvements de gymnastique ne sont indiqués ici que pour habituer l'ataxique à la station de debout sans appui.

Aussitôt que nous obtenons la conviction que notre ataxique est arrivé à se tenir debout, on éloigne le chariot ou la chaise et on répète la série des exercices précédents, sans ces appareils. L'ataxique s'habitue ainsi à voir l'espace devant lui et à exécuter les mouvements seul, sans appui. Pour fortifier les groupes musculaires qui contribuent à exécuter ces mouvements, nous faisons répéter les exercices précédents avec des chaises de différentes hauteurs ou, comme on verra dans le cours de cet exposé, avec un plan incliné.

Deux mots sur la physiologie de ces mouvements. Les groupes musculaires, qui contribuent à nous permettre de nous lever d'une chaise et de nous tenir debout sont : les quadriceps, les fessiers et les muscles du dos. Ce sont surtout les quadriceps, qui commencent à se contracter, quand nous voulons nous lever d'une chaise. Nous plaçons notre patient soit sur une petite chaise de 40 centimètres de hauteur, soit sur le milieu du plan incliné, dont la hauteur est également 40 centimètres. Les talons réunis, les pointes des pieds écartées et le tronc légèrement incliné en avant, le malade doit se lever progressivement et sans vacillation. On n'arrive pas toujours à faire exécuter cet exercice du premier coup. Les quadriceps du tabétique sont, la plupart du temps, en hypotonie plus ou moins avancée, et il leur est difficile de vaincre la résistance du poids du corps au premier abord. Pour corriger ce défaut de tonicité musculaire, nous con-

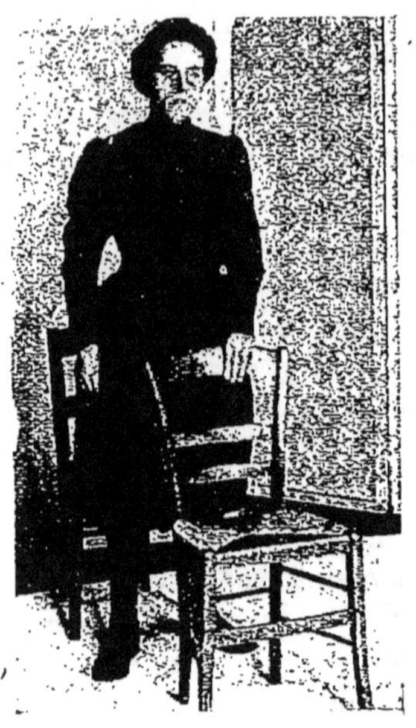

Fig. 156. — Exercices pour se lever et s'asseoir avec une chaise-appui.

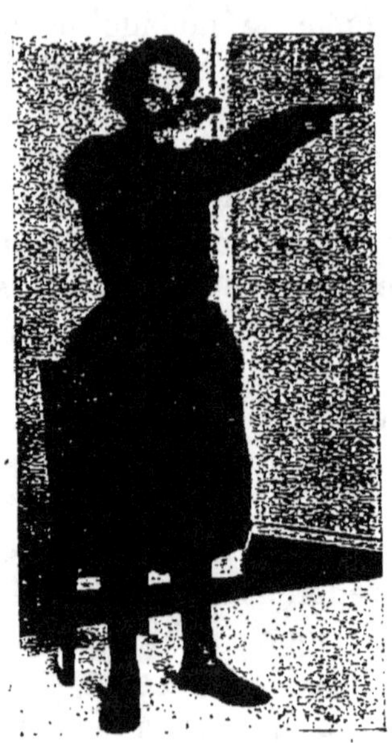

Fig. 157. — Exercices pour se lever et s'asseoir sans chaise-appui et sans chariot.

seillons à nos malades soit d'étendre devant eux leurs bras, soit de serrer dans leurs mains un bâton ou une canne, afin de déplacer de cette façon le centre de gravité en avant. Ceci permet aux quadriceps d'agir et nos malades finissent par se lever plusieurs fois de suite. Plus tard, nous leur recommandons de poser les mains sur les hanches, de les croiser en avant et, enfin, d'exécuter l'exercice avec les mains croisées en arrière. Répétez cet exercice avec un ataxique ou même avec un malade atteint de parésie de membres inférieurs, et vous verrez qu'il a des difficultés de se lever de la petite chaise avec les mains sur les hanches, tandis qu'il se lève facilement, quand ses bras sont tendus devant lui.

Ainsi notre ataxique arrive à se lever facilement de la chaise et se tient debout sans appui ni aide. A partir de ce moment nous commençons la rééducation de la marche.

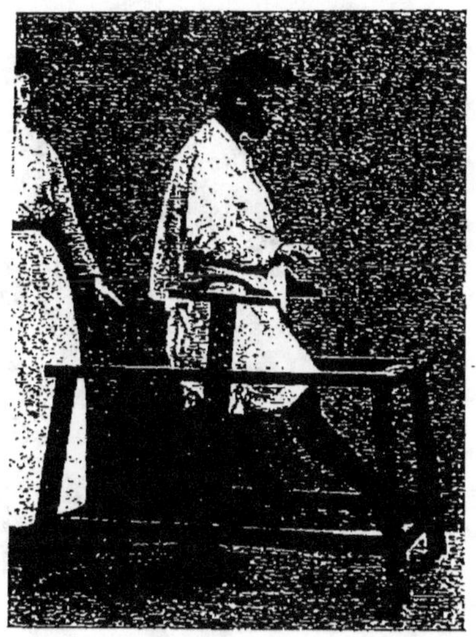

Fig. 158. — Exercices de station debout avant la marche avec le chariot.

Les exercices de la marche sont classés dans la méthode de la Salpêtrière en quatre cycles : 1° Cycle de stabilité; 2° Cycle de régularisation du pas; 3° Cycle d'équilibre; 4° Cycle de la marche rééduquée. Cette classification nous permet de décrire plus systématiquement ces différents exercices et de les combiner avec plus de facilité suivant chaque cas particulier.

Premier cycle : *Les exercices avec le chariot roulant.* — Quand le malade a eu une forte hypotonie ou bien quand il est atteint de la phobie de l'espace, nous commençons à lui apprendre ses premiers pas avec le chariot. Avant tout nous lui apprenons à

guider l'appareil. Au début il a de grandes difficultés et le chariot
devient dans ses mains aussi incoordonné que ses jambes ; et
il est curieux de voir les zigzags que décrit le chariot, quand
l'ataxique commence à s'en servir. Parfois, l'appareil est pris
d'un accès de folie et ne manque pas de faire tomber le malade.
Ceci vous montre qu'il faut surveiller chaque mouvement de
l'appareil.

Le malade pousse déjà régulièrement le chariot devant lui, il

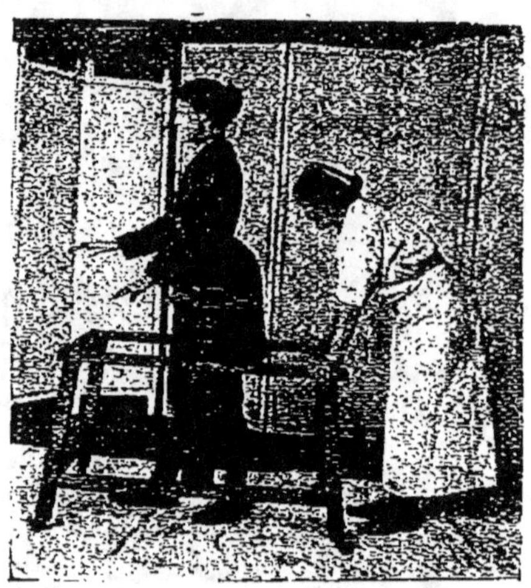

Fig. 159. — Exercices de la marche avec le chariot.
L'aide pousse le chariot au fur et à mesure que le malade fait ses pas.

fait le tour de la salle et il se promène aisément avec l'appareil.
A ce moment, on lui apprend à lâcher l'appareil et à faire dedans
un pas, deux pas ; à pousser le chariot devant lui et faire de
nouveau deux pas. Puis, un aide placé tantôt derrière, tantôt de
côté, pousse l'appareil d'une façon graduelle, afin de coordonner
le mouvement de l'appareil avec le déplacement des jambes du
malade.

Lorsque l'ataxique peut faire le tour de la salle dans le chariot et sans se tenir, il devient rééducable au même degré que
l'ataxique qui n'a pas de phobie de l'espace. Cette rééducation

se fait avec des cannes-béquilles et se compose des exercices avec deux et une canne.

*Exercices de la marche avec deux cannes.* — Le malade pose d'abord la canne droite devant lui, puis son pied gauche de telle sorte que ce dernier se trouve au même niveau que la canne ; ensuite, il avance sa canne gauche et pose, enfin, son pied droit au même niveau que cette dernière. Cet exercice s'exécute, par

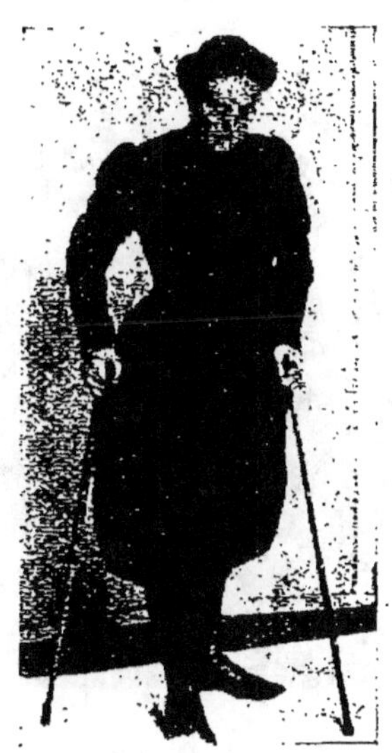

FIG. 160. — Exercice de la marche avec les deux cannes-béquilles.
Marche en quatre temps. (4ᵉ Temps.)

conséquent, en quatre temps : 1° canne droite ; 2° pied gauche ; 3° canne gauche ; 4° pied droit. On commande l'exercice de la façon ci-dessus indiquée. Plus tard, quand on constate que le malade est suffisamment habitué à l'exécution des quatre temps de cet exercice, on remplace les quatre temps par les numéros 1, 2, 3 et 4. Le numéro 1 correspond à la pose de la canne droite, le 2 = du pied gauche, le 3 = de la canne gauche et le 4 = du pied droit, les numéros impairs correspondant à la pose des cannes et les numéros pairs à la pose des pieds.

Lorsque le malade arrive à marcher facilement, avec les deux cannes, à quatre temps, nous lui supprimons deux temps et nous lui apprenons à poser la canne droite et le pied gauche dans un temps, — et la canne gauche et le pied droit dns l'autre. On obtient ainsi une marche plus vite, sous le commandement de un-deux, un-deux, etc. Beaucoup de malades acquièrent une telle habileté à marcher avec leurs deux cannes, qu'ils se contentent de ce résultat et se promènent dans les rues seuls, sans

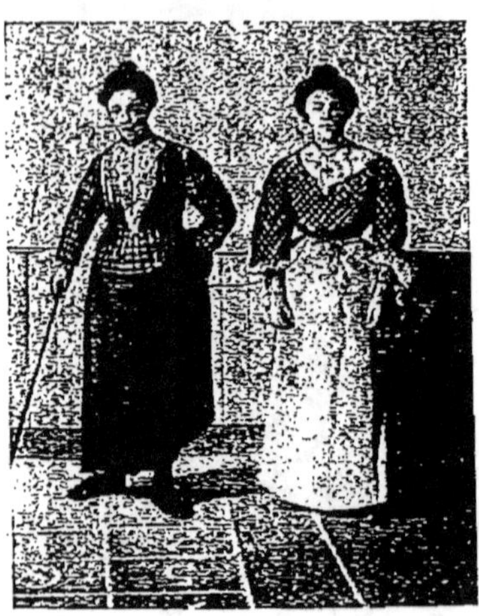

Fig. 161. — Exercices de la marche avec une canne.
2º Temps : La canne et le pied gauche sont au même niveau.

se soucier du reste. Le rééducateur doit les prévenir que la rééducation est loin d'être finie et que marcher avec deux cannes n'est qu'un exercice de passage.

*Exercices de la marche avec une canne.* — Aussitôt qu'on trouve que l'ataxique arrive à bien exécuter la marche avec deux cannes, on supprime la canne gauche. L'exercice se fait en trois périodes : 1º la marche en quatre temps ; 2º la marche en trois temps ; 3º la marche en deux temps.

*La marche avec une canne et à quatre temps* s'exécute de la façon suivante : 1er temps, pose de la canne ; 2e, pied gauche, au même niveau que la canne ; 3<sup>e</sup>, seconde pose de la canne ; 4<sup>e</sup>, pied droit en avant. La base de sustentation est formée ici par un quadrilatère dont les sommets sont formés par la double pose de la canne et des deux pieds.

*Dans la marche à trois temps,* le malade pose d'abord la canne, puis le pied gauche au même niveau que la canne et, enfin, le pied droit. La base de sustentation est formée ici d'un triangle

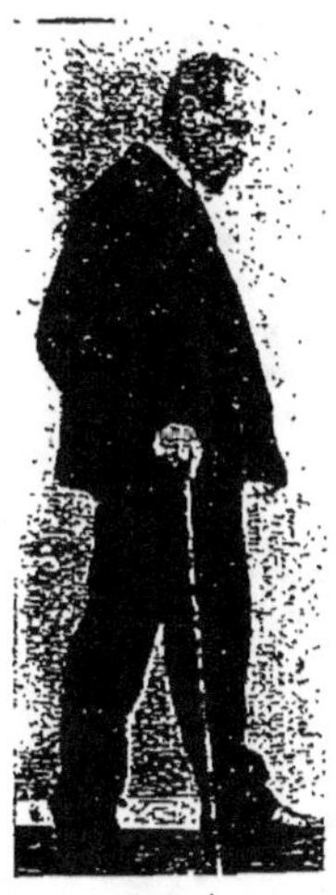

Fig. 162. — La rééducation des demi-pas au moyen du tapis.
Demi-pas antérieur gauche.

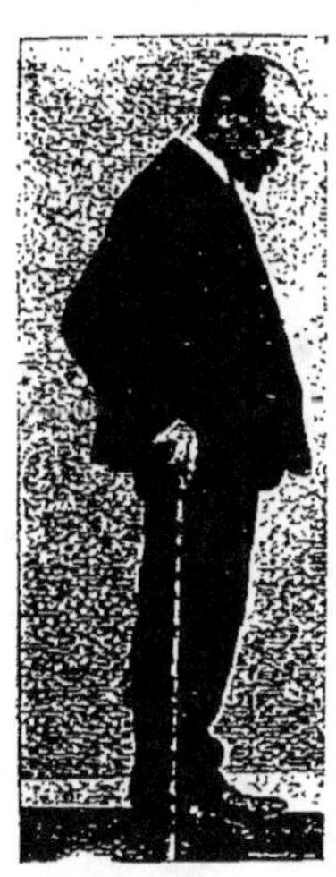

Fig. 163. — La rééducation des demi-pas au moyen du tapis.
Les deux pieds et la canne sont au même niveau.

dont le sommet est formé par le pied droit et la base par la droite qui réunit la canne au milieu du pied gauche.

Quand le malade marche déjà bien, avec sa canne, à trois temps, on supprime un temps et on lui fait poser la canne et le pied gauche en même temps et le pied droit ensuite. Deux temps par conséquent pour l'exercice : 1° = canne et pied gauche, 2° = pied droit. La base de sustentation est ici également un triangle avec sommet, antérieur ou postérieur, suivant que le pied droit est en avant ou en arrière.

Deuxième cycle. — Les exercices de ce cycle sont destinés à la régularisation du pas pendant la marche. Ils se font au moyen du tapis noir, que nous avons mentionné plus haut.

On commence d'abord par rééduquer les demi-pas de la marche. Nous savons, d'après la physiologie de la marche, ce qu'on entend par demi-pas antérieur et par demi-pas postérieur. Supposons un homme en marche. La distance qui se trouve entre la

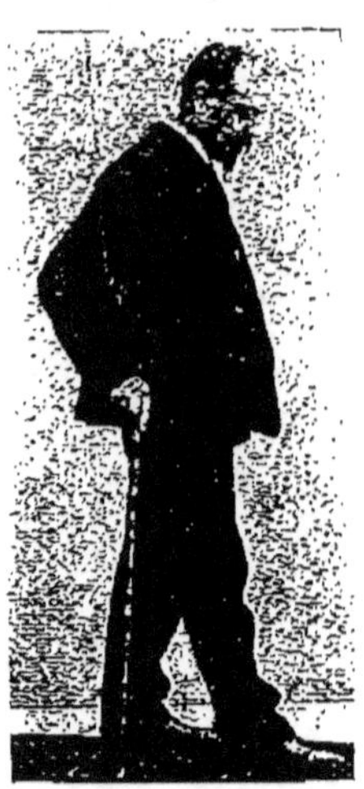

Fig. 164. — La rééducation des demi-pas au moyen du tapis.
Demi-pas antérieur droit.

pointe du pied et de la jambe oscillante, quand elle se trouve en arrière, et l'endroit où se pose son talon, quand elle se porte en avant, présente le pas normal. La transversale, qui passe par le milieu du pied de la jambe en repos, partage ce pas en deux parties. D'où, demi-pas antérieur et demi-pas postérieur. Si c'est la jambe droite qui oscille, nous aurons le demi-pas antérieur droit et le demi-pas postérieur droit. Si la jambe oscillante est le membre inférieur gauche, nous aurons le demi-pas antérieur gauche et le demi-pas postérieur gauche.

Pour rééduquer les demi-pas, nous plaçons notre malade devant le tapis et nous lui recommandons de poser son pied droit sur le carré 1, son pied gauche sur le 2 et ainsi de suite. Ici nous rééduquons le demi-pas droit antérieur et le demi-pas postérieur gauche. En commençant par le pied gauche, nous rééduquons d'abord le demi-pas antérieur gauche et le demi-pas postérieur droit. Lorsque notre malade arrive à bien exécuter cet exercice, nous lui ordonnons de poser son pied droit sur le 1 et son pied gauche sur le 4. De cette façon nous faisons sauter un carré à chaque pas et nous

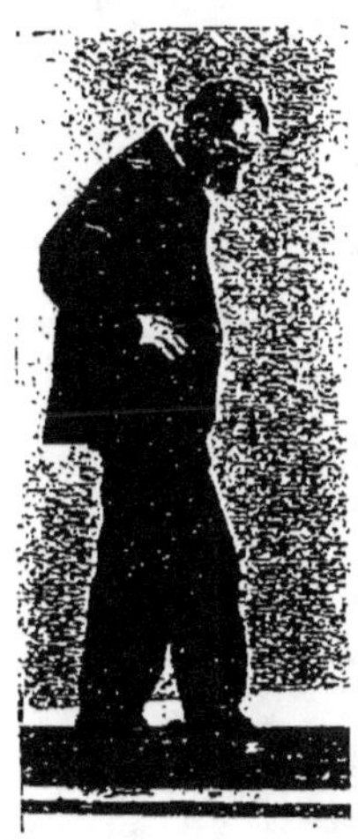

Fig. 165. — Les exercice de la marche sur le tapis.
Marche dans une seule rangée.

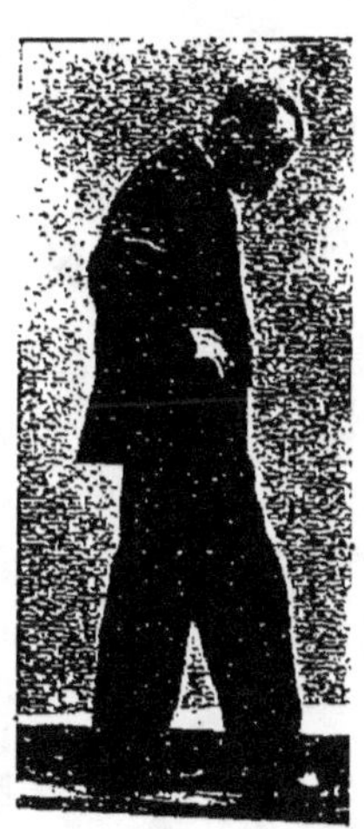

Fig. 166. — Les exercices de marche sur le tapis.
Marche sur la bande blanche.

rééduquons le pas entier, ou bien le pas normal. La longueur de deux carrés étant de 60 centimètres, nous obtenons ainsi une marche avec un pas moyen. Le malade doit dans ces exercices placer son pied légèrement en biais avec les pointes écartées en dehors : il ne doit jamais dépasser les carrés et marcher de sorte que la ligne, qui limite les deux rangées de carrés, se trouve toujours au milieu du corps.

Quand le malade arrive à bien marcher dans ces carrés, d'abord avec une canne, et ensuite sans canne, nous le faisons marcher dans une seule rangée, des deux côtés des chiffres. Cet exercice a pour but de rétrécir sa base de sustentation. Puis, nous le faisons marcher sur les deux bandes noires, les pointes des pieds dehors, et, enfin, sur la bande blanche seule. Dans ces exercices le malade doit poser ses pieds en face des carrés, afin de surveiller que la longueur du pas ne dépassât pas la longueur de deux carrés, c'est-à-dire de 60 centimètres.

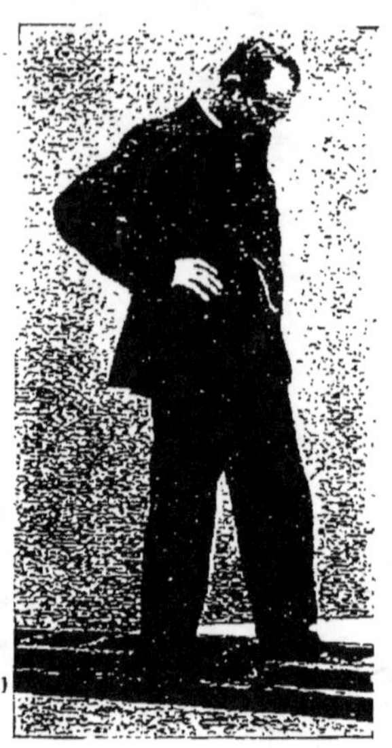

Fig. 167. — Exercices de la marche dans l'échelle horizontale.

Lorsque l'ataxique arrive à exécuter correctement la marche sur le tapis gradué, nous remplaçons le tapis par l'échelle horizontale,

Le malade commence d'abord par apprendre à marcher dans les cases, en posant chaque pied dans le milieu de chaque case et en regardant en bas. Ensuite, il exécute cet exercice sans regarder ses pieds. Enfin, il marche dans une seule rangée de cases. Il répète pour ainsi dire les exercices du tapis avec l'échelle horizontale.

L'échelle sert aussi pour rééduquer la sensibilité plantaire de l'ataxique. Pour ce faire le malade doit marcher dans l'échelle sans regarder ses pieds et, s'il arrive à poser son pied sur la barre ou sur le tasseau, il doit se rendre compte lui-même de la disposition de son pied et corriger celle-ci, soit en tirant le pied en arrière, soit en le déplaçant de côté. Toujours est-il, qu'en se rendant un compte exact de la position de son pied, il arrive à rééduquer sa sensibilité plantaire et à corriger l'anesthésie de la

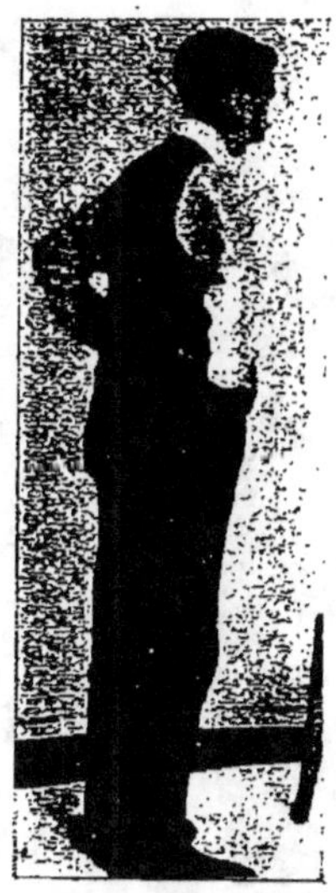

Fig. 168. — Exercices d'équilibre du tronc avec une chaise-appui.
Position du malade au début de l'exercice.

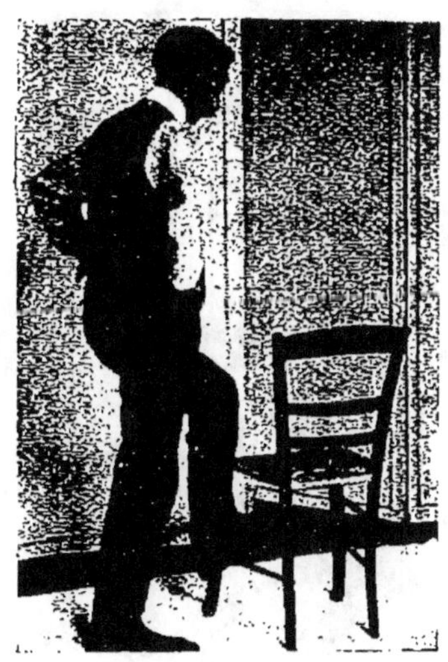

Fig. 169. — Mêmes exercices.
1er Temps : Pose du pied sur le premier barreau.

plante des pieds, ce qui nous permet d'améliorer considérablement la coordination de sa marche.

Troisième cycle. — Les exercices rééducatifs de ce cycle sont destinés à rééduquer l'équilibre de l'ataxique pendant la marche et surtout l'équilibre du tronc. Nous avons ici trois séries d'exercices :

*Exercices d'équilibre avec une chaise-appui.* — Le malade est placé devant une chaise à une distance de 25 à 40 centimètres, les mains sur les hanches. Il fixe solidement son tronc sur une jambe, la jambe fixe, et pose l'autre jambe, la jambe mobile, successivement sur chaque barreau de la chaise. D'abord, le pied est placé sur le barreau sous commandement de 1 et 2. Le 1 correspond à la pose du pied sur le barreau et le 2 à la pose du pied par terre. Puis, il pose son pied sur chaque barreau l'un après l'autre en quatre temps et, enfin, il pose successivement son pied

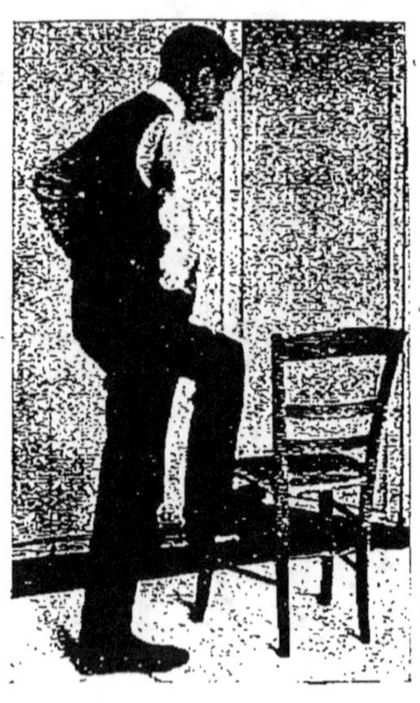

Fig. 170. — Mêmes exercices.
2ᵉ Temps : Pose du pied sur le deuxième barreau.

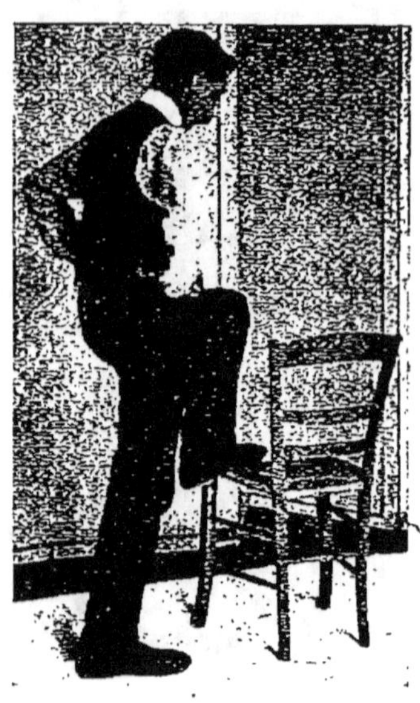

Fig. 171. — Mêmes exercices.
3ᵉ Temps : Pose du pied sur le siège de la chaise.

sur les barreaux en six temps, en allant de bas en haut et de haut en bas. L'exercice se fait plusieurs fois de suite avec la jambe gauche et puis autant de fois avec la jambe proite.

*Exercice de l'équilibre sans appui.* — Ceci fait, l'ataxique passe à l'exercice le plus important, celui de l'équilibre. Le malade doit fixer solidement son tronc sur la jambe fixe, les mains sur les hanches. Il doit ensuite fléchir l'autre jambe aussi haut qu'il le peut, et étendre la jambe sur la cuisse, replier la jambe et poser le pied à son point de départ. Cet exercice se fait en quatre temps :

1° flexion de la cuisse sur le tronc ; 2° extension de la jambe sur

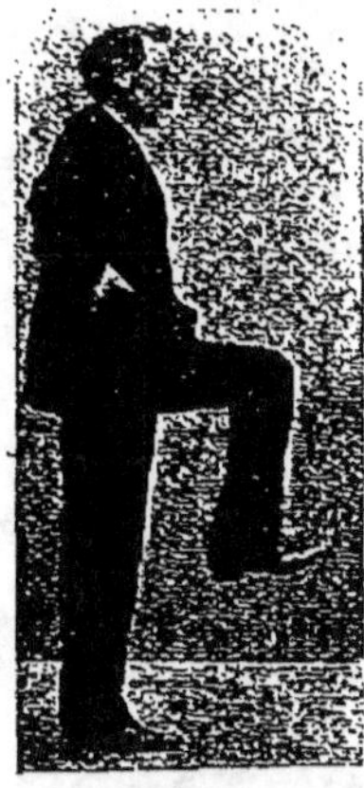

Fig. 172. — Exercices de l'équilibre
du tronc sans appui.
1er Temps : Flexion de la cuisse sur
le tronc.

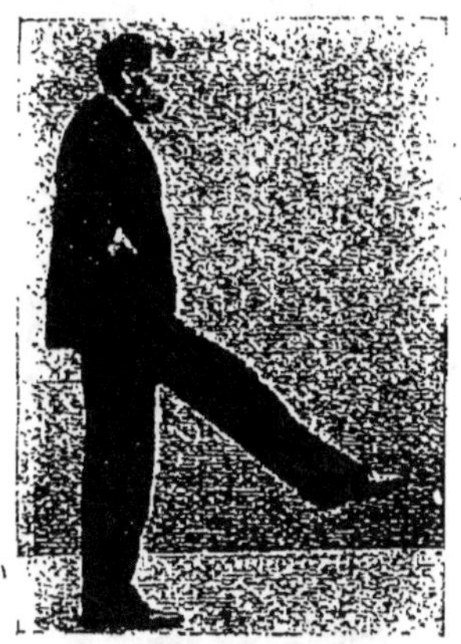

Fig. 173. — Mêmes exercices.
2e Temps : Extension de la jambe
sur la cuisse.

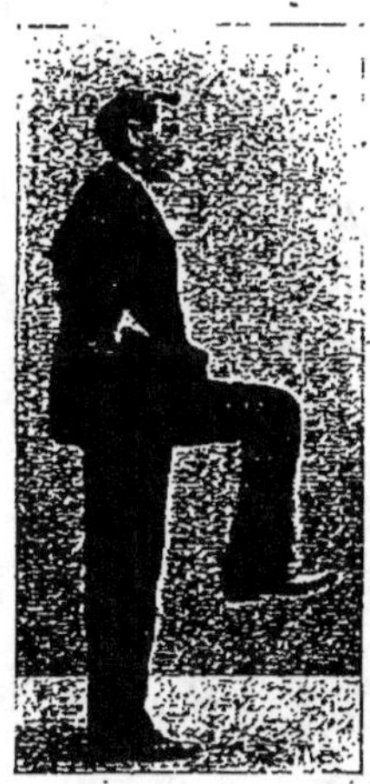

Fig. 174. — Mêmes exercices.
3e Temps : Flexion de la jambe sur la cuisse.

la cuisse; 3° flexion de la jambe sur la cuisse; 4° pose du pied à
sa place primitive. L'ataxique n'arrive pas à apprendre cet exer-

cice d'un seul coup. D'ailleurs, cet exercice présente également

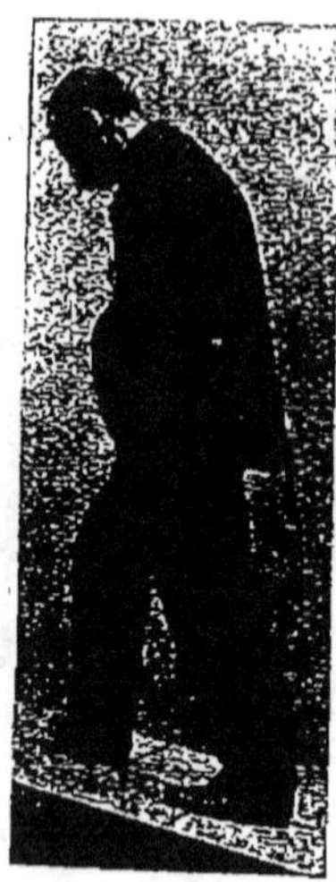

Fig. 175. — Exercices de l'équilibre
du tronc.
Monter un plan incliné avec la jambe
antérieure fléchie.

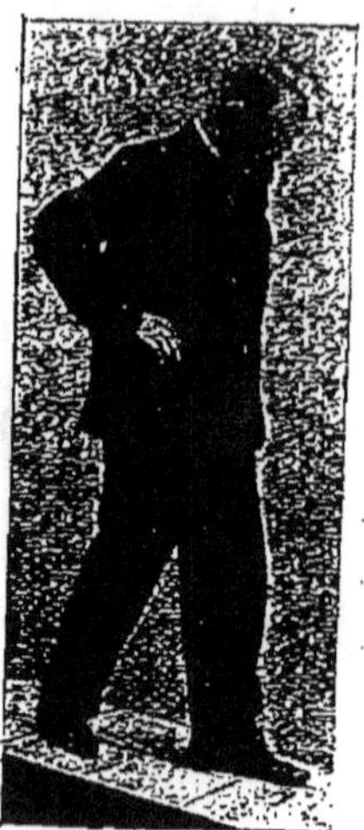

Fig. 176. — Exercices de l'équilibre
du tronc.
Descendre un plan incliné avec la
jambe antérieure tendue.

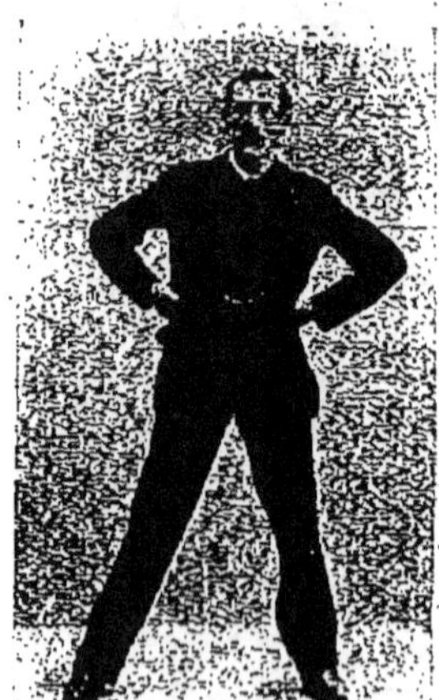

Fig. 177. — Exercices de l'équilibre du tronc sans appui.
Déplacement latéral du tronc avec la jambe gauche.

une certaine difficulté pour un homme normal, non entraîné. Il faut fractionner l'exercice de la façon suivante : Faire d'abord l'exercice en deux temps : 1° flexion de la cuisse sur le tronc ; 2° pose du pied à son point de départ. Ensuite, le faire exécuter en trois temps : 1° flexion de la cuisse sur le tronc ; 2° extension de la jambe sur la cuisse ; 3° pose du pied par terre. Et enfin, il faut le faire exécuter en quatre temps précédents.

Pendant l'exécution de cet exercice, le malade doit éviter la moindre vacillation et doit arriver à exécuter l'exercice d'une façon progressive et graduelle. Vous comprendrez bien l'importance de cet exercice, si je vous dis qu'il est destiné à corriger le signe de Romberg, car, le jour où votre ataxique arrivera à bien se tenir sur une jambe, son Romberg diminuera considérablement.

Viennent ensuite les exercices, où le déplacement du thorax s'effectue avec la jambe oscillante. Cet exercice s'exécute en six temps, le tronc, formant un seul corps avec la jambe oscillante, se déplace avec elle en avant (1ᵉʳ temps), revient à son point de départ (2ᵉ temps), de côté (3ᵉ temps), revient de nouveau à sa position initiale (4ᵉ temps), en arrière (5ᵉ temps), et de nouveau à son point de départ (6ᵉ temps). Il est bon de commencer ces exercices par l'exécution des petits pas.

Dans ce même cycle rentrent les exercices avec le plan incliné. Il faut apprendre à un ataxique, comment monter et descendre une côte. Nous faisons monter à nos malades le plan incliné de telle sorte que leur jambe antérieure soit fléchie et leur jambe postérieure tendue.

Pour descendre, nous leur apprenons à faire le contraire : tendre la jambe antérieure et fléchir la jambe postérieure.

Dans ces deux mouvements le centre de gravité du corps du malade se confond juste avec la perpendiculaire qui passe entre ses deux jambes. De cette façon, nous ne faisons qu'exagérer l'attitude normale pendant la montée ou la descente des pentes. Mêmes exercices sont répétés pour monter et descendre l'escalier.

Jusqu'ici nous avons conduit notre rééducation de la marche de l'ataxique au point où notre malade marche seul avec une

canne, monte et descend les pentes, peut s'asseoir et se lever
sans aide, etc. Beaucoup d'ataxiques se contentent de ces résultats et abandonnent la rééducation.

Mais, notre rôle de rééducateur n'est pas encore fini et nous
devons faire comprendre à nos malades qu'ils ont encore à suivre
la dernière série d'exercices, qui forment notre quatrième cycle :
cycle de la rééducation définitive de la marche.

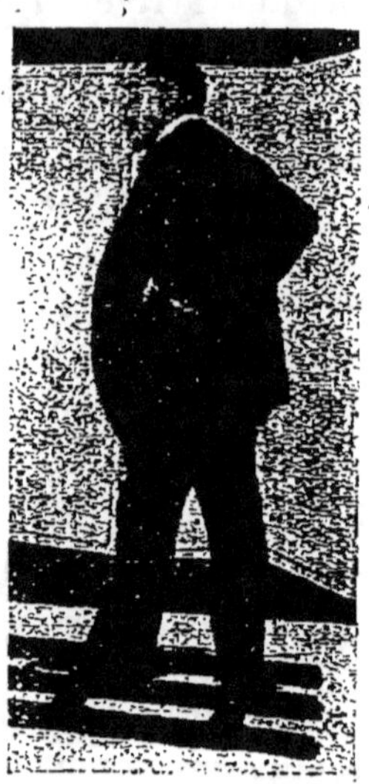

Fig. 178. — Exercices de la marche sur l'échelle horizontale sans regarder
l'échelle.

Le QUATRIÈME CYCLE de rééducation de la marche est composé
d'une série d'exercices dont le but consiste à apprendre au malade
la marche définitive, quand celui-ci est arrivé à bien exécuter les
exercices précédents. La première série de ces exercices est
composée de la marche sur le tapis gradué sans regarder les pieds.
Nous recommandons au malade de marcher dans une rangée,
en regardant trois numéros et en levant ensuite les yeux pour faire
trois autres carrés. Progressivement nous arrivons à augmenter
le nombre de ces carrés, si bien que le malade finit par ne plus
regarder les carrés, quand il marche sur le tapis. Pour lui faciliter

d'éviter de regarder le tapis, nous faisons fixer du regard deux points noirs dessinés sur les murs opposés, et le malade doit exécuter la marche en fixant ces points. Pendant cet exercice le rééducateur, qui doit suivre attentivement chaque pas du malade, corrige soit l'irrégularité du pas, soit l'inclination du thorax de la ligne droite. Le même exercice est répété sur le trait noir et sur le trait blanc. Ce dernier permet plus facilement de faire constater au malade, s'il s'éloigne de la ligne droite. Nous faisons également marcher le malade, sans regarder, dans l'échelle horizontale ; ici, le malade doit bien mesurer la distance qui se trouve entre deux cases, afin d'éloigner suffisamment le pied de la jambe oscillante et de tomber juste dans la case suivante.

Quand le malade arrive à marcher relativement bien sur le tapis et dans l'échelle, nous le faisons marcher sur le parquet, d'un bout de la salle à l'autre, entre deux points fixés sur les murs parallèles et en face l'un de l'autre. Le rééducateur suit les mouvements du corps de l'ataxique, et veille à ce que le malade exécute chaque pas d'une façon rythmique, régulière, et sans baisser la tête. Ensuite, on le fait monter sur le plan incliné sans qu'il regarde ses pieds et marcher sur l'échelle horizontale.

C'est à ce moment que nous faisons exécuter à nos ataxiques l'exercice de la marche décomposée avec équilibre du tronc. Cet exercice se fait en trois temps : on place le patient en position de marche, c'est-à-dire, une jambe devant l'autre. Dans le 1$^{er}$ temps il déplace le tronc sur la jambe antérieure; dans le 2$^e$ temps il fléchit la jambe postérieure à l'angle droit; et, dans le 3$^e$ temps il pose cette jambe en avant. Cet exercice n'est autre chose qu'une analyse de la marche normale. Au début, il s'exécute lentement et même avec un léger élargissement de la base de sustentation. Plus tard, on fait exécuter cet exercice avec une base de sustentation plus étroite. Et enfin, on fait marcher le malade avec des pas plus longs. Dans cet exercice l'ataxique doit conserver la droite, suivre le mouvement rythmé, compté par le rééducateur, et tenir le tronc droit souple et sans vacillation.

Nous terminons notre quatrième cycle de la rééducation par

la marche avec les yeux fermés. Cette marche, qui est l'étape définitive de la rééducation, doit se faire avec prudence et sans précipitation. On fait exécuter d'abord quelques pas avec les yeux fermés ; ensuite, on fait traverser la salle d'un bout à l'autre, en une seule fois, et enfin l'aller et le retour. Quand le malade peut faire l'aller et le retour de la salle avec les yeux fermés, nous considérons son ataxie comme guérie.

Nous sommes obligé de faire remarquer ici même que ces derniers exercices sont rarement appliqués longtemps, car le malade, se sentant tout à fait bien, ne revient plus à la rééducation. Il reprend ses occupations et ne vient nous voir que de temps à autre.

## LA RÉÉDUCATION DES MEMBRES SUPÉRIEURS

L'ataxie des membres supérieurs étant plus rare, nous avons eu moins souvent l'occasion d'avoir recours à la rééducation des bras. D'une façon générale, l'ataxie des membres supérieurs est infiniment moins prononcée que l'ataxie des membres inférieurs, car elle ne se manifeste qu'au moment où le malade désire exécuter un mouvement précis et immédiat avec ses mains. C'est ainsi que les ataxiques ressentent une gêne pour leur travail manuel : absence de la sensibilité nécessaire pour saisir vite l'aiguille chez le tailleur, ou pour placer les pointes chez le tapissier. Il n'y a que dans les formes très graves que les mouvements incoordonnés des membres supérieurs se manifestent à l'occasion de tous les mouvements. L'écriture et le dessin reflètent parfois cette incoordination dès le début.

Pour rééduquer l'incoordination des membres supérieurs, on commence d'abord par exercer les mains pour les mouvements simples. Le malade, assis sur une chaise, tient ses deux mains sur ses genoux. Au commandement, il doit poser chaque doigt de chaque main sur le nez, sur le front, le menton, les oreilles, les joues, les épaules, la tête, etc., en exécutant les mouvements en deux temps : le premier temps est destiné à poser le doigt sur l'endroit indiqué, le second temps à ramener la main sur le genou. Faire toucher les deux index en approchant progressivement les deux bras préalablement écartés. Cet exercice se fait d'abord devant, ensuite derrière le dos, et enfin avec les yeux fermés.

Dans le même ordre d'idée, on fait toucher par chaque doigt des boules suspendues ou des points dessinés sur une feuille de papier. Nous utilisons un exercice très simple et qui permet de rééduquer en même temps l'incoordination et l'anesthésie des doigts. Nous plaçons dans un vase, en quantité plus ou moins grande, différents objets, grands et petits. A côté, nous dessinons sur une feuille de papier une série de carrés numérotés. Le malade cherche dans ce vase un objet quelconque, dont il doit déterminer la grosseur, la nature et la forme sans le regarder, et qu'il doit ensuite placer exactement dans un des carrés indiqués. Quand la feuille est couverte des objets, le rééducateur commande de remettre l'objet du carré numéroté dans le vase, sans déranger les autres carrés. Cet exercice a l'avantage d'être facile à exécuter, et les malades s'en occupent volontiers chez eux. On doit recommander également le jeu de dominos, le jeu de dames, la construction des piles avec le domino, les maisons de cartes, etc. Tous ces exercices nous ont montré qu'il est inutile d'avoir un arsenal d'appareils pour rééduquer les membres supérieurs, et que très souvent, avec des exercices peu compliqués, on obtient de bons résultats. D'ailleurs, le malade lui-même s'arrange pour habituer ses doigts à son travail, et s'il perd un peu de sensibilité tactile des doigts, il la compense par la vue. L'écriture des ataxiques est plus difficile à rééduquer, et pour ce faire, nous avons recours soit au procédé que nous avons décrit dans notre travail sur le traitement de la crampe professionnelle, soit à une des méthodes d'écriture des enfants, où le malade s'exerce à suivre d'abord avec un crayon, ensuite avec une plume, les lettres déjà tracées.

Plus tard, quand les malades arrivent à exécuter correctement les exercices simples, il est bon de leur conseiller les exercices de piano, de dactylographie, du tir à la cible avec des jouets d'enfants, etc. En un mot, dans les quelques cas, où le rééducateur sera appelé à corriger l'incoordination des mouvements des membres supérieurs, la variation des exercices indiqués plus haut lui suffira largement, surtout s'il dirige les exercices dans le sens de la rééducation des troubles professionnels.

---

Chaque malade est rééduqué à part. La rééducation en masse donne de moins bons résultats et chez quelques malades elle est même nuisible. Une séance ne doit pas dépasser une demi-heure, car la rééducation trop prolongée finit par fatiguer le malade. Tout épuisement, toute fatigue présente un obstacle pour la guérison. Le malade doit savoir que s'il s'amuse à répéter souvent les exercices qu'il fait à l'hôpital ou dans le cabinet du docteur, ou s'il s'occupe toute la journée à faire ces mouvements sans aucun contrôle, il n'en tirera aucun profit ; par contre, outre l'épuisement, il se rééduque faussement et rétrograde au lieu d'avancer.

L'application des exercices décrits plus haut demande de la part du rééducateur une préparation préliminaire, car il faut savoir quel cycle d'exercices correspond à l'état du malade en traitement. Deux facteurs sont indispensables pour faire une bonne rééducation : d'abord, il faut bien connaître la phase d'évolution de la maladie, ensuite, il faut avoir une éducation kinési-thérapique suffisante pour se familiariser avec l'action physiologique et thérapeutique des exercices rééducatifs.

## L'ACTION PHYSIOLOGIQUE DE LA RÉÉDUCATION

L'action physiologique de la rééducation des mouvements peut être envisagée surtout aux trois points de vue suivants : 1° au point de vue de son action sur les centres nerveux de la marche et des mouvements ; 2° au point de vue de son action sur la contraction musculaire même ; enfin, 3° au point de vue de son influence sur l'état psychique du malade. Ce dernier point de vue ne doit plus se confondre avec l'action suggestive de la rééducation que quelques-uns de nos estimés neurologistes considéraient au début de la rééducation, comme l'unique moyen d'agir de la rééducation motrice sur les troubles moteurs des malades. L'action physiologique de la rééducation sur les centres nerveux résulte de ce fait, admis actuellement par tous ceux qui ont utilisé la rééducation, qu'elle contribue en grande partie à restaurer la coordination des mouvements et à rétablir, par conséquent, l'harmonie interrompue entre les deux principales fonctions encéphaliques : la conscience et la volonté.

Les physiologistes nous ont montré qu'il existe une relation étroite entre la contraction musculaire et la transmission de cette contraction aux centres nerveux. Brown-Séquard et Arnold ont démontré que la transmission de la notion du travail d'un muscle se fait par l'intermédiaire des fibres nerveuses centripètes motrices. Cette transmission ne se fait qu'avec participation de la volonté. Claude Bernard, Sachs, Golgi et François Franck ont démontré d'autre part, que la contraction musculaire suffit pour exciter les nerfs sensitifs du muscle. Par conséquent, cette contraction, ou plutôt la sensation de cette contraction, se transmet aussi par les filets nerveux centripètes sensitifs. D'où il résulte que tout travail consciencieux, qui se produit dans un muscle ou dans un groupe musculaire, crée une sensation déterminée, laquelle se transmet par les filets nerveux centripètes, moteurs et sensitifs, aux centres nerveux, qui commandent les mouvements et le travail musculaire. En rééduquant un mouvement quelconque, nous rééduquons en même temps chaque muscle; grâce aux nerfs centripètes, nous agissons sur le centre nerveux lui-même. En rééduquant l'incoordination chez les ataxiques, nous agissons sur les centres encéphaliques et médullaires, dont la perturbation occasionna les troubles moteurs des membres inférieurs ou supérieurs. Nous rétablissons, pour ainsi dire, la fonction normale de ces centres. Or, pour que le centre de la coordination fonctionne bien, il faut que les cellules nerveuses fonctionnent également bien. On peut, par conséquent, conclure qu'en rétablissant la fonction normale d'un centre, cervical ou médullaire, nous rétablissons la vie fonctionnelle de la cellule ; nous influençons donc, par la rééducation, la fonction normale de la cellule cérébrale elle-même. Bien entendu, il nous est impossible de dire par quels phénomènes cette influence se traduit sur la cellule cérébrale, car jusqu'à présent nous sommes encore dans une ignorance complète sur les modifications subies par la cellule nerveuse pendant son travail.

L'action de la rééducation sur la force musculaire est moins hypothétique que son action sur la cellule nerveuse et peut être saisie, pour ainsi dire, *de visu*. Nous savons actuellement comment la gymnastique arrive, grâce à l'entraînement, à augmenter la force d'un groupe musculaire, en augmentant progressivement la tonicité de chaque muscle. Nous savons également que la force musculaire ne se mesure pas par le volume d'un muscle, mais bien par la qualité de ses fibres. Il n'est pas rare de voir un homme maigre avec des muscles entraînés, plus fort qu'un grand gaillard avec de gros muscles. Les muscles entraînés par des exercices acquièrent une force musculaire d'une façon graduelle et progressive. Les exercices de la rééducation agissent de la même façon; ils augmentent la tonicité musculaire d'une façon progressive et méthodique, entraînent le groupe musculaire graduellement et finissent par créer la force musculaire nécessaire pour exécuter tel ou tel mouvement.

L'exemple suivant pourra nous servir pour démontrer que la rééducation crée la force musculaire d'une façon progressive.

Nous avons décrit plus haut un exercice qui sert à rééduquer les quadriceps. Dans cet exercice, nous faisons asseoir notre malade sur des sièges de différentes hauteurs, en commençant par des chaises hautes et en terminant par des bancs de 25 centimètres de hauteur.

Quand il s'agit d'une paraplégie spasmodique, ou même d'une ataxie avec grosse hypotonie musculaire, il est impossible, au début de la rééducation, de faire lever le malade des sièges très bas, et, souvent, on est obligé d'employer des sièges très hauts, le lit, par exemple, ou un tabouret de 60 centimètres de haut. Dans cet exercice la force musculaire des quadriceps de notre malade, étant très peu développée, arrive pourtant à donner l'effort nécessaire pour soulever tronc et pour le soutenir, quand il est debout, parce que la hauteur qui sépare le tabouret du bassin en position debout est petite. Avec le temps, ce même malade acquiert la force nécessaire pour se lever des plus petits bancs. Pour mieux comprendre l'effet de la rééducation sur la tonicité musculaire du quadriceps, rappelons en deux mots l'action physiologique de ces muscles, quand l'individu assis se met debout. Dans cet acte, les quadriceps, prenant appui sur les tibias, soulèvent par leurs extrémités supérieures le tronc jusqu'à ce que l'extrémité inférieure du fémur se pose complètement sur le plateau du tibia.

Pour accomplir cet acte physiologique simple, il leur faut un effort proportionnel à la taille et au volume de l'individu. Supposons, maintenant, que ces muscles sont atteints, à un degré plus ou moins variable, d'une hypotonie musculaire quelconque, parésie ou atonie. Dans ce cas, la force musculaire des quadriceps sera plus ou moins petite, la hauteur à laquelle pourra se lever le tronc sera également petite, et pour permettre aux malades d'exécuter l'exercice en question, on sera obligé d'utiliser ou des sièges plus hauts, ou des engins qui permettront de déplacer le centre de gravité, ce qui donne au malade la possibilité de se lever plus facilement. Autrement dit, par des variations de la hauteur des sièges ou par le déplacement facile du centre de gravité, nous arrivons à compenser le manque de tonicité musculaire des muscles en question. C'est pour cette raison que nous nous servons, surtout au début du traitement, d'une chaise, d'un bâton, etc. Tant que la force musculaire de deux quadriceps n'a pas augmenté, la hauteur du siège reste invariable et il est inutile de forcer le malade à se lever d'une chaise plus basse. Parfois même, une différence de 5 centimètres dans la hauteur du siège suffit pour que le malade se trouve dans l'impossibilité d'exécuter cet exercice. Mais, avec les exercices de la rééducation, le malade finit par vaincre la faiblesse de ses quadriceps et arrive en fin de compte à s'asseoir et à se lever du plus petit banc. Nous nous servions à la Salpêtrière du plan incliné, sur le bord duquel nous faisions asseoir nos malades de haut en bas. Quand le malade peut déjà s'asseoir sur un petit banc de 25 centimètres de hauteur et s'en lever facilement, il est certain que la tonicité musculaire de ses quadriceps a augmenté, la contraction musculaire de ses muscles a subi, par conséquent, l'effet favorable des exercices de la rééducation, décrits plus haut.

Ce que nous venons de dire des quadriceps peut s'appliquer aux autres muscles. La rééducation des mouvements par des exercices méthodiques et raisonnés active donc la tonicité musculaire de chaque muscle soumis aux exercices de la marche ou aux exercices des mouvements. Cette action sur la tonicité se manifeste par un ensemble des contractions musculaires, qui forment les mouvements complexes de notre vie. Cette contraction se manifeste d'une façon graduelle et progressive et sous la dépendance absolue des exercices raisonnés de la rééducation, comme l'entraînement physique des muscles dans la gymnastique.

L'action psychique de la rééducation des mouvements résulte directement de son influence sur l'élément psychique du malade. Cette action psychique de la rééducation a, au commencement, dérouté plusieurs neurologistes de son véritable but thérapeutique. Ils ont interprété les effets curatifs de la rééducation des mouvements par la simple suggestion.

Nous avons eu déjà l'occasion de faire justice à cette interprétation, que nous trouvons dénuée de tout sens. Personne ne peut nier l'action suggestive de la rééducation, comme personne ne nie plus l'effet suggestif de toute la thérapeutique. Nous savons tous l'effet que produit notre seule présence sur l'élément psychique des malades et combien de fois cet effet psychique suffit pour soulager les souffrances de celui qui nous appelle. La rééducation influence, certainement, l'état psychique du malade, d'une part, par l'amélioration que ses exercices ne tardent pas à produire dès les premières séances, et d'autre part, par ce fait que le dosage de ces exercices arrive à montrer au malheureux ataxique ou paraplégique qu'il lui reste encore une force musculaire suffisante pour suivre un traitement d'entraînement. Ensuite, l'amélioration survenant suffit pour encourager le patient ; il reprend confiance dans la vie, il espère, il voit qu'il est en mesure de faire quelque chose d'utile et qu'il n'est pas absolument un être perdu. C'est ici, d'ailleurs, que le rééducateur doit intervenir avec tact et beaucoup de précautions. Il doit avant tout agir de telle sorte que le malade puisse se convaincre dès les premières séances que, grâce aux exercices que lui indique le rééducateur, il peut déjà apercevoir un mieux sensible. Le choix des exercices joue ici un rôle capital. Au début, lorsque la rééducation fit son apparition, on s'était figuré qu'il suffisait de dire aux ataxiques : « Monsieur, prenez courage ; insistez et tâchez de marcher seul » ; pour que l'ataxique parte tout seul. « Il faut avoir de l'audace, disait-on aux autres, et vous finirez par marcher un jour. »

Tel fut le langage de ceux qui se figuraient faire la rééducation de la marche par la simple parole. On s'est bientôt aperçu que, pour les incoordonnés, la suggestion verbale ne suffisait pas ; ou bien ces malheureux se tordaient pieds et jambes, ou bien, plus on leur parlait du « courage », moins ils en avaient. Ce n'est que plus tard, quand on s'est aperçu que les ataxiques ne prenaient vraiment courage grâce aux succès obtenus, que la Rééducation motrice prit place parmi les agents thérapeutiques qui agissent par une suggestion des faits et des actes. L'ataxique prend courage et devient plus sûr de ses mouvements, quand il a la conviction qu'il peut exécuter les exercices indiqués, quand il s'aperçoit qu'il va mieux et qu'il commence à reprendre la vie normale qu'il fut forcé d'abandonner brusquement. C'est alors qu'il se soumet volontiers à tous les exercices de la rééducation avec pleine confiance et sans contrôle. La rééducation agit ici par la suggestion, c'est vrai. Mais cette suggestion n'a nullement comme point de départ la parole, l'encouragement verbal, l'assurance promise et chantée. Elle est justifiée par le mieux que le malade ressent dans ses muscles, dans la régularité pendant l'exécution des exercices commandés, et par ce fait qu'il arrive à se tenir mieux debout, à faire quelques pas avec ou sans canne, à se tourner seul sur place ; en un mot, le malade obtient la conviction que son état s'améliore et, souvent, très sensiblement. Ce qui a fait dire à notre regretté maître, le professeur Raymond, quand il étudia pour la première fois la première méthode rééducative, celle du docteur Frenkel, qu'elle « est essentiellement un traitement psychique, basée sur la rééducation des muscles, ou plutôt sur la rééducation des centres corticaux, qui président à l'exécution des mouvements intentionnels coordonnés ».

A ce titre, on peut classer la rééducation des mouvements parmi les agents thérapeutiques suggestifs.

Ainsi, de tout ce qui précède, nous espérons pouvoir faire ressortir la triple action physiologique de la rééducation, car nous considérons comme une action physiologique son influence sur l'état psychique des malades. Ces différentes actions s'enchaînent entre elles, agissent simultanément, comme un triple faisceau de lumière sur un seul objet. D'où il suit que, lorsque les muscles du malade se fortifient, ils deviennent capables d'exécuter les mouvements commandés, parce que, en même temps, le centre de coordination se rétablit progressivement et le malade reprend courage; il s'applique à mieux exécuter le mouvement commandé, et de cette façon il active la restauration de son centre de coordination. Enfin, quand le centre de coordination se rétablit, le malade exécute mieux les mouvements et fortifie ainsi les muscles qui participent à l'exécution de ce mouvement, et alors il devient plus sûr de lui, il reprend davantage son courage. D'où il suit qu'il n'y a pas deux rééducations motrices différentes : psychothérapique et motrice. Il n'y a qu'une rééducation des mouvements et de la marche et qui est à la fois motrice et psychothérapique.

## LE ROLE DE LA SUPPLÉANCE

Malgré la simplicité des exercices la rééducation du membre supérieur est plus difficile à faire que celle du membre inférieur, puisque les actes de la vie accomplis par nos mains sont de beaucoup plus nombreux et plus délicats. Pour rééduquer un membre supérieur, il faut examiner quels sont les mouvements qui manquent, et indiquer au blessé une série d'exercices destinés à exécuter, par des mouvements décomposés, les actes de la vie les plus simples. Supposons qu'il s'agisse d'une ankylose partielle du coude avec une perte plus ou moins grande de la supination.

Cherchons, d'abord, quels sont les actes que notre malade a de la peine à accomplir. Mettons qu'il a du mal à enlever sa casquette de sur sa tête. Pour ce faire il baisse fortement la tête, incline le thorax et par saccades successives arrive avec brusquerie à arracher sa casquette de sa tête. Après avoir essayé d'obtenir par la mobilisation manuelle, le massage méthodique et la mécanothérapie, le maximum de mouvements possibles, nous cherchons à utiliser ces mouvements en les complétant par les exercices des muscles suppléants. Ainsi, nous apprenons à notre blessé à fléchir, d'abord, l'avant-bras sur le bras, à lever le coude aussi haut que possible, à porter le coude en arrière, à tendre l'avant-bras sur le bras, à approcher le bras vers le milieu de la tête, à poser la main sur la tête, à saisir la casquette, à tendre l'avant-bras sur le bras, à porter de nouveau le coude en arrière, à abaisser le bras et à poser la casquette sur le genou. Pour mettre la casquette sur la tête, nous procédons de la même façon et en sens inverse. Dans cet exercice, le mouvement de porter le coude en arrière, exécuté par le grand dentelé et lerhomboïde, compense l'absence de la supination, d'où il suit que, dans cet exercice, ces muscles sont les suppléants des supinateurs. Ce simple mouvement rend l'acte d'enlever la casquette chez notre blessé plus correct et moins fatigant que lorsqu'il s'efforce de l'arracher par des torsions du tronc et de la tête. Tous les actes de la vie humaine peuvent être rééduqués de la même façon, et ceci grâce à la participation des suppléances. Nous avons essayé, dans un travail présenté au IIe Congrès français de Physiothérapie (1909) d'établir un schéma des suppléances musculaires et leur rôle dans la rééducation des paralytiques. Comme la rééducation des suppléants joue un rôle capital dans la rééducation motrice, nous trouvons qu'il serait intéressant de citer ici ce schéma. L'expérience nous a permis de constater que la suppléance musculaire ne se fait pas toujours par voie directe. Elle peut s'accomplir même à distance. Dans l'exemple précédent, les mouvements produits par les rhomboïdes, qui consistent à porter le coude fortement en arrière, suppléent le manque de la supination. Mais dans la majorité des cas, elle se fait par voie directe.

Ainsi, chez les enfants paralytiques, qui ont exercé à la longue leurs suppléances, on voit que la flexion du pied sur la jambe se produit non pas par les muscles antéro-externes de la jambe, qui

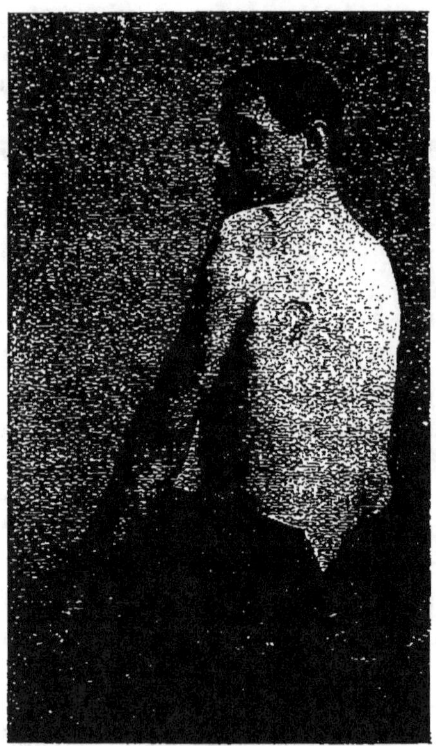

Fig. 179. — *La rééducation des suppléants* chez un blessé avec perte d'une partie de l'omoplate, surtout de la postérieure de la cavité glénoïde, et avec atrophie avancée du deltoïde et des muscles sus et sous-épineux.
Le blessé est dans l'impossibilité d'écarter son bras au début du traitement.

sont totalement abolis, mais par le quadriceps. D'autre part, on voit le tenseur du fascia lata tendre la jambe sur la cuisse au lieu du quadriceps, qui est atrophié. Notre schéma nous permet de classer ces suppléances d'après leur action rétrospective.

L'expérience nous a permis d'établir approximativement que

dans beaucoup de cas, pour les membres inférieurs, la suppléance musculaire peut être présentée de la façon suivante : le tenseur du fascia lata peut suppléer le quadriceps ; le quadriceps peut suppléer les extenseurs des orteils ; les extenseurs des orteils, le

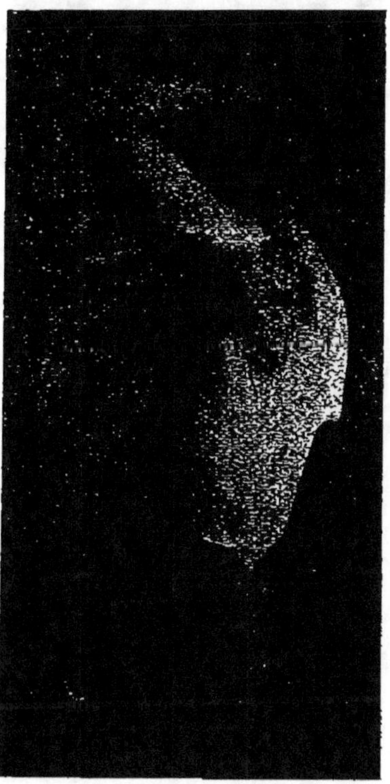

Fig. 180. — *La rééducation des suppléants.*
Un mois après le blessé arrive à poser sa main sur la tête grâce à la rééducation des muscles trapèze et le rhomboïde du même côté.

muscle pédieux. Le tenseur du fascia lata et le qua-driceps peuvent encore suppléer le groupe des péroniers. Les fessiers peuvent suppléer le tenseur du fascia lata. Les fléchisseurs de la jambe sur la cuisse, le demi-tendineux, le demi-membraneux et aussi le biceps crural suppléent parfois les muscles gastro- cnémiens. Le couturier supplée le psoas iliaque ; les droits abdominaux, le psoas. Le couturier peut aussi suppléer les fléchisseurs de la jambe sur la cuisse.

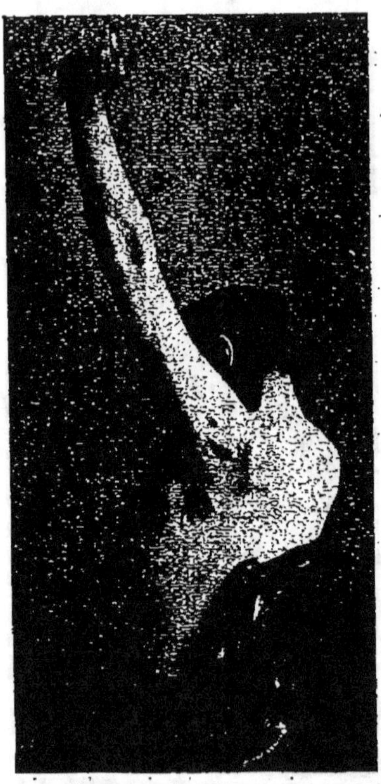

FIG. 181. — LA RÉÉDUCATION DES SUPPLÉANTS.
Deux mois et demi après le début du traitement le blessé arrive à lever son bras latéralement. Pour maintenir son bras en haut pendant le temps nécessaire pour la pose de la photographie il fait intervenir également les muscles du dos.

Ce résultat est obtenu par la rééducation continue des muscles précédents.

Pour les membres supérieurs, les suppléances sont plus compliquées. Néanmoins, nous avons pu constater que le trapèze supplée le deltoïde ; celui-ci, par ses portions médiane et postérieure, supplée le triceps brachial, et par sa portion antérieure, les pectoraux.

P. KOUINDJY.                                        18

De son côté, le deltoïde est suppléé par les sus et sous-épineux. Le biceps brachial supplée le long supinateur et inversement. Les radiaux suppléent les extenseurs des doigts, et les extenseurs des doigts les interosseux, etc.

Il est bien entendu que toutes ces suppléances peuvent varier selon chaque cas et présenter même une suppléance plus compliquée que celle que nous venons d'esquisser. Un exemple, facile à vérifier, prouve que notre schéma n'est pas une simple fantaisie. Dans les cas de névrites ou de paralysie du pied, on trouve souvent une atrophie très avancée des fléchisseurs du pied sur la jambe. Mettons le blessé dans la position assise avec les deux membres inférieurs allongés, les talons sur le parquet. Dans cette position, le malade arrive à faire avec son pied paralysé quelques mouvements de flexion du pied malade sur la jambe. Ces flexions, qui sont plus ou moins appréciables, se produisent principalement par les contractions du quadriceps, qui supplée la perte de la tonicité des extenseurs des orteils. Au fur et à mesure qu'on fait fléchir les jambes sur les cuisses, c'est-à-dire au fur et à mesure qu'on fait rapprocher les pieds du blessé vers la chaise, la flexion du pied malade disparaît, tandis que la flexion du pied bien portant continue à fonctionner. Ceci s'explique par ce fait que la flexion de la jambe sur la cuisse fait supprimer l'action du quadriceps, et comme du côté de la jambe malade les fléchisseurs du pied sont atrophiés, la flexion de ce pied, qui se faisait uniquement par la suppléance du quadriceps, disparaît complètement. Du côté de la jambe saine, la flexion du pied, produite par les extenseurs des orteils, continue à fonctionner malgré l'absence de son quadriceps. Cette expérience peut aussi être utilisée comme un moyen d'investigation pour explorer la suppléance du quadriceps et la tonicité des muscles antéro-externes.

La rééducation des suppléants joue un rôle considérable dans l'éducation professionnelle des estropiés. C'est grâce à elle que nous pouvons espérer établir la fonction musculaire indispensable pour apprendre au malade à se servir de tout ce qui lui reste pour exécuter tous les mouvements du métier auquel il se destine. Il est absolument erroné de croire que seul l'appareil orthopédique, aussi ingénieux qu'il soit, puisse suffire à compenser le manque de la fonction musculaire. Il faut se convaincre d'une chose, que tant que le mutilé ou l'estropié ne saura exécuter tous les mouvements nécessaires avec son moignon ou avec son bras ankylosé, il se trouvera dans l'impossibilité d'apprendre correctement la profession pour laquelle on l'a désigné et qui doit lui assurer son avenir. La rééducation motrice doit, par conséquent, précéder l'éducation professionnelle. Elle forme, pour anisi dire, la base de toute rééducation de l'impotence, car, grâce à elle, nous pouvons rétablir la fonction des muscles atteints et obtenir le maximum des mouvements possibles.

Dans les cas, où le centre cortical des mouvements est détruit définitivement, la rééducation des suppléants finit par établir un ensemble des centres coordinateurs suppléants, qui régularisent l'action synergique des muscles suppléants appropriés et renforcent la contraction affaiblie des muscles à l'action directe. C'est ce qui explique facilement la guérison fonctionnelle des malades avec des lésions centrales permanentes. Ce phénomène est constaté surtout chez les hémiplégiques résiduels, qui présentent des lésions cérébrales permanentes et qui pourtant finissent par recouvrer, grâce à la rééducation motrice, la faculté de tous leurs mouvements.

D'où il résulte que le mécanisme de l'action physiologique de la rééducation motrice présenterait une action complexe d'exercices, dont le but est de réveiller la contraction musculaire des muscles malades et des muscles suppléants, et, partant de cette contraction, d'influencer tous les centres corticaux de la coordination des mouvements approprié . Si la lésion de ces centres peut guérir, ces derniers reprennent vite, sous l'influence des exercices rééducatifs, leur fonction coordinatrice. Si la lésion de ces centres reste permanente, les exercices rééducatifs finissent ou bien par créer d'autres centres de coordination, ou bien par renforcer le rôle des centres suppléants. D'une façon ou d'une autre, la rééducation motrice finit par vaincre l'impotence fonctionnelle, en restaurant la coordination des mouvements par le rétablissement des centres de la suppléance et des voies conductrices complémentaires.

## LA RÉÉDUCATION DE LA CRAMPE DES ÉCRIVAINS

La Rééducation Motrice décrite plus haut peut s'appliquer à toutes les affections, où les indications de la thérapeutique rééducative sont bien établies. Il faut seulement savoir, que les exercices rééducatifs varient, comme application, non seulement d'une affection à l'autre, mais aussi d'une place à l'autre de la même maladie. C'est au rééducateur de bien choisir les exercices appropriés et de les utiliser judicieusement. Une série d'affections nerveuses, assez répandues, exige une étude à part. Ce sont les crampes professionnelles et surtout la crampe des écrivains.

La rééducation de l'écriture est un exemple caractéristique de la rééducation des suppléants. L'écriture étant un acte fonctionnel très compliqué, il est certain que, suivant son perfectionnement et suivant la profession, chaque personne fait intervenir un nombre plus ou moins grand des muscles suppléants pour rendre cette fonction plus parfaite ; d'où il résulte d'innombrables écritures et maintes façons d'écrire. Deux groupes musculaires antagonistes prennent principalement part dans l'écriture : les fléchisseurs et les extenseurs des doigts. Viennent ensuite les interosseux, l'adducteur du pouce ; et puis les palmaires, les radiaux et tant d'autres, qui jouent ici le rôle des suppléants. Le rôle de suppléance est encore rempli par les autres muscles du bras. Mais, en général, les fléchisseurs du doigt contribuent à former le trait plein, et les extenseurs, le trait fin. Les interosseux et les rotateurs du poignet forment le trait rond. Dans la crampe des écrivains c'est tantôt les fléchisseurs qui sont atteints, tantôt les extenseurs. D'une façon générale, c'est le spasme ou la contracture des fléchisseurs d'un ou de plusieurs doigts qui occasionne la crampe.

Après avoir soumis la main et le bras du malade au massage méthodique et aux exercices, destinés à activer la tonicité des extenseurs des doigts, nous procédons à la rééducation de l'écriture par la méthode suivante :

La première chose que cette méthode se propose d'obtenir,

c'est de mettre au repos les muscles spasmodiques pendant l'acte de l'écriture.

Pour obtenir le relâchement de l'action des muscles spasmodiques, nous faisons apprendre à nos malades l'écriture avec la main renversée. Le patient place le porte-plume entre le pouce et la face palmaire des doigts et pose la main sur la face dorsale. Au début du traitement, le patient doit renoncer à l'écriture avec la main,

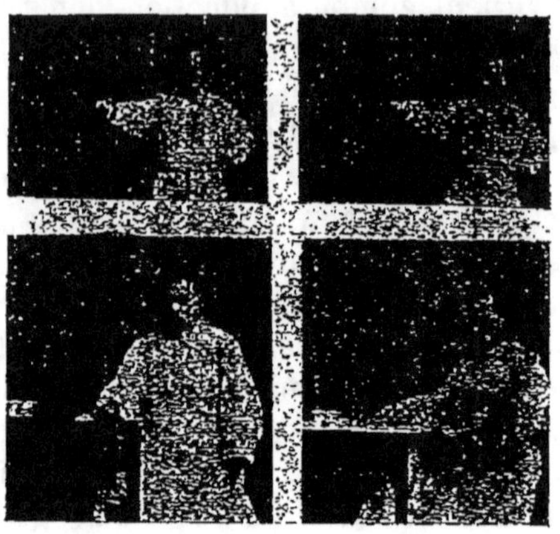

Fig. 182. — Nᵒˢ 1 et 2. Exercices des extenseurs avec une canne.
Nᵒ 3. Exercices des extenseurs avec la méthode décrite plus haut.
Nᵒ 4. Position de la main pour la rééducation de l'écriture avec la
main renversée.

en position habituelle. La figure (fig. 175, nᵒ 4) montre la position de la main pendant l'écriture avec la main renversée.

Pendant l'écriture avec la main renversée, les muscles qui subissent l'action spasmodique, les fléchisseurs, se trouvent au repos et la main exécute les signes conventionnels avec les extenseurs. S'il nous était possible de formuler cette manière d'écrire, nous dirions volontiers que cette disposition nous permet de transformer l'écriture avec des fléchisseurs en écriture avec des extenseurs, car, si dans l'écriture ordinaire, les fléchisseurs contribuent beaucoup pour l'exécution des lettres, dans l'écriture avec la main renversée les extenseurs interviennent pour la majeure partie ; d'où il résulte, qu'en faisant travailler principalement les extenseurs, nous éloignons autant que possible les fléchisseurs de la sphère d'influence de l'action spasmodique. Contrairement aux auteurs qui se sont occupés jusqu'à présent des crampes professionnelles et de leur traitement, nous n'attachons pas une grande importance ici à la forme ni à la composition des porte-plume. Cependant, nous préférons pour l'écriture avec la main renversée, soit un porte-plume ordinaire, soit le porte-plume triangulaire. La forme de la plume a plus d'intérêt. Nous commençons toujours nos exercices de la rééducation avec la plume de ronde. Au fur et à mesure que notre patient commence à se servir relativement bien de cette plume, nous la remplaçons par la plume anglaise.

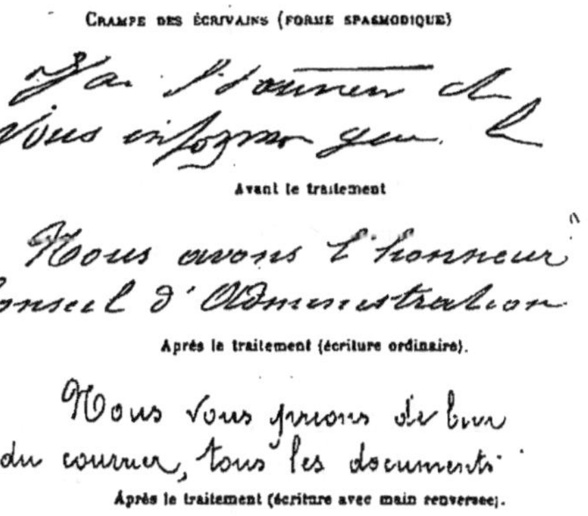

Quand le patient exécute facilement l'écriture avec la main renversée, nous répétons la série d'exercices avec la main en position ordinaire ; de cette façon, il arrive à écrire avec la main renversée et avec la main ordinaire suivant nos préceptes, et son écriture spasmodique devient une écriture rééduquée. Plusieurs conditions sont nécessaires pour la rééducation de l'écriture. D'abord, il faut aller aussi lentement que possible, car plusieurs crampes d'écriture ne tiennent qu'à ce que l'individu ne peut plus écrire lentement. Ensuite, il faut recommander au patient de suivre l'exécution des signes conventionnels avec son cerveau, car souvent l'individu atteint de la crampe professionnelle a son esprit éloigné des lettres qu'il écrit, son cerveau est ailleurs. Enfin, il faut mettre le patient dans une position satisfaisante pour bien écrire. Pour satisfaire à cette dernière condition, nous le plaçons dans un fauteuil, et de telle sorte que le côté droit de ce dernier se trouve plus près de la table ; le papier doit

CRAMPE DES ÉCRIVAINS (FORME SPASMODIQUE)

Avant le traitement

Après le traitement (écriture ordinaire).

Après le traitement (écriture avec main renversée).

Fig. 183.

être mis sur un sous-main peu élevé et disposé parallèlement au

Crampe des écrivains (forme trémulante)

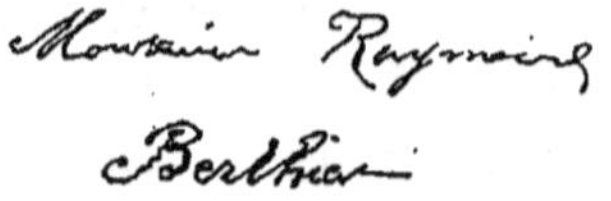

*Avant le traitement.*

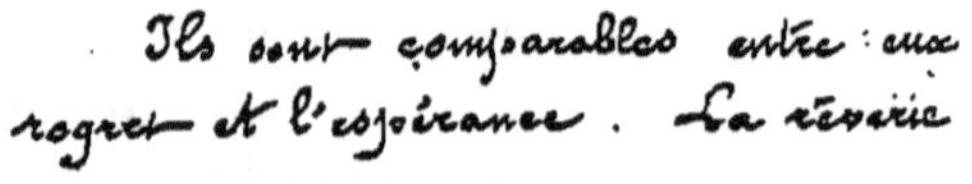

*Après le traitement (écriture avec main renversée).*

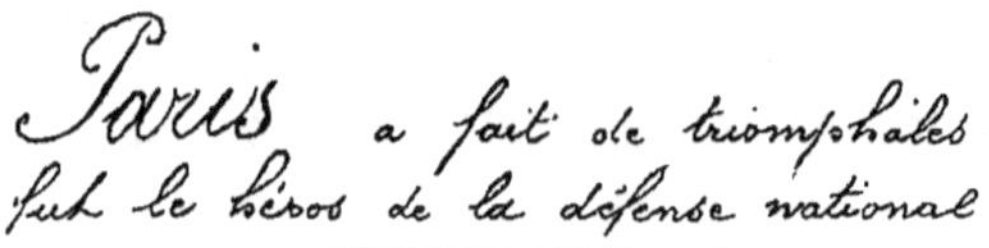

*Après le traitement (écriture ordinaire).*

Fig. 184.

bord antérieur de la table. L'avant-bras du malade doit être posé entièrement sur la table et parallèlement à son bord antérieur.

Crampe des écrivains (forme paralytique)

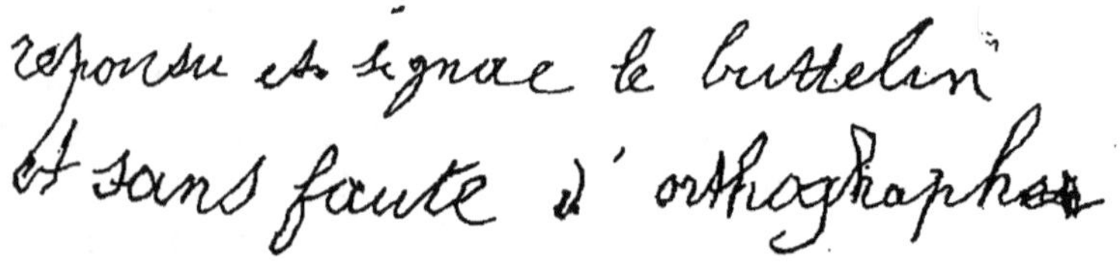

*Avant le traitement.*

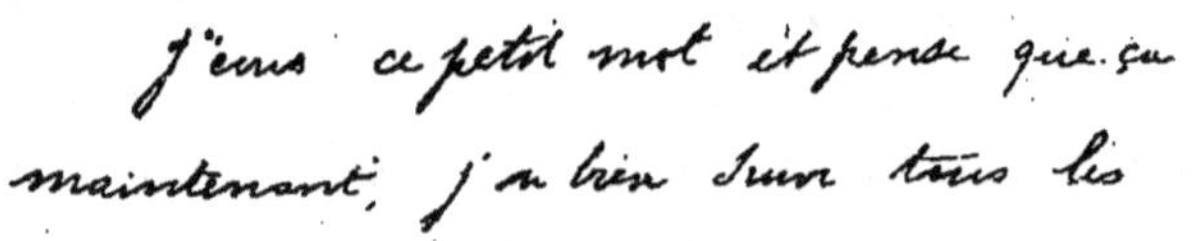

*Après le traitement.*

Fig. 185.

On commence par apprendre d'abord la formation des bâtons

séparés /, /, /, /, /, /, /, /, /, /, après chaque bâton on fait prendre de l'encre ; ceci permet de tendre les muscles contractés et d'éviter ainsi la possibilité d'un spasme. Nous recommandons au patient d'écrire un bâton sous deux commandements : Un, le bâton ; deux, l'encre. Le bâton s'écrit, par conséquent, en un temps. La lettre *O* s'écrit en un temps. La lettre *p* s'écrit en deux temps ; la lettre *k* s'écrit en trois temps, avec deux intervalles

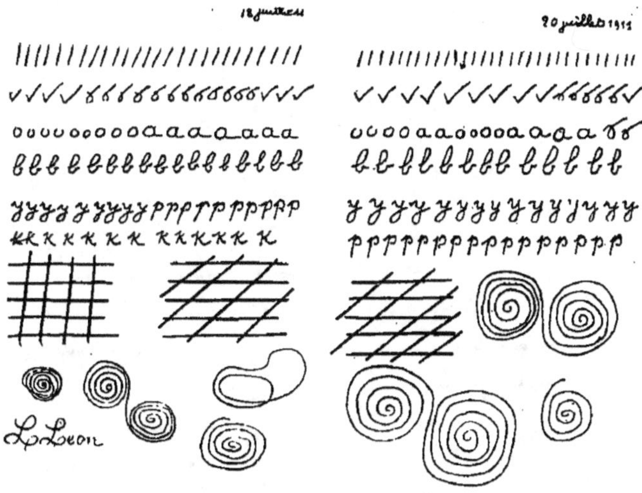

FIG. 186. — Exercices de l'écriture avec la main renversée.

pour l'encre ; la lettre *S* s'écrit en un temps ; la lettre *a* s'écrit en deux temps, avec un intervalle pour l'encre ; la lettre *R*, en trois temps avec deux intervalles pour l'encre ; la lettre *A* s'écrit en trois temps avec deux intervalles ; *B* s'écrit en trois temps, et ainsi de suite ; *m* s'écrit en trois temps ; *q* en deux temps ; *x* en deux temps ; *z* en deux temps, etc.

Ici, comme dans les exercices des muscles, nous nous efforçons de faire reposer les antagonistes pendant la pause entre les différents temps.

Lorsque nous jugeons que le patient arrive à exécuter facilement les différentes lettres de l'écriture, nous abrégeons les pauses ou les intervalles et nous lui permettons d'écrire toujours sous commandement les lettres en entier, de ne chercher de l'encre qu'après avoir écrit une lettre entière, deux lettres, trois lettres, un mot, deux mots et ainsi de suite. Cette façon d'écrire nous permet dans peu de temps d'obtenir que le patient s'habitue à l'écriture avec la main renversée. Alors, nous lui recommandons de s'exercer chez lui pendant une dizaine de minutes par jour. Le

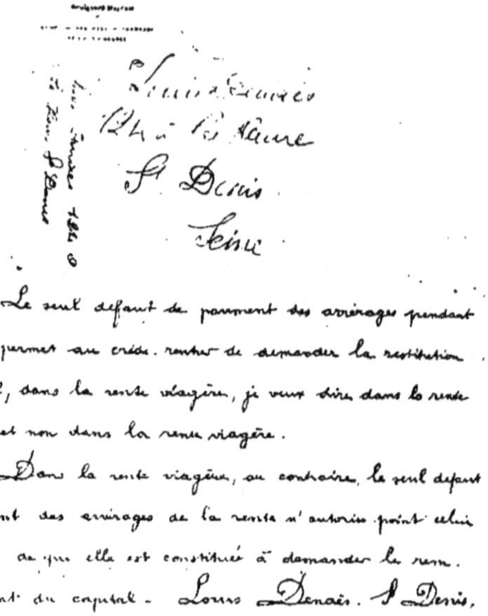

Le seul défaut de paiement des arrérages pendant deux ans permet au crédi-rentier de demander la restitution du capital, dans la rente viagère, je veux dire dans la rente perpétuelle et non dans la rente viagère.

Dans la rente viagère, au contraire, le seul défaut de paiement des arrérages de la rente n'autorise point celui en faveur de qui elle est constituée à demander le remboursement du capital. Louis Denais. S Denis.

FIG. 187. — Crampe des écrivains forme légère.
Résultat obtenu au bout d'un mois de traitement.

patient nous rapporte chaque fois son devoir, que nous vérifions séance tenante, en lui indiquant la façon de corriger ses défauts d'écriture. De plus, nous faisons écrire le patient sous dictée, afin de l'habituer à écrire de plus en plus vite.

Un autre genre d'exercices, que nous ajoutons, consiste en exercices des tracés en spirale ou en cercle ; en *S* prolongés, ou en croix, qu'il exécute en deux temps. Les exercices de lignes horizontales, verticales, diagonales, etc. Ces différentes lignes doivent s'exécuter en déployant le poignet seul et en fixant le coude sur la table. Nous employons souvent un exercice, que nous appelons l'exercice des petits carrés. Une feuille de papier est divisée en petits carrés numérotés. Nous recommandons au patient d'inscrire dans chaque carré soit un cercle, soit une croix, en indiquant le carré et en priant de l'inscrire toujours avec la main renversée, et dans un temps plus ou moins long. Par ce moyen, on habitue la main à suivre une discipline de volonté, indispensable pour s'opposer au spasme.

Nous utilisons, en outre, les différents appareils destinés à la mobilisation des doigts et à la rééducation de l'incoordination des membres supérieurs des tabétiques : le casier, le jeu de la planchette, les prismes triangulaires, etc. Nous avons déjà dit plus haut que, si la chose est possible, il faut restreindre les exercices de rééducation journalière à un quart d'heure, dix minutes ; dans le cas contraire, nous invitons le patient à ménager sa fatigue et à faire les exercices en dehors de son travail et après un repos relativement long.


## LA RÉÉDUCATION FONCTIONNELLE PAR LE TRAVAIL


*La rééducation fonctionnelle par le travail.* — Le travail forme un acte complexe de notre vie habituelle capable de créer dans notre organisme une foule de mouvements les plus divers, combinant ainsi les exercices rééducatifs avec les mouvements composés de notre existence. Tandis que la gymnastique ne donne le plus souvent que des mouvements décomposés, le travail finit par entraîner le malade à répéter mainte fois de suite les mouvements les plus combinés et arrive de cette façon à rééduquer aussi les muscles de la suppléance, ce qui contribue à accélèrer la terminaison du traitement dans un grand nombre de cas.

Le travail, par conséquent, permet, d'une part, d'activer la rééducation fonctionnelle des muscles malades et, d'autre part, il donne la possibilité d'obtenir la rééducation fonctionnelle des suppléants. De cette façon, le travail devient une thérapeutique, ayant pour but le traitement physiothérapique des malades ou des blessés atteints d'impotence fonctionnelle des membres.

D'ailleurs, Tissot, le médecin-major du 4ᵉ régiment des chevau-légers, attira déjà au dix-huitième siècle l'attention du Corps médical sur la nécessité d'introduire le travail comme moyen thérapeutique pour terminer le traitement des membres malades des ouvriers blessés. Dans son remarquable ouvrage sur *la Gymnastique médicale et chirurgicale ou Essai sur l'utilité des mouvements et des différents exercices du corps dans la cure des maladies*, publié en 1780 et analysé tout récemment d'une façon magistrale par le docteur Mac-Auliff, le docteur C.-J. Tissot dit : « On a vu plus d'une fois les ouvriers qui se servent de la lime, de la scie et du tour, recouvrer les mouvements de leurs bras engourdis ou paralysés, dès qu'ils ont eu assez de forces pour retourner à leurs ateliers. » Et il ajoute plus loin que « si les bras sont atrophiés, affaiblis, ou se ressentent encore des effets de la paralysie etc., rien n'est plus propre à achever la résorption de la synovie, à rétablir le jeu de cette articulation et à redonner de la force aux bras, que l'action de tourner une roue avec sa manivelle, de scier du bois, de limer, de se servir du vilebrequin, de lancer des pierres avec une fronde, de faire des ricochets avec des pierres sur la surface de l'eau », etc. Mais, pour que le travail puisse rendre le service que nous lui demandons, au point de vue de la rééducation fonctionnelle, il ne faut pas qu'il soit trop compliqué et il faut qu'il devienne un complément au traitement physiothérapique suivi par le malade.

La création de l'Œuvre de l'Atelier du blessé, présidée par Mme Viviani, nous a permis de réaliser pendant la guerre la rééducation fonctionnelle par le travail dans les ateliers que cette œuvre a installé dans les hôpitaux militaires à partir de 1915. Pour que ce travail présente un attrait à nos blessés, l'Œuvre leur assura une certaine redevance suivant le travail fait par chacun, ce qui lui permît d'avoir quelque menue monnaie pour le jour de sa permission.

De cette manière l'Œuvre atteignit un triple but : Tout d'abord, elle occupa les loisirs de nos blessés ; ensuite, elle leur procura le moyen d'avoir de quoi couvrir leurs frais supplémentaires et, enfin, elle nous donna la possibilité de poursuivre la rééducation de la fonction musculaire par le travail.

Les travaux exécutés dans l'atelier en question étaient très simples et choisis d'avance par le médecin, chargé de la direction médicale de cet atelier. Ces travaux avaient pour but d'activer tantôt les muscles des membres inférieurs, tantôt les muscles des bras. Parmi les travaux utilisés dans ces ateliers nous citerons : le découpage du bois, le collage, le rassemblage, le cartonnage, le travail de piqûre à la machine à coudre, la vannerie simple, le raphia, le filet, le bobinage, le clouage, le percement des trous dans le bois ou dans le carton, etc. Tous ces travaux ne demandaient aucun apprentissage préalable et les hommes se mettaient au courant après une simple démonstration.

Il faut faire remarquer que la rééducation fonctionnelle par le travail n'a pas la prétention d'apprendre à un malade un métier quelconque ; elle n'a pas non plus en vue de réapprendre le métier que le malade avait avant sa maladie ; elle s'adresse uniquement à la fonction d'un groupe musculaire et poursuit la restauration de cette fonction diminuée ou partiellement rétablie par le traitement.

La rééducation fonctionnelle par le travail ne doit donc être confondue ni avec la rééducation, ni avec l'éducation professionnelles, qui ont pour but d'apprendre une profession au mutilé ou à l'estropié.

Voici comment, au point de vue thérapeutique, nous procédions au fonctionnement de l'atelier du blessé : lorsque le blessé ou le malade arrivait, après un certain temps de traitement physiothérapique, à obtenir une amélioration suffisante pour pouvoir entraîner la mobilisation des articulations atteintes, nous l'examinions au point de vue de sa force musculaire. Si nous constations que celle-ci était suffisante pour entretenir sans grande fatigue une mobilité continue, nous remettions le blessé au travail. Si, au contraire, le blessé présentait encore une difficulté dans l'exécution

des mouvements simples ou s'il présentait, soit des troubles circulatoires, soit des troubles trophiques prononcés, nous proscrivions momentanément le travail. Outre l'œdème, les infiltrations et
les anciennes phlébites, voici encore quelques contre-indications
de la rééducation fonctionnelle par le travail : les contractures
spasmodiques, les pseudarthroses, les malades atteints d'hyperesthésies et d'hyposthésies très avancées, des cals vicieux et
mal consolidés ou ayant encore des corps étrangers dans leurs
articulations.

Quand il s'agit d'un travail sur la machine à coudre, le malade
doit faire marcher la pédale de la machine avec les deux pieds à
la fois, et, comme il ne fait que les simples coutures, les mouvements de la pédale sont pour ainsi dire réguliers et toujours
identiques. D'ailleurs, pour le travail sur la machine à coudre, il y
avait toujours deux hommes : l'un, atteint d'un membre inférieur,
piquait à la machine et l'autre atteint des mains ou des doigts
préparait des plis ou des ourlets. Pour le travail sur la machine à
découper nous utilisions toujours des malades ayant une raideur
ou une ancienne ankylose du cou-de-pied, puisque l'effort à produire ici est plus grand que dans la simple piqûre à la
machine.

Pour les malades ayant des ankyloses partielles ou des raideurs des épaules nous utilisions avec profit le travail du marteau,
le rassemblage ou le filet, qui demandent des mouvements d'abduction et d'élévation du bras. Pour les malades atteints d'impotence de la main à la suite d'ankylose du coude ou du poignet,
nous utilisions le travail de vannerie, du raphia, de pinces, de la
peinture, du cartonnage, etc. Pour activer les mouvements de
supination et de pronation nous utilisions le travail avec le tournevis, les pinces, les ciseaux, le vilebrequin, etc. En un mot,
tous les travaux utilisés pour la rééducation fonctionnelle doivent,
comme nous venons de le voir, être simples, n'exigeant point
un outillage compliqué. Nous avons ainsi pu, dans les ateliers
des blessés, exécuter des sacs à terre pour le front, des périscopes en bois ; nous avons ourlé des serviettes pour nos soldats
au front, fait des tabliers pour le Service de Santé, fabriqué maints

objets en raphia, en bois découpé, en fil, en soie, préparé des accessoires pour la fabrication des fusées éclairantes, etc., etc. De cette façon, nos blessés arrivaient non seulement à rééduquer les fonctions musculaires et à avoir le moyen d'utiliser le temps libre avec profit moral et thérapeutique, mais aussi ils continuent à participer de loin à l'œuvre de la Défense nationale. La rééducation fonctionnelle par le travail est donc une thérapeutique de la plus haute valeur; elle contribue à achever plus vite et plus rationnellement le traitement rééducatif.

## L'ÉDUCATION PHYSIQUE

Nous donnerons ici le trait large de l'éducation physique qui forme une science collatérale à la kinésithérapie, mais qui a avec cette dernière une relation étroite et continue. Un gymnaste peut ne pas être un kinésithérapeute ; mais un kinésithérapeute doit connaître la gymnastique dans ses grandes lignes et savoir en tirer tout le profit nécessaire pour améliorer son malade. La distinction entre ces deux sciences s'établit d'elle-même : l'éducation physique s'adresse aux gens à peu près bien portants, tandis que la kinésithérapie s'adresse aux malades. Entre ces deux limites il y a une foule de mixtes, chez lesquelles la gymnastique est tout indiquée, non seulement comme sport ou exercice athlétique. mais aussi comme moyen thérapeutique. D'où il suit, que la gymnastique thérapeutique doit être exclusivement appliquée par un kinésilhérapeute.

« L'entraînement physique, dit le docteur Tissié, est la mise en valeur d'un ensemble de procédés qui consiste à faire produire au corps humain le maximum de travail avec le minimum de fatigue. » L'exercice physique doit fortifier la santé de celui qui l'utilise et non créer chez lui une fatigue ; il doit contribuer à augmenter la vitalité des organes du corps humain et non diminuer leur vigueur, ainsi que le développement normal du corps. Si l'exercice physique ne donne pas le moyen d'accroître la vitalité du corps humain et ne favorise pas le développement et le fonctionnement des organes principaux de notre vie, il doit être abandonné. Le défaut de son action provient ou de l'application trop brutale des exercices, ou de la faiblesse relative de l'individu.

L'éducation physique doit, par conséquent, servir à créer dans l'être humain la souplesse, l'adresse, la résistance au travail, aux intempéries et contribuer à façonner son caractère et sa volonté. Les exercices de gymnastique, les sports, le travail manuel, la danse, les jeux, la marche, la course, la natation, l'équitation, le

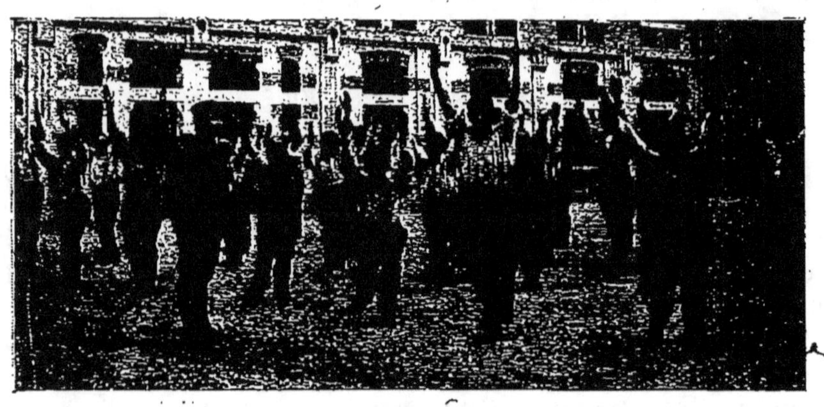

FIG. 188. — EXERCICES D'ENSEMBLE.
Flexion et extension du tronc par mouvements décomposés.

canotage, en un mot, tous les actes de notre vie, qui forment l'ensemble des mouvements de nos membres, de notre corps et de nos organes internes, contribuent à développer la force, la volonté et la résistance de nos enfants et à entretenir la santé de notre organisme, à condition d'être utilisés d'une façon méthodique et circonspecte.

On a discuté ces dernières années sur la valeur de différentes méthodes de l'Éducation physique et chacun défendait celle qu'il a l'habitude d'appliquer. Pour nous, toutes les méthodes sont bonnes ou mauvaises. Elles sont bonnes, lorsqu'elles sont utilisées avec connaissance de cause et lorsqu'elles tiennent compte de différentes phases de l'évolution de l'individu dans sa croissance. Elles sont mauvaises, lorsqu'elles sont appliquées invariablement à tous les individus, sans tenir compte ni de l'état de leur organisme, ni de leur âge, et lorsqu'elles poursuivent un but autre que l'éducation progressive de l'effort physique du sujet.

Le kinésithérapeute doit suivre une règle constante dans son choix des exercices en rapport avec la faiblesse du corps ou la croissance du sujet: « Il doit, dit Lefebur, faire choix, au début, d'exercices simples et faciles, adopter une progression lente mais

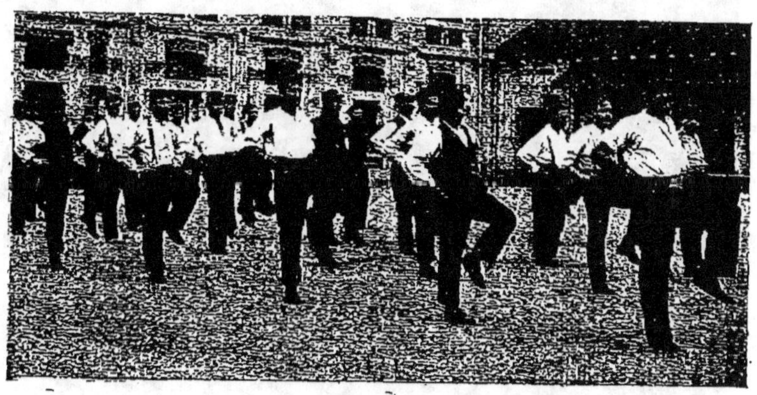

FIG. 189. — EXERCICES D'ENSEMBLE.

Mouvements rééducatifs du membre inférieur en quatre temps. (2e Temps.)

rationnelle, sans nuire à la variété des exercices, jusqu'à ce que le développement du corps et tout particulièrement celui du système nerveux, soient suffisants. » L'exercice progressif et approprié doit, par conséquent, former la base de toute éducation physique, de même qu'il doit former le principe fondamental de toute méthode de gymnastique. De cette façon nous sommes arrivés à conclure que, quelle que soit la méthode de gymnastique qu'on utilise, si on a soin de doser l'exercice, de l'appliquer selon l'état physique du sujet, on peut être sûr d'obtenir toujours un excellent résultat. A ce point de vue la gymnastique suédoise ne vaut pas mieux que la gymnastique française, dont elle ne diffère que par l'usage d'exercices acrobatiques, qu'on trouve dans cette dernière. Autrement, la gymnastique française présente également un ensemble des exercices, capables de révéler la synergie musculaire du sujet. L'école de Joinville n'est certainement pas inférieure à n'importe quel Institut suédois. Elle a indiscutablement un avantage, c'est qu'elle ne prétend point s'adresser au traitement des malades ; elle s'occupe des individus mal formés ; tandis que les Instituts suédois prétendent que leur méthode est aussi efficace chez le sujet en état pathologique. C'est non seule-

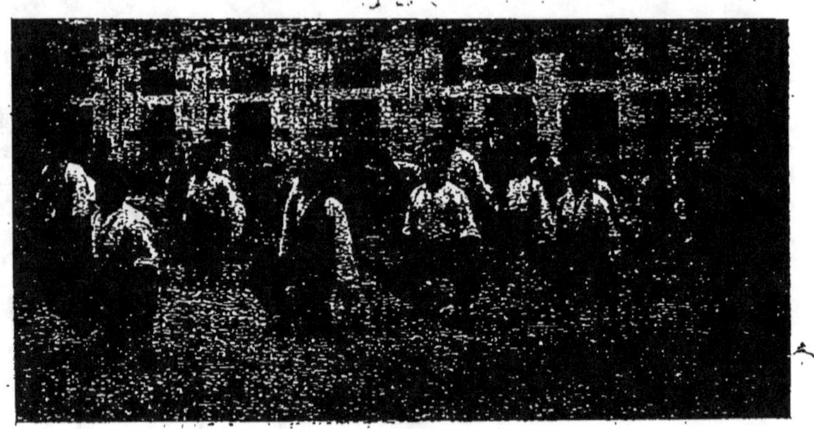

FIG. 190. — EXERCICES RÉÉDUCATIFS D'ENSEMBLE.
Abaissement et élévation du tronc par mouvements décomposés.

ment une erreur, mais tout simplement une hérésie, car l'homme malade n'est nullement dans les mêmes conditions physiologiques que l'homme qui n'est pas assez développé. Que la gymnastique suédoise soit une excellente méthode, lorsqu'elle s'adresse à un individu d'un développement physique médiocre, chez lequel elle développe surtout la force des extenseurs, rien de plus juste. Mais que cette méthode puisse invariablement être utilisée chez les malades ou les convalescents, voici une prétention plus qu'erronée, prétention que combattent tous les Kinésithérapeutes, même Suédois, bien sensés. Ainsi, les exercices physiques n'ont leur valeur que s'ils sont appliqués graduellement et suivant les aptitudes physiques chez les êtres mal constitués.

P. KOUINDJY.                                        19

Toutes les méthodes d'éducation physique acquièrent un énorme avantage, si elles sont appliquées en plein air. La méthode naturelle de Hébert n'est qu'une gymnastique rationnelle sans engins et exécutée en plein air. Les exercices physiques en plein air activent l'échange respiratoire et concourent efficacement à la régénération de la fonction des organes. D'où il suit que, pour que l'Éducatiou physique puisse donner toute sa plénitude, on doit faire exécuter les exercices en plein air, afin que le sujet soit soumis en même temps à l'influence des mouvements et de l'air pur.

Appliqués de cette façon les exercices physiques peuvent également rendre de grands services aux convalescents, à la condition de ne pas pousser ces exercices au delà des forces physiques existantes. Quand il s'agit des convalescents, le kinésithérapeute établit d'abord la sélection des exercices utilisés, ensuite, il les fait exécuter par les convalescents dans la mesure du possible. Peu importe si le convalescent exécute incomplètement l'exercice, l'essentiel est qu'il le fasse : l'entraînement fera le reste,

La rééducation physique des convalescents n'est qu'une exécution plus ou moins correcte d'une série d'exercices dont le but est d'entraîner le membre malade dans le mouvement. Nous donnons ici quelques photographies qui présentent les exercices exécutés par des convalescents de l'hôpital militaire des Arts et Métiers sous la direction d'un moniteur de l'école de Joinville. L'ensemble des exercices choisis pour entraîner les blessés se compose principalement des exercices qui se rapprochent des exercices rééducatifs : les exercices de la décomposition du mouvement de la flexion de la jambe sur le bassin ; de la décomposition de la station debout sur une jambe, ou la pose par mouvements décomposés de la jambe en avant, en arrière, de côté ; des mouvements décomposés des mains, des bras, des avant-bras, du tronc ; des mouvements combinés des bras et des jambes, des bras et du tronc, des jambes et du tronc ; des mouvements correctifs du dos, de la marche, du saut, de la course ; des exercices de boxe, des massues, des bâtons à sphères, des haltères, etc. Dans tous ces exercices les malades exécutent le mouvement avec le maximum d'amplitude possible. Ils forment deux équipes distinctes : ceux qui ont mal aux bras font les exercices physiques pour les membres supérieurs et ceux qui sont atteints aux jambes, exécutent les exercices des jambes. De cette façon les exercices rééducatifs de gymnastique ne s'adressent qu'au membre malade.

## LA GYMNASTIQUE

Les exercices de gymnastique occupent indiscutablement la place principale dans l'Education physique. La gymnastique est un ensemble des mouvements méthodiques, appliqués d'une façon systématique et destinés à produire une contraction progressive musculaire d'un ou de plusieurs muscles. Cette contraction agit sur la circulation intime du muscle et, de cette façon, finit par créer une force musculaire croissante et également progressive.

Deux méthodes se disputèrent longtemps la prédominance dans l'éducation physique : la gymnastique suédoise, la méthode de Ling, et la gymnastique dit acrobatique. La première se distingue de la seconde par l'absence d'engin et par un développement continu des muscles extenseurs. Ce sont ces raisons qui l'ont fait adopter à peu près par tout le monde, et la gymnastique rationnelle utilisée actuellement dans l'Education physique a pour base la méthode de Ling.

En supprimant l'arsenal d'appareils, qui furent l'orgueil de la gymnastique acrobatique, la gymnastique suédoise utilise quand même quelques appareils, dont le but est de servir de point d'appui aux mouvements simples, exécutés par les gymnastes. Dans de vastes salles on trouve : des espaliers, formés des échelons en bois arrondi et occupant une hauteur de 3 mètres depuis le plancher ; d'une bomme, poutre horizontale à section ovale, occupant toute la largeur de la salle ; des petits bancs en bois de 3 à 4 mètres disposés le long des murs de la salle et destinés aux exercices de flexion et d'extension du tronc ; d'un cheval de bois recouvert de cuir pour le saut, d'un mouton sautoir et d'un petit tapis de corde tressé.

La méthode est basée sur la combinaison de trois éléments suivants :

1° De positions fondamentales ou attitudes principales ;

2° De positions dérivées de ces attitudes ; et

3° De mouvements exécutés dans ces positions.

Les positions fondamentales sont au nombre de cinq :

1° Sur les pieds, dans la position droite ;

2° Sur les genoux, dans la position à genoux ;

3° Sur le siège, dans la position assise ;

4° Sur le dos, dans la position couchée ;

5° En suspension, les mains en appui au-dessus de la tête.

Tous les exercices exécutés dans ces positions se font en trois périodes : 1° période initiale ou de départ ; 2° période d'exécution du mouvement et 3° période finale. Pour mieux systématiser la méthode de gymnastique Ling introduit ce qu'il appelle : les mouvements fondamentaux, qu'il a sérié, d'après Lefebur, de la façon suivante :

1° Les exercices des jambes ;

2° Les exercices d'extension dorsale ;

3° Les exercices de suspension ;

4° Les exercices d'équilibre ;

5° Les exercices des muscles dorsaux ;

6° Les exercices des muscles abdominaux ;

7° Les exercices des muscles latéraux ;

8° Les exercices de saut ;

9° Les exercices de respiration.

En principe, la gymnastique de l'Education physique présente deux grandes parties : la gymnastique hygiénique et la gymnastique éducative.

La gymnastique hygiénique se compose des mouvements simples, tels que la flexion et l'extension des membres supérieurs et la flexion et l'extension des membres inférieurs exécutées couché, debout et assis ; l'abaissement et le redressement du tronc, exécutés également dans les trois positions précédentes ; le soulèvement et l'abaissement du tronc sur les pointes des pieds et sur les talons, etc. Tous ces mouvements peuvent être exécutés soit sans aucun objet dans les mains, soit avec des haltères de plus en plus lourdes, soit avec des bâtons à double sphère. Ces exercices doivent être exécutés le matin au moment de la toilette et ne doivent dépasser dix minutes à un quart d'heure. Faits tous les jours, ils deviendront une habitude égale à celle de la toilette matinale. De cette façon les exercices de gymnastique matinale formeront une des parties principales de notre hygiène quotidienne celle du développement physique de nos enfants par la gymnastique hygiénique.

La gymnastique éducative, celle qui se fera à l'école, se composera des exercices d'assouplissement, des mouvements systématiques de la gymnastique suédoise, exécutés sans agrès et autant que possible en plein air. Pour rendre ces exercices plus attrayants aux enfants, il suffit, après les avoir décomposés en deux, trois et quatre temps, de les combiner ensuite en série de six, huit, dix, douze, quatorze temps et même davantage. Au fur et à mesure que l'enfant exécute les exercices combinés, on les fait varier, en modifiant tantôt la position, tantôt l'orientation. Toutes ces modalités exigent de la part de l'exécutant une attention soutenue et une participation effective de son centre psycho-moteur. A la longue il finit par soumettre l'exécution des mouvements à l'influence de sa conscience et de sa volonté. Le Docteur Danjou exprime l'opinion de la majorité des kinésithérapeutes, lorsqu'il exige de « sérier les enfants suivant les similitudes approximatives de statique, dynamique et psychique ; établir des groupes (10 à 15 élèves) auxquels on fera un enseignement théorique et pratique en rapport avec les possibilités de compréhension, d'exécution et d'adaptation de l'ensemble ». D'où il résulte, que pour former une méthode rationnelle de gymnastique, il suffit de choisir entre tous les exercices systématiques ceux qui répondent le mieux à l'âge, au tempérament et à la constitution physique des enfants, l'état de leur centre psycho-moteur et procéder par progression, par modération et d'une façon méthodique.

Chaque séance de gymnastique ne doit pas dépasser 25 à

30 minutes et doit se terminer par une séance de gymnastique respiratoire de 5 minutes.


## LES SPORTS


Depuis une trentaine d'années, les sports ont contribué puissamment au développement de l'éducation physique. Ils ont même absorbé à eux seuls tout le programme de l'entraînement physique des adolescents et même des enfants. Malheureusement, s'ils ont porté leurs fruits, au point de vue du développement du goût pour les exercices physiques, ils ont également servi à rendre ces exercices dangereux dans beaucoup de cas. Combien de fois il nous arrive d'entendre des plaintes de parents, qui sont surpris de voir leurs enfants atteints de déviations de la colonne vertébrale ou de difformités diverses, suites d'un entraînement intensif par les sports. Les parents suivent les conseils des incompétents ou de professionnels qui voient dans les sports l'essence même de l'éducation physique, et poussent leurs enfants à se livrer, sans aucune préparation éducative, au football, à la course ou aux différents sauts athlétiques. Les enfants entraînés ainsi par des empiriques, subissent les effets néfastes des exercices intensifs et, suivant leur constitution physio-pathologique, deviennent déformés, amaigris, débiles et surmenés physiquement et intellectuellement.

La raison en est que les sports sont des exercices physiques complets, qui doivent être appliqués proportionnellement aux forces et au développement progressif des enfants et des adolescents. Les Grecs ont fort bien compris cet axiome et ils excluaient même les adolescents des jeux olympiques; seuls, les hommes âgés de 25 ans au moins, pouvaient prendre part aux concours athlétiques de l'ancienne Grèce.

C'est dans les exercices de sports qu'on enregistre souvent le surmenage physique débilitant. Ceci dit, nous trouvons pourtant que les sports, surtout quelques-uns d'entre eux, forment un ensemble d'exercices physiques bien salutaires pour l'entraînement physique de notre jeunesse, à la seule condition, qu'ils ne soient pas considérés comme l'unique critérium de notre éducation physique.

« Les sports, dit le colonel Lefebure, dans son intéressant volume sur l'éducation physique en Suède, mettent en action avec plus d'intensité et dans des conditions particulièrement énergiques, viriles et variées, les facultés physiques et psychiques de l'être humain, contribuant ainsi à développer le caractère. »

Cette définition seule suffit à prouver que si les sports constituent des exercices excellents, ils demandent avant tout une préparation physique préliminaire, qu'on n'obtient que par la gymnastique rationnelle. S'adonner aux sports sans avoir fait préalablement de la gymnastique éducative, c'est commettre une grosse faute, qui peut devenir malheureusement parfois irréparable.

Ainsi, pour permettre aux enfants l'exercice des sports, il faut d'abord les entraîner pendant un temps plus ou moins long par des exercices de gymnastique ; ceux-ci, du reste, seront continués même pendant les sports.

Les sports sont extrêmement variés et dépendent souvent du climat, de la topographie et de la nature du sol, ainsi que des saisons pendant lesquelles ils s'exécutent. Nous ne citerons pas ici tous les sports ; nous indiquerons seulement ceux qui sont les plus utiles au point de vue de l'éducation physique et qui peuvent s'exercer dans tous les pays et en n'importe quelle saison.

Les plus importants de tous les sports, sont la marche et la course. D'abord, ils ont l'avantage de pouvoir être pratiqués sur tous les terrains. Ensuite, ils ne demandent aucune installation spéciale et contribuent à entraîner la fonction musculaire de tout l'organisme. La marche, sous forme de promenade, constitue un excellent sport pour une foule de gens, à condition qu'elle soit faite régulièrement, à l'heure convenable, et d'une façon progressive. Une heure de promenade matinale, ou avant de se coucher, constitue un bon moyen d'activer les échanges nutritifs de nos organes vitaux, ainsi que la circulation intime de nos muscles.

Pour que la marche puisse réellement rendre tous les services que nous voulons en obtenir, il faut la pratiquer d'une façon progressive, sans effort, avec des étapes croissantes et d'un pas cadencé. La marche forcée, essouflée et précipitée n'est plus un sport éducatif; souvent elle donne des résultats fâcheux.

La course est un sport très utile, qui contribue puissamment au développement des principaux organes de notre corps. Comme la marche, elle demande de bons muscles, des articulations dégagées et mobiles; elle ne peut donc être exécutée que par des personnes qui ont fait et qui continuent à faire constamment de la gymnastique éducative.

Dans la course, tous les organes corporels tirent profit de l'exercice; surtout les organes internes, comme le cœur et les poumons. Les échanges respiratoires fréquents contribuent à augmenter l'hématose et le travail du muscle cardiaque. Ce travail intimement lié au rythme de la respiration pendant la course, devient donc fonction du développement physiologique pulmonaire. D'où la nécessité impérieuse pour le coureur d'entraîner les organes de sa cage thoracique par une gymnastique respiratoire éducative, constante et progressive.

Au point de vue de la contraction musculaire, la course n'est qu'une accentuation du travail musculaire pendant la marche. Cette dernière offre même un certain avantage, car, quand nous marchons, nous mettons nos jambes en extension complète, tandis que dans la course, l'extension de la jambe n'est pas entière par suite de la distension des muscles postérieurs de la cuisse. C'est pour cette raison que nous trouvons illogique d'introduire dans l'éducation physique des enfants et même des adolescents, les courses de vitesse, comme celles qui se font à 160-170 pas à la minute, soit de 187 à 200 mètres. La course au point de vue éducatif ne doit pas se mesurer par un nombre défini de pas, mais bien par un temps proportionnel à l'espace parcouru. La dimension du pas des individus dépend en effet d'une foule de facteurs : les uns appartenant au terrain et aux éléments atmosphériques, et les autres innés à la constitution même de chaque individu.

Laissez donc chaque enfant courir comme il le veut et comme il le peut, pourvu qu'il arrive à parcourir la distance indiquée dans un temps déterminé.

Tant que les sauts restent dans les limites des exercices physiques d'entraînement, ils rendent un service réel à l'éducation physique. Mais aussitôt qu'ils doivent être exécutés avec effort et exagération, ils deviennent nuisibles et doivent être classés parmi les exercices des sports athlétiques.

La natation, le canotage, l'équitation, la bicyclette, le patinage, les skis, le traînage et le tir sont d'excellents exercices physiques éducatifs, à la condition, bien entendu, qu'ils soient exécutés avec méthode, modération et sans trop de passion. Comme les concours exigent souvent des efforts passionnés entre concurrents, il est évident que lorsqu'on veut entraîner les enfants par les sports, il faut à tout prix éviter les concours sportifs. Ceux-ci tendent à rendre l'éducation physique unilatérale, avec spécialisation et penchement vers l'athlétisme.

Pour éviter que les sports éducatifs ne se transforment en sports athlétiques, il faut les méthodiser de telle sorte qu'ils deviennent des compléments aux exercices de la gymnastique éducative. Les sports doivent donc venir immédiatement après la gymnastique.

Et le football, la boxe, le tennis, le cricket, etc. ? Ce sont plutôt des jeux sportifs que des sports proprement dits. Leur utilité au point de vue de l'éducation physique dépend de la façon dont ils sont pratiqués. Tant que ces jeux sportifs n'ont pas en vue une stimulation ou même une excitation de l'amour-propre des individus, tant qu'ils ne forment pas des moyens de concours avec primes ou prix, ils ne sont pas spécialisés et peuvent rendre de réels services aux jeunes gens à partir de 14 à 15 ans, qui les feront aux heures perdues et en dehors des leçons de gymnastique obligatoire. Mais, dès que ces sports deviennent matières à concours, ils passent dans la catégorie des sports athlétiques ; ils offrent alors tous les risques que présentent ces derniers, où l'abus et la brutalité occupent autant de place que l'adresse et la force musculaire.

Je ferai pourtant une exception pour le tennis, si on prenait l'habitude de le jouer avec les deux mains. Ce jeu sportif, joué avec une seule main, a l'inconvénient, surtout chez des enfants qui ont une constitution physique faible, d'occasionner des déviations de la colonne vertébrale, provenant de la prédominance du travail des muscles d'un seul côté. Il est même extraordinaire de voir que jusqu'à présent on n'ait pas songé à régler ce jeu utilitaire pour les deux mains. Il y gagnera sûrement en grâce et en habileté.

Ce que nous venons de dire du tennis, nous pourrions répéter à propos d'une foule de jeux, où l'exécution ambidextre modifierait avantageusement l'ensemble du jeu et rendrait un service inappréciable à nos enfants.

Quelques mots de l'escrime, qui a plus d'affinité avec la gymnastique qu'avec les sports. L'escrime française, qui a servi de base à la gymnastique suédoise, présente une série d'exercices de la plus haute importance et dont on peut tirer le plus grand profit pour l'éducation physique. Malheureusement, elle perd beaucoup par la monotonie des figures plutôt scéniques qu'éducatives, par des mises en garde fréquentes et hors de propos et par une tendance trop accentuée vers les attaques faites avec une main. L'escrime exécutée par les deux mains est peut-être moins batailleuse, mais plus éducative à tous les points de vue.

Quant à la boxe, à la lutte, au lancement des boules, du disque, etc., ils sont principalement des exercices de force et doivent être considérés comme jeux athlétiques; car, ici, la force et la ruse jouent un rôle aussi important que l'adresse et l'intelligence, et même plus grand.

Ainsi, si les sports sont pratiqués avec modération, avec méthode et sans prime ou concours, ils sont en mesure de fournir à nos enfants les moyens de compléter l'entraînement physique par les exercices de gymnastique éducative. Il faut surtout veiller à ce que ces sports se pratiquent sous forme de jeux, pendant lesquels les enfants auront toute liberté de se mouvoir selon leur capacité fonctionnelle. Laissez l'enfant s'amuser suivant sa volonté et évitez de l'exciter par des prix ou des primes qui involontairement l'entraîneraient à l'abus et à l'exagération.

## LE TRAVAIL-EXERCICE

Nous avons vu plus haut que pour obtenir le mouvement rationnel, l'homme, entraîné physiquement, doit exécuter une série d'exercices, dits corporels. Ces exercices ont un effet multiple sur notre organisme. Tout d'abord ils influencent la circulation générale par l'apport rapide des matières nécessaires à l'existence même de nos organes. Ensuite, ils activent les échanges respiratoires par l'apport de l'oxygène et par l'élimination plus grande d'acide carbonique. Ils produisent aussi des effets digestifs, en activant les sécrétions glandulaires et en accélérant l'absorption des matières alimentaires. De plus, ils favorisent les phénomènes nutritifs en augmentant le travail musculaire et en développant la croissance normale des nombreux leviers de notre squelette. Si on y ajoute l'influence salutaire des exercices corporels sur le système nerveux en général et sur le système psychomoteur en particulier, on se rend facilement compte de l'importance considérable jouée par les mouvements dans le développement physique du corps humain. Donc, le mouvement nous est nécessaire pour la vie, aussi bien que l'air, l'eau et la nourriture.

Parmi les exercices corporels, qui entraînent le mouvement de notre organisme, le travail manuel occupe indiscutablement une des premières places. Comme tous les exercices combinés, le travail est formé d'une série de mouvements complexes, base de tous les actes de notre vie.

De cette analogie du travail avec les autres exercices complexes, nous pouvons facilement tirer la conclusion, que le travail manuel peut fort bien remplacer les exercices sportifs et servir de moyen d'entraînement physique à chaque individu. D'ailleurs, dans le chapitre sur la Rééducation fonctionnelle par le travail, nous expliquons de quelle manière nous avons utilisé le travail manuel pour rééduquer fonctionnellement l'impotence de nos blessés, et aussi de quelle façon nous avons appliqué le travail manuel pour activer le traitement physique de nos poilus. Déjà en 1708 F. Hauffmann recommandait, pour se porter bien, « les mouvements professionnels des ouvriers et des cultivateurs : battre le blé, couper le bois, moissonner et d'autres travaux agricoles ». Nicolas Audry insista encore en 1723 sur le travail manuel et agricole comme moyen prophylactique dans l'éducation : sur l'utilité pour chacun de « fouir la terre, de labourer, de porter les fardeaux, de ramer, etc. » Les Suédois, à qui revient l'honneur d'être les pionniers de l'éducation physique rationnelle, ont introduit le travail-exercice dans leurs écoles d'une façon obligatoire, tantôt sous forme de jardinage, de cultures potagères, de l'arboriculture, tantôt sous forme des travaux du bois et du fer, de la coupe des vêtements, des travaux d'aiguilles, des travaux ménagers et domestiques. Tous ces travaux s'exécutent comme des jeux, ce qui permet de développer chez l'enfant, outre l'entraînement aux exercices corporels, le goût au travail, la dextérité des mains, l'agilité, l'adresse et l'initiative personnelle. Du reste, l'amour de l'enfant pour le travail physique est inné en lui. L'enfant a toujours besoin de faire quelque chose ; il a besoin de se remuer pour se mouvoir et de se mouvoir pour respirer souvent. Il adore aussi modifier ses mouvements selon les caprices de son centre psycho-moteur ; dans le jardin ou sur la plage, muni d'un seau et d'une pelle, il construit, démolit et reconstruit sans cesse. Pendant ce temps, il est absorbé aussi bien physiquement que moralement. Il aime bricoler, nettoyer, aider dans le ménage, frapper avec le marteau, frotter le parquet, etc. Dans tous ces travaux l'enfant subit une série des mouvements, qui, réglés d'avance, peuvent former une série d'exercices méthodiques dont l'action physiologique est aussi salutaire que les exercices de la gymnastique rationnelle.

La méthode de Frœbel est un début bien imparfait de l'exercice par le travail. Les travaux manuels exécutés dans quelques écoles primaires tendent au pré-apprentissage, plutôt qu'à une éducation physique. Pour trouver un exemple à peu près complet de travail-exercice, il faut s'adresser au « Slöjd » suédois, c'est-à-dire à l'enseignement du travail manuel éducatif, « considéré, dit Lefebur, comme faisant partie de l'éducation intellectuelle, sociale et physique de la nation ». Cet enseignement est destiné à développer parmi la jeunesse l'aptitude et le goût au travail, sans s'occuper du côté professionnel de ce travail. Dans les écoles de garçons on enseigne à tous les enfants, âgés de 10 à 14 ans, comment travailler le bois, le carton et le fer. Dans les écoles de filles on apprend l'économie domestique, la cuisine, le ménage, la couture etc. Les enfants se rendent deux fois par semaine dans des ateliers clairs, propres, aérés, ou dans des cuisines proprement tenues, où les fillettes préparent leur déjeuner et souvent celui des camarades pauvres de l'école.

Ce travail est dirigé par le maître ou la maîtresse de l'école et a pour principe fondamental la formule suivante : le travail trouve sa récompense en lui-même.

Donc, le travail-exercice ne doit pas former matière à une éducation professionnelle, ni prétexte aux concours ; il a en vue l'exercice physique et nullement l'apprentissage. C'est un excellent moyen physique pour contribuer au développement de la santé de l'enfant ; il est aussi un moyen puissant pour inculquer à l'enfant le goût du travail productif.

Le travail-exercice pourrait également servir comme exercice sportif pour adultes, et alors il prendrait la forme d'un exercice utilitaire par excellence. Le sport utilitaire n'est pas une nouveauté. La pêche, la chasse et le tourisme sont certainement des sports productifs ; malheureusement, ils ne se pratiquent que d'une façon individuelle. Quant aux autres sports, leur travail-exercice est sans aucune production. Mais rien n'empêche de rendre un sport utile et agréable. Si on mesurait le travail mécanique, que l'homme dépense à jouer au football ou au pugilat, on constaterait facilement que ce travail mécanique pourrait être utilisé avec profit dans un travail productif quelconque. La personne, qui a perdu une certaine partie de sa force musculaire pour gagner un match de football, n'en perdrait sûrement pas davantage lorsque, pendant la même durée de temps, elle aurait bêché la terre ou aidé à construire une maison. Au lieu d'organiser d'immenses terrains inutiles pour le golfe, le polo, etc., il vaudrait mieux établir des terrains de culture, des potagers, des jardins, etc., où nos sportsmen trouveraient le moyen de développer et d'entretenir leur force physique, tout en se rendant utiles à la nation. Rien n'empêche d'organiser à côté de ces champs agricoles, des restaurants, des thés, même avec musique, si cela plaît au monde. Le sport-exercice formera, par conséquent, une branche d'éducation utilitaire à tous les points de vue, autant pour l'adulte, qui l'exerce, que pour la société, qui en a grandement besoin.

## LE ROLE DE L'EXERCICE PHYSIQUE
## DANS LA GYMNASTIQUE RESPIRATOIRE

Il faut croire que la nécessité d'apprendre à respirer convenablement occupa l'humanité depuis longtemps ; car, 3,000 ans avant l'ère chrétienne, les Chinois établirent déjà une méthode de la gymnastique respiratoire dans le Cong-Fou, leur système de gymnastique. Dans cette méthode ils enseignaient trois manières de respirer : 1° inspirer et expirer par la bouche ; 2° inspirer et expirer par le nez, et 3° inspirer par le nez et expirer par la bouche. Les deux temps de la respiration devaient être tantôt précipités, tantôt filés, pleins ou éteints. C'est de cette façon que les bonzes chinois furent convaincus qu'ils réalisaient un équilibre entre la pression atmosphérique et la circulation, ou, comme ils disaient,

« entre la pression atmosphérique et celle du sang, des humeurs
et des esprits des obstacles occasionnés par la pesanteur ».

Plus tard, les brahmanistes s'occupèrent dans les lois de Manou
de la « retenue de l'haleine », gymnastique respiratoire destinée
« à augmenter la chaleur des parties internes (du corps humain),
à dilater la capacité thoracique, à fortifier les organes de la respiration, à purifier la poitrine de ses impuretés et à élargir les pores
de la peau pour mieux activer la transpiration ». « Les mouvements respiratoires, disaient-ils, purifient la bouche, la gorge, la
poitrine, l'estomac, les intestins, et combattent le bâillement,
le hoquet, la laryngite, la toux, l'asthme, la gastrite, les entérites, etc. »

Les Grecs et les Romains utilisèrent les exercices respiratoires
pour régulariser la respiration de leurs athlètes au moment de
l'entraînement physique. Parmi ces exercices, ils distinguaient
deux espèces de mouvements, les uns destinés à exercer la partie supérieure du thorax, les autres pour en exercer la partie inférieure. L'inspiration commençait par un mouvement lent et de peu
de durée, pour devenir progressivement plus forte et plus prolongée ; l'expiration, qui terminait l'exercice, se faisait aussi progressivement, mais moins longue. Pour mieux exécuter les exercices respiratoires, la poitrine et le ventre étaient comprimés,
selon Oribase, au moyen d'une bande d'étoffe en guise de cein-
ture. Galien distinguait même quatre espèces de « rétention du
souffle » suivant que les muscles du ventre étaient « doucement
tendus, relâchés ou au repos, tendus au même degré que le
diaphragme ou fortement tendus, le diaphragme étant relâché ».

La méthode de gymnastique de Ling a apporté une modification considérable dans l'éducation de la respiration par le développement rationnel de la force des muscles qui président aux mouvements de la respiration. Elle a permis de constater qu'en activant par des exercices appropriés les muscles de notre organisme,
on arrive à obtenir non seulement une augmentation dans la
synergie des contractions musculaires des muscles du thorax et
du dos, mais aussi une régularité dans le rythme respiratoire ;
d'où une plus grande ampliation du thorax, caractéristique d'une

inspiration normale bien faite. On comprend maintenant facilement pourquoi les Suédois ont introduit, d'une façon constante, les exercices respiratoires dans leur programme d'éducation physique. Faits régulièrement et d'une manière parfaite, les exercices respiratoires deviennent d'une part un moyen sûr pour reposer l'organisme des fatigues musculaires pendant les différents exercices physiques, et, d'autre part, ils préparent les muscles à d'autres exercices plus forts, comme les sports, la lutte, etc. Nous pouvons donc affirmer que les exercices respiratoires sont à la fois créateurs et stimulants de la force musculaire dans l'éducation physique. Ils augmentent ainsi le champ respiratoire, en permettant d'introduire une plus grande quantité d'oxygène dans l'organisme et, par conséquent, donnent la possibilité d'obtenir une perfection dans les fonctions d'hématose au niveau des tissus pulmonaires. Mais pour que les exercices respiratoires puissent remplir leur rôle de stimulants de la force musculaire, il faut qu'ils deviennent physiologiques, selon Rosenthal, et rythmiques selon Vuillemin. Ils doivent être volontaires et exécutés, selon Guermonprez, avec constance et méthode.

Si l'on examine la respiration au point de vue anatomo-physiologique, on constate qu'elle s'accomplit au moyen de deux groupes musculaires différents : les muscles inspirateurs et les muscles expirateurs. Ces deux groupes musculaires, à fonction déterminée, se contractent d'une façon périodique et, grâce à la loi de l'antagonisme, créent le rythme respiratoire, si nécessaire aux échanges réguliers des principes fondamentaux de notre respiration. D'où il suit, que c'est de l'harmonie de l'action antagoniste de ces deux groupes musculaires et de leur entraînement rationnel que dépend la fonction même de la respiration. Les physiologistes ont déjà enregistré que parmi les deux temps de la respiration ordinaire, l'inspiration seule est active et exige plus de travail musculaire que l'expiration, qui reste passive. L'expiration exige donc pendant la respiration ordinaire ou normale fort peu de contractions musculaires, et, souvent pas du tout ; car, l'expiration dans la respiration normale, n'est qu'un simple retour des organes thoraciques à leur état primitif. Elle ne devient active que pendant l'expiration profonde ou forcée. De cette façon, quelle que soit l'amplitude de la respiration, les muscles inspirateurs intreviennent toujours dans une large part pour dilater la cage thoracique et faire aspirer l'air frais. Le travail des muscles inspirateurs est donc une fonction active. D'après Beaunis, Duval et autres physiologistes, les muscles respirateurs se classent physiologiquement de la façon suivante :

1° *Dans la respiration ordinaire.* Les muscles inspirateurs qui interviennent sont : le diaphragme, les scalènes, les surcostaux et les intercostaux internes.

2° *Dans la respiration profonde ou forcée.* Les inspirateurs se divisent en trois catégories : *ceux du tronc et du cou :* outre les muscles cités plus haut, les sterno-cléido-mastoïdiens, le trapèze, les romboïdes, les petits dentelés postérieurs, les grands dentelés, les muscles spinaux, les petits pectoraux et même le grand dorsal. *Ceux de la face :* les dilatateurs des narines, les releveurs de l'aile du nez, les dilatateurs de l'orifice palpébral et de l'orifice buccal ; enfin *ceux du larynx :* le sterno-hyoïdien, le sterno-thyroïdien, le crico-arythénoïdien postérieur et le thyro-arythénoïdien.

3° *Dans la respiration ordinaire* l'action des muscles expirateurs est passive ; le thorax revient passivement à son point de départ.

4° *Dans la respiration profonde ou forcée,* par contre, nous trouvons : les muscles abdominaux, le triangulaire du sternum, le petit dentelé postérieur et inférieur et le carré des lombes, qui se contractent à leur tour.

Ainsi, l'inspiration et surtout l'inspiration profonde, exige un nombre de muscles beaucoup plus considérable que l'expiration profonde, puisque c'est dans l'inspiration profonde que les poumons atteignent leur maximum de développement. Leur rôle dans la respiration est donc d'une importance tellement capitale, que sans leur entraînement judicieux, la fonction vitale de notre existence même subit un déficit notable.

Par quel moyen peut-on rendre les muscles inspirateurs plus actifs, si ce n'est par les exercices éducatifs de la gymnastique ?

Il est indiscutable, que seuls les exercices rationnels de l'éducation physique sont en mesure d'entraîner d'une façon efficace la contraction de ces muscles et de leur donner la force nécessaire pour augmenter la capacité thoracique, afin d'accroître la capacité respiratoire. Le nombre des muscles respiratoires cités plus haut, suffit pour fixer une fois de plus le rôle important joué par les exercices éducatifs dans la gymnastique respiratoire. Il prouve aussi que sans un entraînement approprié de ces muscles, aucune respiration ne peut être éduquée rationnellement.

Parmi ces muscles, quelques-uns par leur situation anatomique, jouent un rôle prépondérant, tels que le diaphragme, les muscles costaux, les dentelés et les rhomboïdes. Mais dans la gymnastique respiratoire en général, tous les muscles participent également au rétablissement de la fonction respiratoire. On est donc obligé, si l'on veut obtenir une gymnastique effective des muscles de la respiration de les exercer tous ensemble par des mouvements appropriés et progressifs. Les exercices, qui peuvent permettre d'atteindre ce but sont ceux qui produisent une élévation ou un écartement des bras pendant l'inspiration, et un rapprochement ou un abaissement des bras pendant l'expiration profonde. Ce sont surtout les mouvements des épaules et des bras, qui régularisent la fonction respiratoire ; ils soulèvent les côtes, dilatent la poitrine et font travailler le diaphragme. Ces mouvements doivent se faire lentement, posément et avec un rythme régulier. On doit également fractionner les mouvements des bras de façon que trois temps correspondent à l'inspiration et un temps à l'expiration. Faire contracter fortement les muscles abdominaux pendant l'expiration profonde. Veiller à ce que l'enfant garde pendant la durée de l'exercice (de 2 à 3 minutes) la position rectiligne du tronc. Ajouter quelques exercices des jambes à la fin de la séance. Faire des séances quotidiennes, ou même biquotidiennes s'arrêter au moindre signe de fatigue de l'enfant, car, mieux vaut faire des courtes séances, que d'épuiser le sujet. Il est absolument erroné de prétendre, qu'en forçant l'action des expirateurs, comme cela a lieu dans les exercices avec spiromètres, on puisse obtenir une éducation physique des deux groupes musculaires antagonistes de la respiration. Les exercices de la spirométrie forcent la tonicité musculaire des expirateurs au détriment des inspirateurs. Ils négligent le principe même de l'harmonie, qui doit régner toujours entre les deux principaux groupes musculaires de la respiration. Ils font aussi table rase de la prédominance de l'action des inspirateurs et se bornent à éduquer une respiration, qui est sinon fausse, du moins incomplète. Sans compter l'erreur que la spirométrie commet, en supprimant la respiration nasale, nous ferons encore remarquer que la spirométrie, en entraînant d'une façon abusive les expirateurs, transforme l'expiration ordinaire — passive — en expiration forcée ; car, habitués à dominer les muscles inspirateurs, les expirateurs fonctionnent même quand ils doivent rester au repos. Quelle que soit l'ingéniosité de la construction des différents spiromètres, nous sommes d'avis que ces appareils ne sont que des moyens de contrôle et ne présentent nullement une méthode d'éducation respiratoire, ni de rééducation de la respiration. Seuls les exercices physiques des muscles de la respiration forment l'ensemble des mouvements de la gymnastique respiratoire ; les spiromètres ne servent qu'à contrôler les résultats obtenus. Mais, comme l'acte de la respiration comprend encore d'autres organes que les poumons, le nez, le larynx, il faut donc, pour obtenir une éducation parfaite de la respiration, faire participer également les muscles cités plus haut qui font activer le passage de l'air par le nez et par le larynx. A ce point de vue le chant et la diction rendent beaucoup de services. On commettrait pourtant une faute grave, si l'on voulait faire croire que seul le chant suffit pour développer la fonction respiratoire de notre organisme. Les laryngologistes, surtout ceux qui soignent les chanteurs, connaissent bien le rôle important joué par les exercices physiques chez les chanteurs. Le D\u02b3 Marchal de Calvi, pour combattre la mauvaise respiration des chanteurs, insistait déjà en 1854 sur les exercices composés des mouvements des bras, des épaules, du tronc, etc., suivis des respirations profondes exécutées deux ou trois fois par jour, 20 et 30 respirations lentes, larges et profondes à chaque fois.

Il existe plusieurs méthodes pour la gymnastique respiratoire, mais, toutes ces méthodes se ressemblent dans leurs grandes lignes; elles diffèrent seulement par la durée et par l'intensité de l'application de tel ou tel exercice et aussi, par les préférences personnelles de chaque auteur pour certains mouvements. Ceci nous explique à un certain degré pourquoi nous n'avons pas une seule et unique méthode de gymnastique respiratoire, et aussi, pourquoi ces méthodes peuvent en apparence être dissemblables d'un auteur à l'autre, tandis qu'en principe, elles présentent les mêmes exercices physiques destinés à obtenir le même but, le même résultat. Comme les exercices éducatifs s'exécutent avec la participation de la volonté du sujet, la gymnastique respiratoire doit être également volontaire, d'autant plus qu'il s'agit d'une fonction essentielle de notre vie.

Ainsi, les exercices respiratoires sont indispensables pour exécuter avec profit les exercices de l'éducation physique, ceux-ci, d'autre part, jouent un rôle prépondérant dans la gymnastique respiratoire et ils en constituent même la base. Les deux temps de la respiration, l'inspiration surtout, étant active, s'accomplit au moyen d'un puissant groupe musculaire, dont l'activité n'est peut-être entraînée que par une série d'exercices physiques de la gymnastique rationnelle. Le but de ces exercices est d'obtenir une plus grande ampliation de la cage thoracique et, par conséquent, un appel plus grand d'oxygène indispensable à la nutrition de notre organisme. Enfin, puisque l'air respiré est destiné à fournir à notre organisme les éléments des échanges gazeux dont la température doit être égale à celle du corps ou à peu près, il faut que les exercices respiratoires se fassent par le nez et sans intermédiaire d'aucun appareil. Quand aux spiromètres, ils ne peuvent servir qu'à contrôler les résultats obtenus et nullement à éduquer la respiration. Celle-ci devient éducative, lorsque par la volonté on s'entraîne à exercer des muscles qui président à la fonction de la respiration. Les exercices respiratoires doivent donc être volontaires; ils doivent obtenir une inspiration ample et profonde et, enfin, être essentiellement nasaux. Ce sont les trois facteurs qui constituent les trois principes fondamentaux de toute gymnastique respiratoire.

# INDEX ALPHABÉTIQUE

# TABLE DES FIGURES

# TABLE DES MATIÈRES

## TROISIÈME PARTIE

### LA MÉCANOTHÉRAPIE

## QUATRIÈME PARTIE

### LA RÉÉDUCATION MOTRICE

ÉVREUX, IMPRIMERIE CH. HÉRISSEY

BIBLIOTHEQUE NATIONALE DE FRANCE
3 7531 02744554 4

9 782329 206356